迷ったときの

かかりつけ医 & 病院

広島

かかりつけ医シリーズ ⑥ 特別版

脳の病気編

脳卒中・認知症・パーキンソン病・回復期リハビリなど

医療評価ガイド編集部 編著

南々社

医者が選んだかかりつけ医＆病院❻・特別版「脳の病気編」

患者目線の「良いかかりつけ医や病院」がわかる

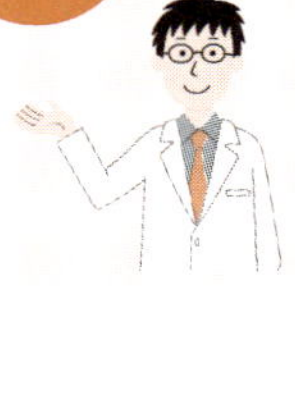

本書は、**編集部が広島の総合病院や診療所など複数の医師を取材して、信頼できる脳神経外科・脳神経内科・リハビリテーション科などの医師を推薦してもらい、地域性なども考慮して選んだ25の医療施設のかかりつけ医や病院を紹介しています。推薦基準は、「医師本人やその家族が病気になったときに診てもらいたい、かかりつけ医」です。**

25の医療施設へのインタビューを通して、具体的な診療内容やポリシー（診療方針）、医師の略歴や横顔、各施設が精通する治療について、紹介しています。

もちろん、本書に掲載した医師のほかに、広島県内には多くの優れたかかりつけ医や病院があります。本書は、あくまでも編集部の「一つの見方」にすぎません。**良い医師を見つける目を養い、「患者力」を高め、自分に合った信頼できる各科のかかりつけ医や病院を選ぶ参考書として、ご活用ください。**

医師への無料質問ハガキ付（はさみ込み）です。ご利用ください。

医療評価ガイド編集部

あなたの主治医を見つけるために

健康寿命が短い広島県――高まる、かかりつけ医の役割

本書は、『迷ったときの医者選び広島』の姉妹編となります。

前書は、専門医を紹介した評価ガイドでしたが、今回の本は、診療所（開業医）や地域に密着した病院のかかりつけ医に焦点を当てたものです。広島県は、全国でも健康寿命が短い（男性・全国27位の71・97年、女性・同46位の73・62年、厚生労働省 第11回健康日本21〈第二次〉推進専門委員会資料、2016年）といわれ、初期診療を担うかかりつけ医の役割はますます重要となっています。

また、総合病院とかかりつけ医の連携が進むと、無駄な検査や治療を省くことができ、診療もスムーズになり、医療の効率化が図られ「患者」「かかりつけ医」「総合病院」の三者にとって良い状況が生まれます。

基幹病院の専門医は「目的は、患者に一番良い医療を提供すること。かかりつけ医も、いま以上に患者さんの症状に合った総合病院に紹介するなど、専門別に総合病院を上手に使うと良い。そうすれば、三者にメリットがあります」と指摘します。

医師たちの診療内容やポリシー、横顔がわかる！

ところで、かかりつけ医や病院の専門医は、日々、どんな想いで診療に取り組んでいるのでしょうか。いま、限られた医療資源（医療人、医療機器、薬剤など）を有効活用するために、かかりつけ医と総合病院の専門医との役割分担がいっそう求められています。

本書では、**「脳神経外科・脳神経内科・リハビリテーション科」**などの診療について、かかりつけ医や病院の専門医の人となりやポリシー、患者への向き合い方、具体的な診療の特色、病院間の連携などを医師の本音で紹介しています。

本書「脳の病気編」の主な診療分野

●各医療機関のページに掲載している「診療科目」の表は、脳疾患に関わる科目について記載しています。

①**脳血管障害／**脳卒中（脳梗塞《のうこうそく》、脳出血、くも膜下出血など）、脳動脈瘤《りゅう》など

②**脳腫瘍《しゅよう》など／**髄膜腫《ずいまくしゅ》、神経膠腫《こうしゅ》、悪性リンパ腫など

③**認知症／**診断・検査や生活習慣病予防、リハビリまで診療全般

④**回復期リハビリテーション／**脳疾患の後遺症などに対する回復期のリハビリ

⑤**その他／**頭部外傷、機能的疾患（てんかん、痙攣《けいれん》、不随意運動症など）、神経難病（パーキンソン病など）、高次脳機能障害など

これらに関して、「脳血管内治療・ガンマナイフ治療など、専門医による最新外科診療」や「かかりつけ医による診断・検査」などについて、25 施設の医師たちが詳しく解説！

●総合病院の専門医が最新治療を解説

広島や他地域の総合病院の専門医が、各科に関する診療について、最新の治療と動向をやさしく解説しています。また、かかりつけ医との連携や、良いかかりつけ医の条件などについてもアドバイスしています。

●脳疾患の各分野の最新診療を「特別企画」で紹介

広島地域の代表的な施設の診療内容を通じて、脳疾患の最新診療について施設の概要や分かりやすい図表などと併せて紹介しています。

脳血管内治療（手術など）や認知症、高次脳機能障害、回復期リハビリテーションなどの最新情報を掲載していますので、本書をより分かりやすくご活用いただくためにご覧ください。

脳疾患診療の最前線
―地域連携パスが患者を支える

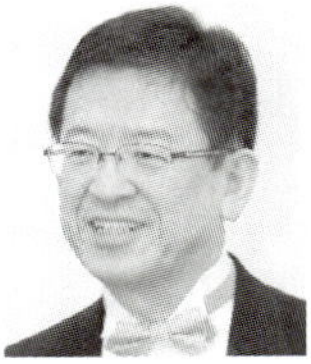

広島大学病院 脳神経外科 診療科長・教授
栗栖 薫

現在では、超高齢社会に伴い、脳梗塞《のうこうそく》などの脳血管疾患の患者数は年々増加しています。ここでは、広島県の脳神経治療や医療連携体制、地域連携パスの取り組みなどについて、広島大学病院脳神経外科の栗栖薫教授に話を伺いました。

くりす・かおる。1955年広島市生まれ。1981年広島大学医学部医学科卒業、同年広島大学医学部附属病院（現広島大学病院）研修医。1987年同病院助手、1991年同病院講師、1994年広島大学医学部脳神経外科助教授を経て、1995年より現職。専門は脳神経外科学、脳腫瘍の病態と治療、中枢神経系の画像診断、中枢神経系の細胞療法など。脳神経外科専門医。医学博士。

地域連携パスで切れ目のない治療体制を実現

これまでの脳疾患診療では、一つの病院で治療からリハビリテーション（以下、リハビリ）まで行うことが一般的でしたが、現在は①急性期治療に特化した急性期病院、②リハビリの必要な患者さんを受け入れる回復期リハビリ病院、③維持期（生活期）に在宅でのリハビリを支援する施設、といった病院の機能分化が進んでいます。そうした中、それぞれが役割を果たし、円滑に連携して切れ目のない治療体制を作るために、地域連携パスは生まれました。

地域連携パスは、一人の患者さんの治療の流れとして、急性期病院から回復期病院を経て早期に自宅に戻れるような診療計画を作成し、治療を受ける全ての医療機関や施設で共有して使用するものです。

急性期・回復期・維持期（生活期）のそれぞれの施設が役割分担しながら、地域包括ケア（地域で治療が完結）の実現をめざしてそれに結びつくような連携をきちんと行うことが、現在の新しい医療体制となっています。

広島県では、脳卒中や認知症などの各疾患について連携パスが作成されており、脳卒中に関しての連携パスは、もともと地域完結型に近い形で作られていました。それが県内で統一された形で動き始め、将来的には医療福祉行政にきちんと反映されるようなパスが運用されることで、医療の流れが全体として分かるようになります。

最終的にはＰＨＲ(Personal Health Record／個人の健康記録)という形で、各々が自身の診療記録や健康に関する情報を持ち、それを医療機関が活用するという形に発展させるのが理想的です。

情報共有システムの構築をめざす

現在のひろしま脳卒中地域連携パスは、２０１７年3月に看護やリハビリ、介護の現場の方の意見を反映した形で見直したものを運用し、紙媒体・電子媒体を併用しています。このパスの最終的な到達目標と利用目的については、定期的な議論が交わされており、また、運用後2年が経過した段階で運用状況が確認されます。それらの評価を正確に行い、ひろしま医療情報ネットワーク(ＨＭネット)と連動させていきたいと考えています。

２０１８年度から、患者さんのスマートフォンで使えるソフトを利用して、医療機関同士で共有できるシステムを構築していこうという臨床研究的な試みが、広島大学病院を含めた全国11の中核的な施設で始まります。まずは脳卒中から始めていき、他の疾患へ広げていくことも視野に入れられています。

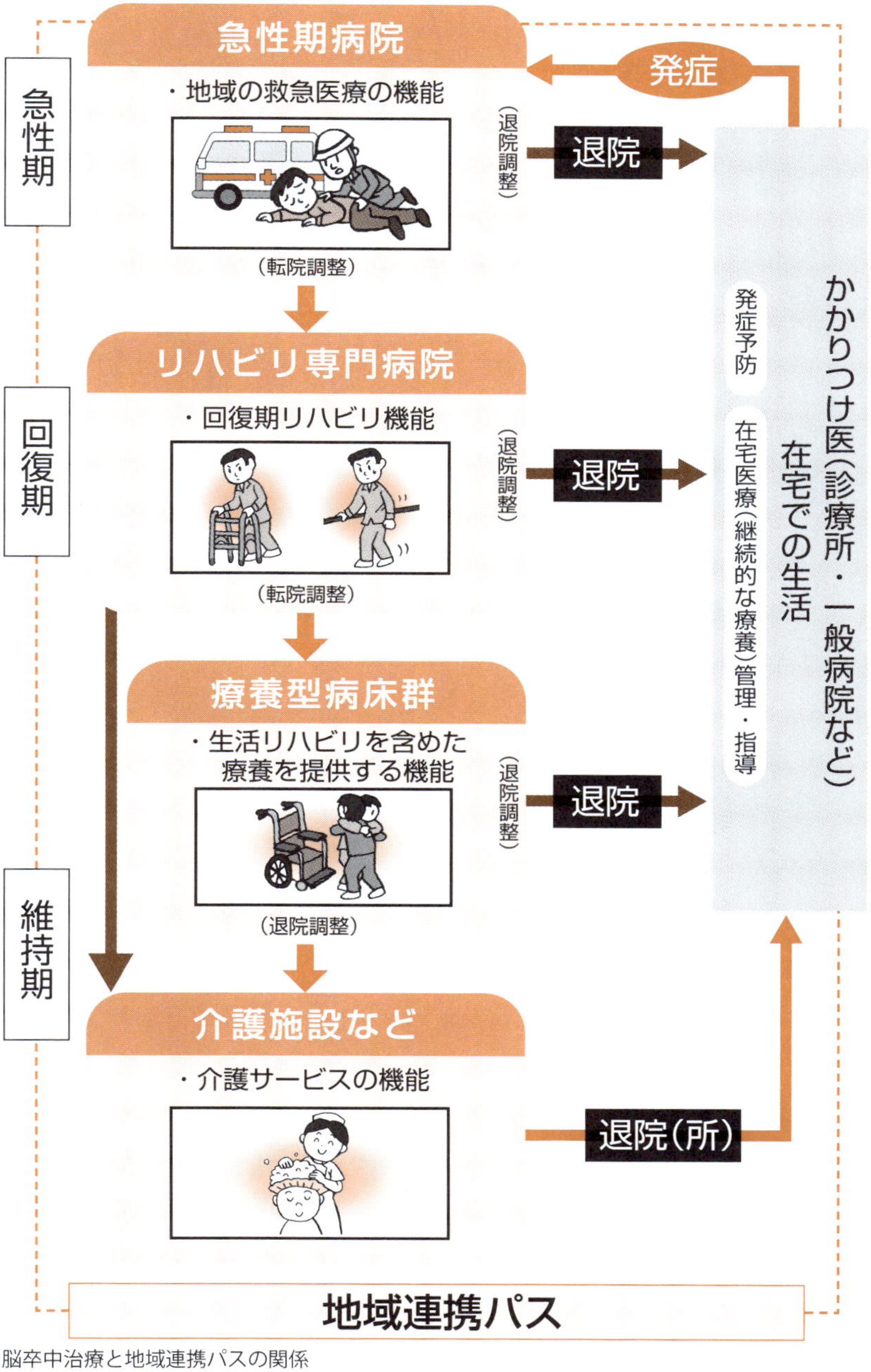

脳卒中治療と地域連携パスの関係

広島県は、７つの医療圏（広島、広島西、呉、広島中央、尾三、福山・府中、備北）にそれぞれ中核的な施設があります。①最初は広島大学病院を中心にした数施設で、②次に中核施設同士を結んで情報を共有し、③その後は、その中核施設に患者さんを紹介している周辺の医療機関などと中核施設の間でやり取りを行う、というステップを踏み、３年を目途にシステムの構築を検討しています。そして全てが共有化された場合には、広島県全域でシステム共有が可能になります。

最終的には、患者さんの協力を得ながら、各々のスマートフォンに情報を保存する形でＰＨＲを扱う段階まで広げられればと検討しています。

「Ｄｒｉｐ-Ｓｈｉｐ」――脳卒中の地域連携医療

脳卒中の新しい治療では、急性期の脳梗塞《のうこうそく》に対する血管内治療の効果が、大規模な臨床試験で証明されています。ｔ－ＰＡ静注《じょうちゅう》療法（脳の血管内に詰まった血栓《けっせん》を溶かす薬を静脈内に投与）も確実に広がってきていますが、血栓を回収する血管内治療は、この療法で十分に血流が再開しない症例や、発症から少し時間が経っていても効果が期待できるという優位性があります。

県内の７つの各医療圏の中核施設には、脳血管内治療の専門医が常駐しており、今後の脳卒中診療を大きく変えていくことになると考えます。医療情報のスムーズな連携によって、かかりつけ医や最初に搬送された病院でｔ－ＰＡ療法を行いながら（Ｄｒｉｐ）、中核施設へ搬送し（Ｓｈｉｐ）、そこで症状が改善していなければ血管内治療で血栓回収を行う（Ｒｅｔｒｉｅｖｅ）という「Ｄｒｉｐ－Ｓｈｉｐ／ｔＰＡ静注療法と血管内治療の地域連携、下図」が可能です。

こうした場面でも、前述のスマートフォンソフトを施設間で活用できれば、救急隊もスムーズに搬送ができ、情報共有や対応も早く可能になり、結果的に患者さんの入院期間や社会復帰までの時間の短縮に結びつくことになります。

重要になるかかりつけ医の役割

２００床以下の病院には、急性期から回復期リハビリ病棟まで備え、一つの病院で治療が完結する形の施

急性期脳梗塞（主幹動脈閉塞）に対する
「ドリップ・シップ・リトリーブ」

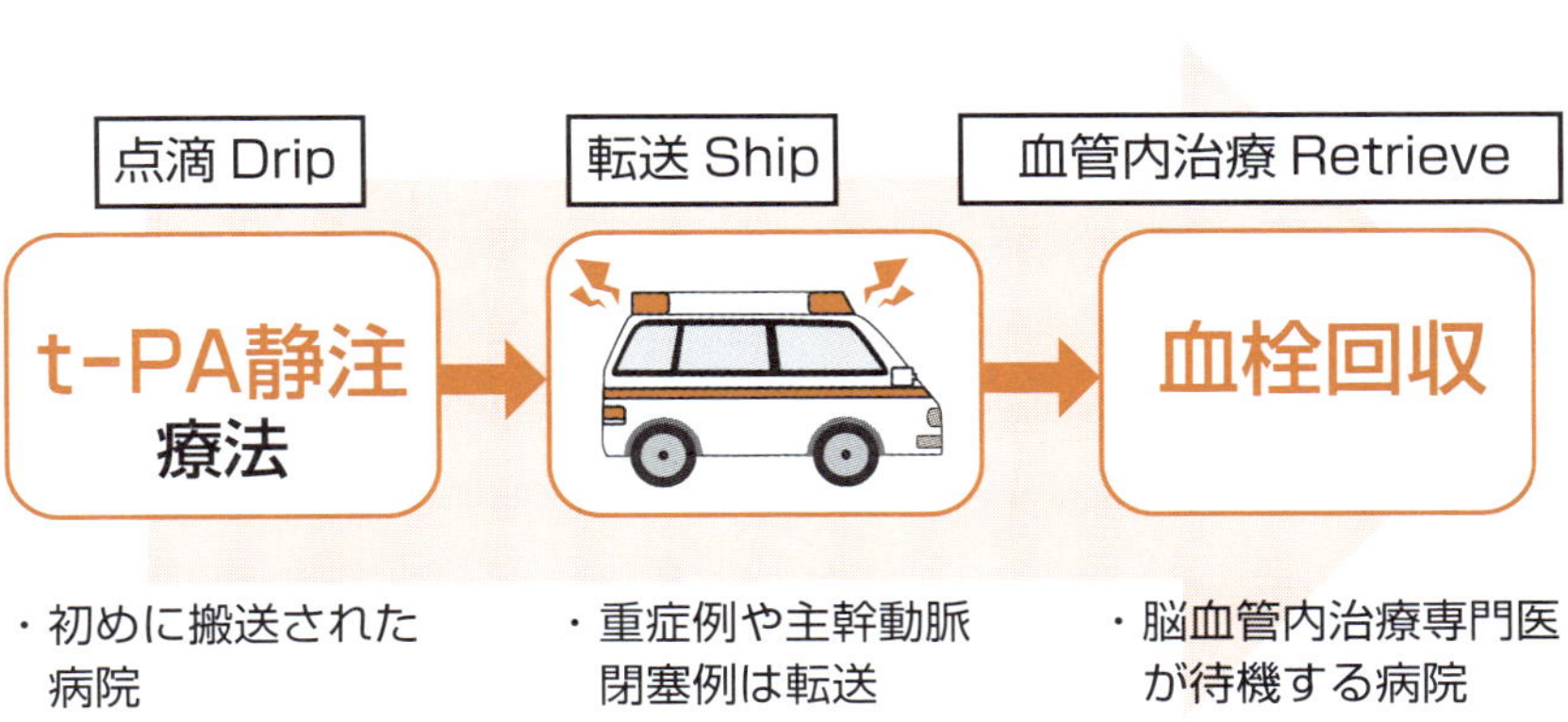

Drip-Ship（脳卒中医療の地域連携）

設もありますが、脳卒中の医療は、基本的には急性期↓回復期↓維持期（生活期）という流れの中で、それぞれの診療機関が情報を共有しながら切れ目のない対応を行い、介護・福祉・保健まで含めた地域包括ケアの中で完結できる形に各機関が協力しています。

現在は、大学病院などの総合病院で全てが完結するという医療体制ではなく、そのため、かかりつけ医がどこまで判断できるかが非常に大切です。脳の病気でかかりつけ医に一番求められるのは、「疾患の早期発見」と「急性期の専門治療を行っている施設を適切に紹介できること」です。現在は、開業医の多くがＭＲＩを備えており、超急性期の脳の状態を見逃さないような設備レベルにあります。超急性期の虚血《きょけつ》などは、ＭＲＩの拡散強調画像という撮影方法で分かりますが、その診断こそが重要です。

また、治療が終わった後に自宅へ戻ってからも、かかりつけ医の役割は大切です。総合病院などに紹介された患者さんは、確定診断に近い領域まで検査を行い、その後、定期的にフォローアップされていきます。総合病院は紹介を受けるだけでなく、病状が落ち着いたら元の病院に紹介し直して、引き続き診てもらうことになります。その場合は、確定診断に至った検査を中心に、経過を追う検査に関しても細かく指示を出します。

このように、総合病院とかかりつけ医が大事な要点を把握し、情報を共有して診ることでダブルチェックが可能になるわけです。

広島大学病院の新たな取り組みとは

広島大学病院では、世界初の情報統合型の手術室であるスマート治療室（ＳＣＯＴ／Smart Cyber Operating Theater、下写真）を導入しました（２０１６年４月）。手術に必要な情報を時間的に同期化して統合し、さらにネットワークでその情報を管理・運用する手術室です。これまでに脳腫瘍《のうしゅよう》を中心に30例以上の脳神経外科手術を行い、今後は他の外科領域への応用も進められています。

こうした、次世代型手術室の活用や、前述の新しいソフトを使ったシステム構築のキーワードは「デジタル医療情報の活用・運用」です。ＩｏＴ＊、ＩＣＴ＊が当たり前の状況になっている現在では、デジタル医療情報を安全かつ有効利用することが、今後の社会ではさらに必要になってくると考えます。

＊ＩｏＴ／モノ（物）がインターネットにつながる仕組みや技術
＊ＩＣＴ／通信技術を使ったコミュニケーション

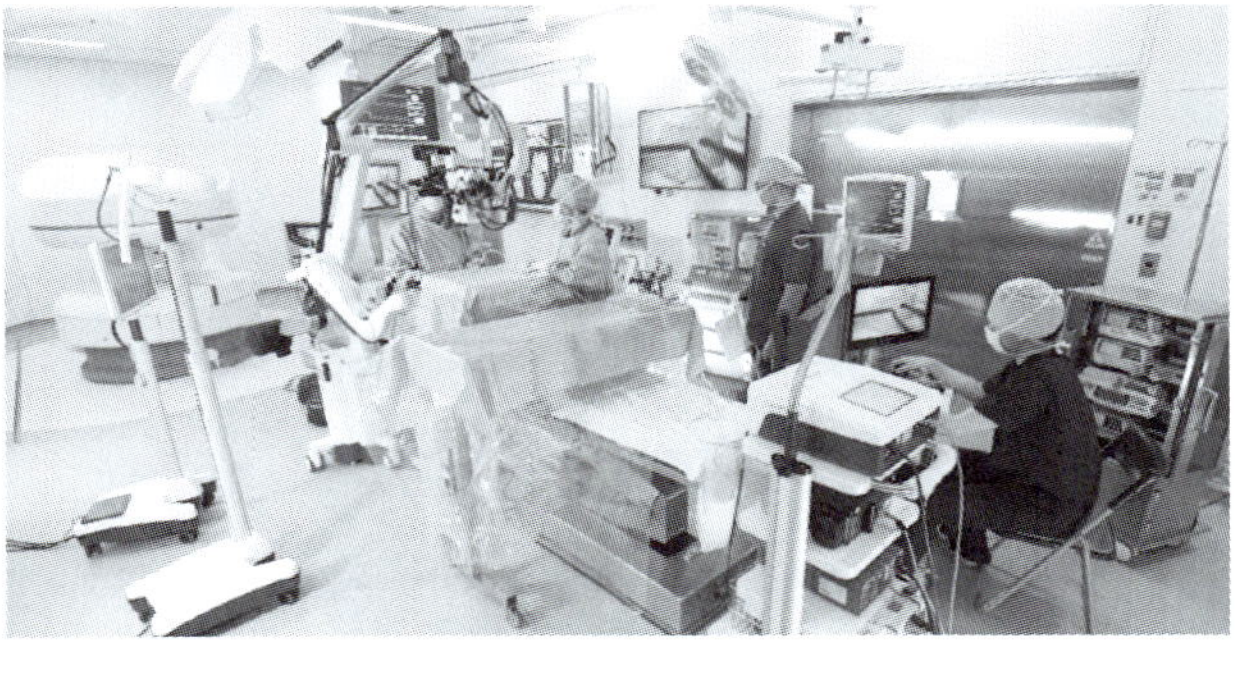

SCOT／医療機器がパッケージ化された治療室

はじめに
患者目線の「良いかかりつけ医や病院」がわかる／医療評価ガイド編集部……1

introduction
脳疾患診療の最前線――地域連携パスが患者を支える
広島大学病院 脳神経外科 診療科長・教授 栗栖 薫……4

パート1
解説――脳疾患診療の最新動向……19

■脳神経外科診療の最新動向――安心・確実な内視鏡手術とかかりつけ医の活用法
県立広島病院 脳神経外科 主任部長 富永 篤……20

■脳梗塞患者をできるだけ多く救うために――脳血管内治療の最前線
兵庫医科大学 脳神経外科学講座 主任教授・脳卒中センター長 吉村 紳一……26

■脳卒中や認知症の予防を日頃から行いましょう
広島大学病院 脳神経内科 教授 丸山 博文……32

■脳卒中リハビリテーションの最新治療 患者目線のかかりつけ医が安心
広島大学病院 リハビリテーション科 教授 木村 浩彰……38

パート2

特別企画 ――各分野の最新診療を紹介（4施設）

特別企画――各分野の最新診療を紹介（4施設）……45

脳血管内治療
急性期脳梗塞に24時間体制の脳血管内治療で挑む
荒木脳神経外科病院　荒木 勇人　院長……46

認知症
認知症の早期発見・早期対応をめざして 地域連携パスを推進
安佐市民病院 脳神経内科（もの忘れ外来）　山下 拓史　主任部長……56

高次脳機能障害
高次脳機能障害者を医療から福祉へ～社会復帰までサポート～
広島県高次脳機能センター　近藤 啓太　センター長……64

回復期リハビリテーション
リハビリ専門医を中心にしたチーム医療で365日回復期リハビリに取り組む
西広島リハビリテーション病院　岡本 隆嗣　院長……72

パート3

病院編

——頼れる専門医・7施設……87

広島市（区ごとの施設名五十音順）

脳神経外科　中区
たかの橋中央病院（医療法人社団 仁鷹会）／秋光 知英 副院長……88
ガンマナイフ治療に豊富な実績

脳神経外科・リハビリテーション科　安佐南区
広島共立病院（広島医療生活協同組合）／吉川 正三 医師　澤 衣里子 医師　廣川 慎一 医師……98
リハビリの総合機能で地域密着のリハビリを提供

内科・リハビリテーション科　安佐南区
メリィホスピタル（医療法人社団 八千代会）／倉岡 敏彦 院長　上田 健人 医師……108
総合診療と最新理論に基づくリハビリを提供

目次

迷ったときの
かかりつけ医＆病院❻特別版／脳の病気 編

廿日市市

内科・神経科・リハビリテーション科など

大野浦病院（医療法人社団 明和会）／曽根 喬 院長 西本 武史 医師 五郎水 敦 ST（言語聴覚士） …… 118

多職種連携の充実したリハビリと療養病床で地域貢献

呉市

脳神経外科・神経内科・整形外科など

呉中通病院（医療法人社団 中川会）／岡崎 慎哉 院長 …… 128

急性期から回復期、慢性期まで脳疾患に幅広く対応

福山市

脳神経外科・脳神経内科・リハビリ科など

脳神経センター大田記念病院（社会医療法人 祥和会）／郡山 達男 院長 …… 138

脳血管疾患・脳神経疾患診療の県東部の中心施設

三次市

脳神経内科・リハビリテーション科など
ビハーラ花の里病院（医療法人 微風会）／大谷 道倫 院長 織田 雅也 脳神経内科部長
高齢者や神経難病医療における県北地域の拠点病院 …… 148

パート4
クリニック編
――頼れるかかりつけ医・11施設 …… 157

広島市（区ごとの施設名五十音順）

脳神経内科・内科・物忘れ（認知症）外来 東区
井門ゆかり脳神経内科クリニック／井門 ゆかり 院長
「幸せな認知症医療」のエキスパート …… 158

脳神経外科・内科・外科・リハビリ科 東区
ふくだクリニック（医療法人）／上手 康嗣 院長
脳疾患から体の不調までトータルで相談可能 …… 164

脳神経外科・脳神経内科・リハビリ科　南区
冨原脳神経外科医院／冨原 幹子 副院長
24時間365日体制の訪問診療に注力 …… 170

脳神経内科・脳神経外科・内科など　南区
ひろしま脳神経内科クリニック／田路 浩正 院長
頭痛・認知症から一般内科まで丁寧な診療に定評 …… 176

循環器内科・外科・リハビリ科など　西区
落久保外科循環器内科クリニック（医療法人 裕心会）／落久保 裕之 院長
認知症の診断と治療も可能な総合かかりつけ医 …… 182

脳神経内科・内科　安佐南区
まつおか内科脳神経内科（医療法人）／松岡 直輝 院長
24時間体制の在宅医療で緊急時も迅速に対応 …… 188

脳神経外科・脳神経内科　安佐北区
三上脳神経外科（医療法人社団）／三上 貴司 院長
地域連携パスを活用した脳卒中・認知症診療に尽力 …… 194

パート1

解説
——脳疾患診療の最新動向

●脳神経外科診療の最新動向
●脳梗塞患者をできるだけ多く救うために
●脳卒中や認知症の予防を日頃から行いましょう
●脳卒中リハビリテーションの最新治療

explanation

脳神経外科診療の最新動向
——安心・確実な内視鏡手術とかかりつけ医の活用法

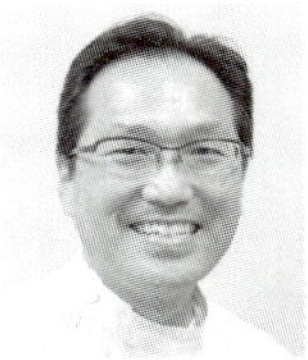

県立広島病院 脳神経外科 主任部長
富永 篤

近年、脳神経外科で重視されているのが、脳や神経への侵襲《しんしゅう》（ダメージ）を最小限に抑える低侵襲手術です。その一つが、頭を大きく切開せずに神経内視鏡を使用する内視鏡手術で、主に脳内出血、水頭症、脳室内の腫瘍《しゅよう》の治療に行われます。ここでは、内視鏡手術をはじめ脳神経外科の最新治療の動向などを、脳腫瘍の症例を多く手がけ、卓越した手術に定評がある県立広島病院の富永主任部長に話を伺いました。

とみなが・あつし。1988年広島大学医学部卒業。双三中央病院、尾道総合病院に勤務後、1995年広島大学医学部脳神経外科助手、同年医学博士、2005年講師、2012年准教授。2015年4月より現職。日本脳神経外科専門医。日本脳卒中学会専門医。日本神経内視鏡学会技術認定医。日本間脳下垂体腫瘍学会監事。

脳出血の安全で確実な最新治療――内視鏡手術

脳出血に対する治療は、従来は主に開頭手術でしたが、最近は神経内視鏡手術で血腫《けっしゅ》（血の塊）を取ること（内視鏡手術）ができるようになっています（下図）。大きな出血の場合は、従来通り開頭手術が必要です。それほど出血が大きくなく、血腫のみを取ればよい場合は、以前は定位的手術（CTで計測して、そこへ針を刺す治療）を行っていましたが、それに代わって内視鏡手術がこの10年ぐらいで広がってきています。

これは、脳に直径1㎝ぐらいの筒を通し、そこに内視鏡を入れて血腫を吸い取る手術法で、侵襲《しんしゅう》（患者への負担）の程度は変わらずに、針を刺して血を抜いていたときよりも実際に血腫を目視しながら取るため、より安全で確実です。

患者に負担が少ない神経内視鏡手術

神経内視鏡とは、脳内出血・脳腫瘍《のうしゅよう》・水頭症などを治療する際に主に使用する治療機器です。神経内視鏡手術の大きな特徴は、これまでは脳を大きく切開しなければ見えなかった病変部位が、小さい穴から内視鏡を挿入して、観察しながら処置できるようになったことにより、手術時間が短縮してより低侵襲で

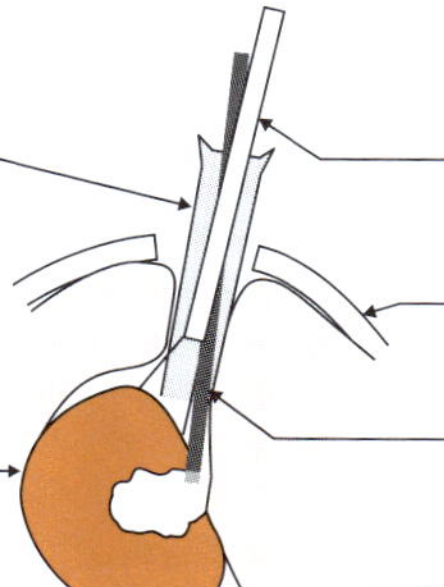

内視鏡血腫除去術

確実な手術が可能になったことです。

脳動脈瘤《りゅう》の開頭手術や、髄膜腫《ずいまくしゅ》・聴神経腫瘍などの脳腫瘍に対する通常の顕《けん》微《び》鏡《きょう》下《か》手術にも、内視鏡を補助的に使うことで開頭を小さくし、死角を減らしてより確実な手術が可能です。内視鏡手術は、主に神経内視鏡学会の技術認定医がいる施設で行われています。

進化しているくも膜下出血の治療

くも膜下出血は、死亡や寝たきりになる確率が高い恐ろしい病気で、そのほとんどは脳動脈瘤の破裂によるものです。一度破裂した動脈瘤は繰り返して破れるため、くも膜下出血に対する最初の治療は、まずは動脈瘤の処置になります。

動脈瘤の治療には、開頭クリッピング術（頭を開けてクリップする手術）とコイル塞栓術《そくせんじゅつ》（カテーテルを使い、コイルを動脈瘤内に詰めて動脈瘤を閉塞する血管内治療、Ｐ23下図）があります。後者は血管内治療の専門医が必須で、治療法の選択については、動脈瘤の場所やくも膜下出血の状態で見極めます。

現在は、ＭＲＩやＣＴなどの検査機器の精度が上がり、動脈瘤を立体的に評価できるようになって治療に役立っています。また、新しい材質のコイルやステントも開発され、以前は難しかった動脈瘤の血管内治療も可能になっています。

内視鏡血腫除去術

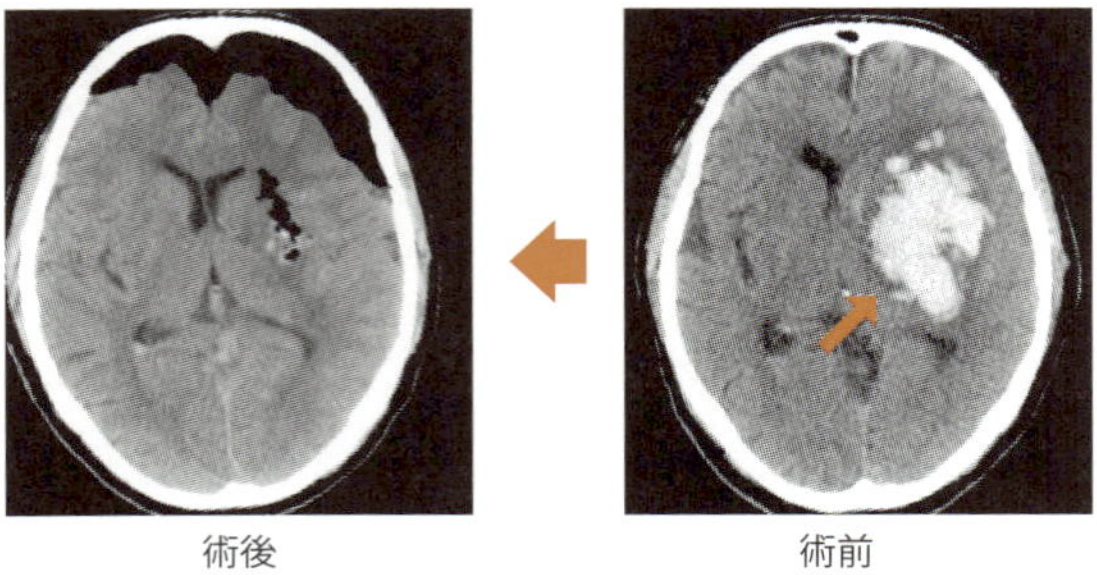

術後　術前

最終的に後遺症が残るかどうかは、最初のくも膜下出血の程度によるところが大きいため、動脈瘤は破れないことが最善です。そのため、脳ドックなどで未破裂の動脈瘤が見つかった場合、動脈瘤の大きさや形によっては治療（手術）を考慮する必要があります。

しかし、未破裂動脈瘤に対する治療によって、脳梗塞《のうこうそく》や脳出血が起こる危険性も数%ながらあり、一方で、治療しない場合に1年間に破れる確率は1〜2%程度ともいわれています。そのため、治療するかどうかは、治療の危険性と動脈瘤の破裂する危険性を天秤にかけることになります。

動脈瘤が破れやすいかどうかは、動脈瘤の大きさ・場所・形によって異なり、治療（手術）か様子観察かの判断は、医師が総合的に診断した上で助言を行います。そして、適切な判断・助言ができるかどうかは、医師の経験や技量、その施設でどの程度治療を行っているかなどによると考えます。

腫瘍摘出で内視鏡が活躍中

脳腫瘍の治療では、良性腫瘍は摘出することが基本で、いかに低侵襲で多く腫瘍を取れるかが重要です。下垂体腺腫に代表される脳下垂体腫瘍は、脳腫瘍の約20%を占める良性腫瘍で、内視鏡が得意とする領域です。

動脈瘤内にコイルを詰めて破裂を防ぐ方法

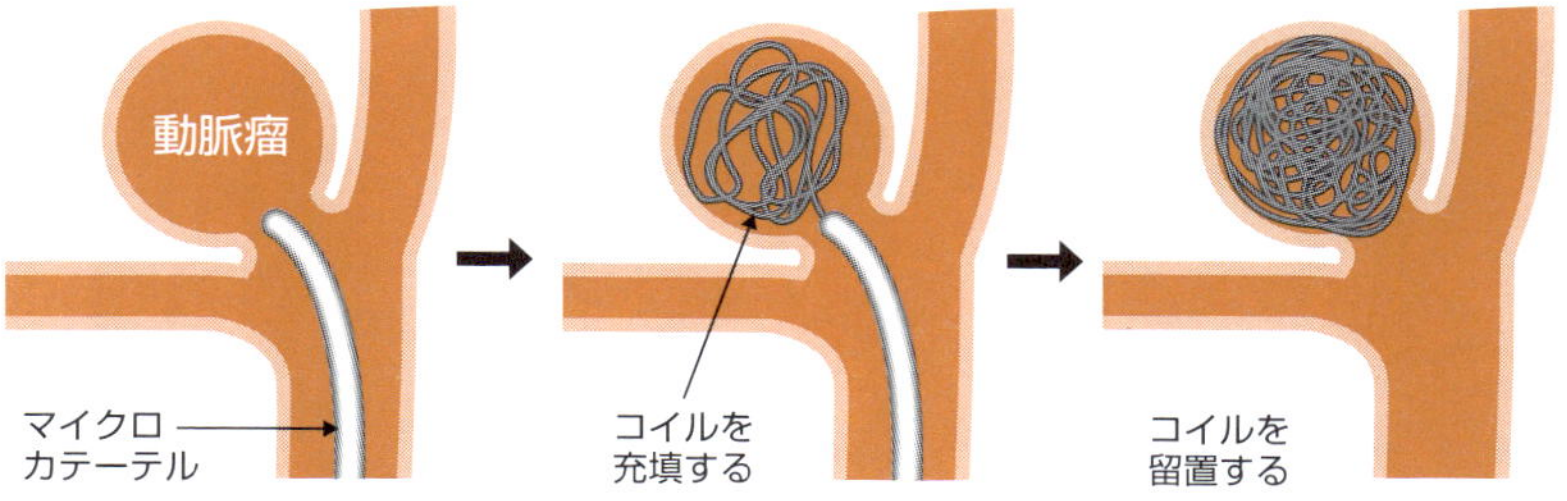

血管内手術による脳動脈瘤塞栓術

ほとんどの場合、開頭手術を行わずに、鼻の穴から内視鏡を入れて行う経鼻内視鏡手術で摘出が可能です。以前は顕微鏡手術でしたが、現在は内視鏡手術が主流で、従来に比べて格段に治療成績が向上しています。この手術は、脳外科の手術の中では多少特殊な手術であるため、これを安全・的確にできる医師は限られています。

脳の中に水が溜まる病気（水頭症）では、従来はシャント手術（頭の水をお腹《なか》の中〈腹腔内《ふくくうない》〉に流すチューブを埋め込む）だけでしたが、水頭症の一部では神経内視鏡によって治療することが可能になりました。

手術用機器の進歩が患者にメリットを与える

最近では、ナビゲーションシステムを導入している施設もあり、手術の前に腫瘍の範囲をあらかじめ見極めて、手術中に腫瘍の場所を示してくれるという点で大変有用です。悪性腫瘍の一部（神経膠腫《こうしゅ》）では、手術中に肉眼では正常の脳と見極めにくい腫瘍の部分を描出する造影剤が、ここ5年程度で広く普及してきています。

手術室にＭＲＩを設置している施設もあり、手術中に残っている腫瘍をリアルタイムで判別できるようになっています。また、神経モニタリング（手術中

脳血管内手術（動脈瘤、矢印）

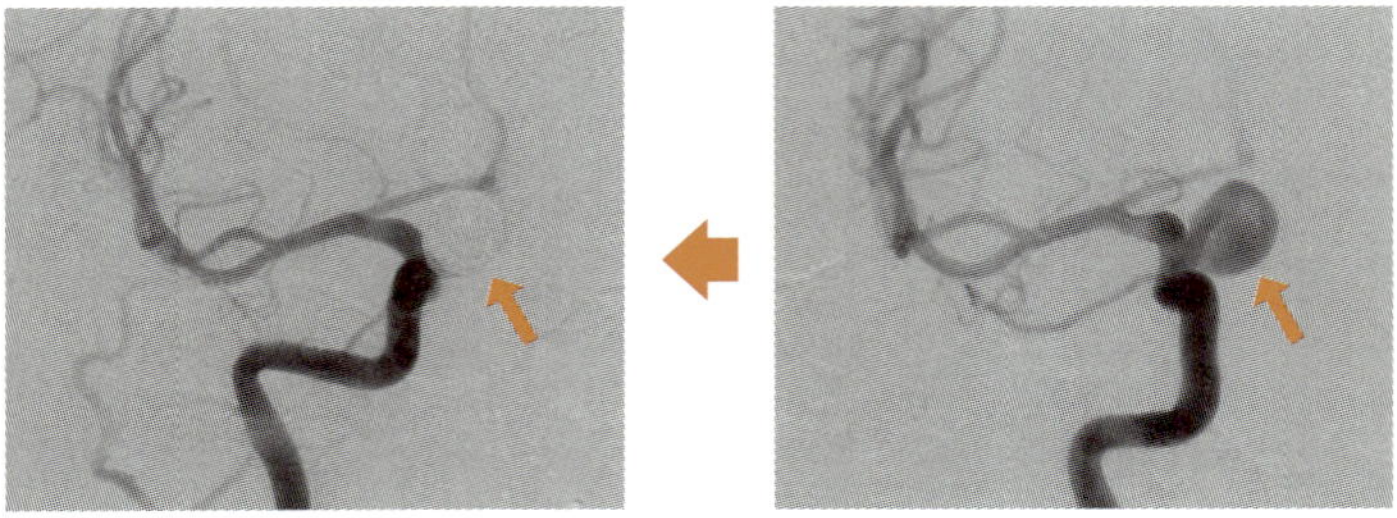

治療後　治療前

に神経刺激の脳波を取って、手術中に神経の異常の有無を知る方法）も行われるようになっています。このように、脳神経外科では技術・機器・薬剤などが近年大きく進歩しています。

かかりつけ医を受診して脳の病気の予防を

脳出血、脳梗塞、くも膜下出血といった病気は、脳の血管の異常によって起こる病気です。その根本には、高血圧、糖尿病、心臓病（不整脈）、高脂血症などの生活習慣病が一因となっていることがほとんどです。定期的な健康診断で、これらの病気を予防することが脳の病気を防ぐ第一歩ですので、生活習慣病が見つかった場合には、かかりつけ医に受診して治療することが大切です。

また、脳の病気が心配な場合も、まずはかかりつけ医に相談しましょう。脳梗塞や脳出血が一度起きた場合には再発の可能性もありますので、それを防止する意味でもかかりつけ医を持つことは大切だと考えます。

脳腫瘍や脳動脈瘤は早期発見が重要です。脳ドックは、脳の病気が見つからなければ毎年受診する必要はありませんが、中高年期にさしかかったら一度は受けておいた方が良いでしょう。

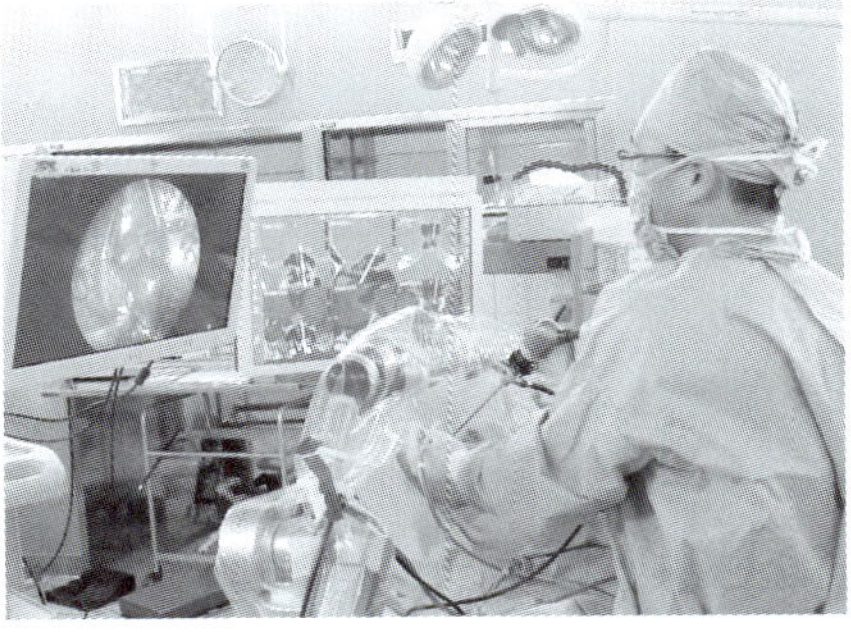
ナビゲーションシステムを使った手術風景（富永医師）

脳梗塞患者をできるだけ多く救うために
——脳血管内治療の最前線

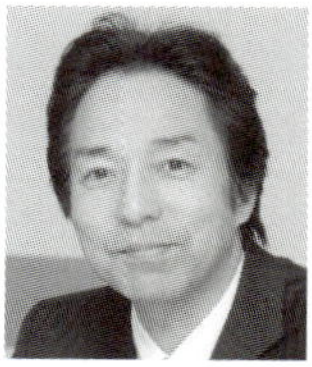

兵庫医科大学 脳神経外科学講座
主任教授・脳卒中センター長

吉村 紳一

一年間に約6万6千人ほどの患者が亡くなっている脳梗塞《のうこうそく》。国内の脳梗塞血管内治療の第一人者である吉村紳一教授は、「脳卒中から日本を救え！」というキャッチフレーズのもと、「レスキュー・ジャパン・プロジェクト」という活動を展開。一人でも多くの患者が脳梗塞での血管内治療を受けられる体制の構築の支援を続けています。ここでは、脳梗塞の血管内治療の最新動向などについて、兵庫医科大学の吉村紳一教授に話を伺いました。

よしむら・しんいち。1989年岐阜大学医学部卒業、同大学脳神経外科学教室入局。1992年国立循環器病センター（3年勤務）。1999年ハーバード大学マサチューセッツ総合病院、2001年スイス・チューリッヒ大学留学。2004年岐阜大学脳神経外科助教授、2008年同臨床教授を経て、2013年９月から現職。日本脳神経外科学会奨励賞、公益信託美原脳血管障害研究振興基金 美原賞など受賞多数。

普及したt－PA静注療法にも弱点があった

脳梗塞《のうこうそく》の治療でこれまで一番有名だった治療法が「t－PA静注《じょうちゅう》療法」です。点滴で血栓《けっせん》を溶かし、血栓によってせき止められていた血流を再開通させるという治療法です。科学的データもしっかりあり、脳卒中治療のガイドラインでも、推奨度が最高ランク（グレードA）の治療法です。

t－PA静注療法は2005年から始まり、次第に普及して症例が増えることでデータも蓄積されてきました。当初は「発症後3時間以内に治療開始が必要」とされていましたが、その後の研究により、2012年には「発症後4・5時間以内に治療を開始すればよい」という基準になりました。その結果、さらに症例数が増え、2012年10月～2013年9月の一年間で国内での症例数が1万1千例を超えました（下表）。

しかし、この治療実績でも国内の全脳梗塞患者の5％程度にしか相当しません。つまり、95％の患者さんがこの治療法を受けられていない事実を示しています。また、治療を受けた5％の患者さんにしても、治療が全て成功しているかというと、必ずしもそうではありません。

t－PA投与による主幹《しゅかん》動脈閉塞症《へいそくしょう》（脳梗塞の中で最重症で脳の太い血管が

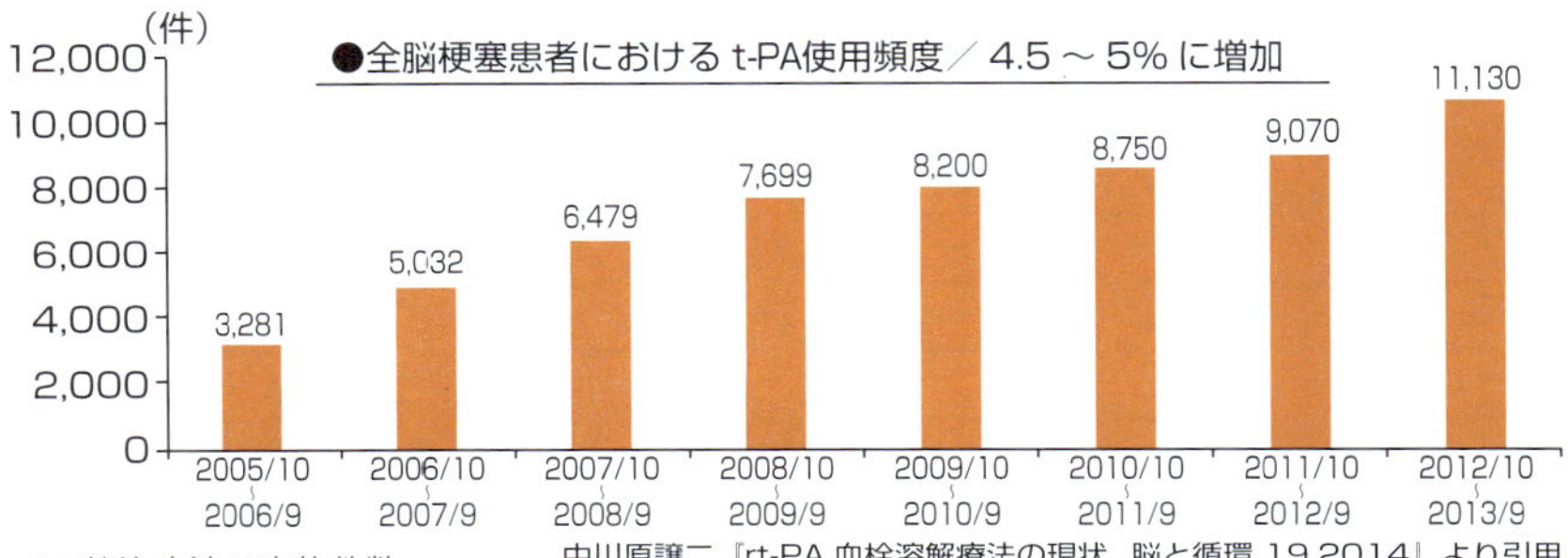

t-PA 静注療法の実施件数

中川原譲二『rt-PA 血栓溶解療法の現状．脳と循環 19.2014』より引用

詰まる）の3時間以内の血管再開通率は、約33%です。さらに、主幹動脈閉塞症の中でも、生命に直結する太い血管である内頸動脈《ないけいどうみゃく》や脳底動脈《のうていどうみゃく》になると、再開通率は約13%と非常に低くなってしまいます（下表）。

その結果、t－PA静注療法は「ほとんどの場合で間に合わない」「間に合ったとしても、約3割の患者のみに有効で、重症の場合はその有効性はさらに下がる」治療法であることが分かってきました。

血栓回収療法の劇的な効果とは

そんな中、t－PA静注療法の弱点を補う治療法として新たに登場したのが「血栓回収療法」です。ステントという器具を血管内に入れ、それを使って血管をせき止めている血栓を直接取り除く治療法です。

まず、足の付け根から血管にカテーテル（管《くだ》）を挿入します。カテーテルを脳へと進めていき、血栓のある場所で網目状のステントを広げ、血栓を引っかけてゆっくりと引き出して、除去します。血栓が取り除かれると、再び血液が流れ始めます。

t－PA静注療法は、発症後4・5時間以内の患者さんに可能な治療法ですが、血栓回収療法は原則発症後8時間以内の患者さんに有効です。したがって、

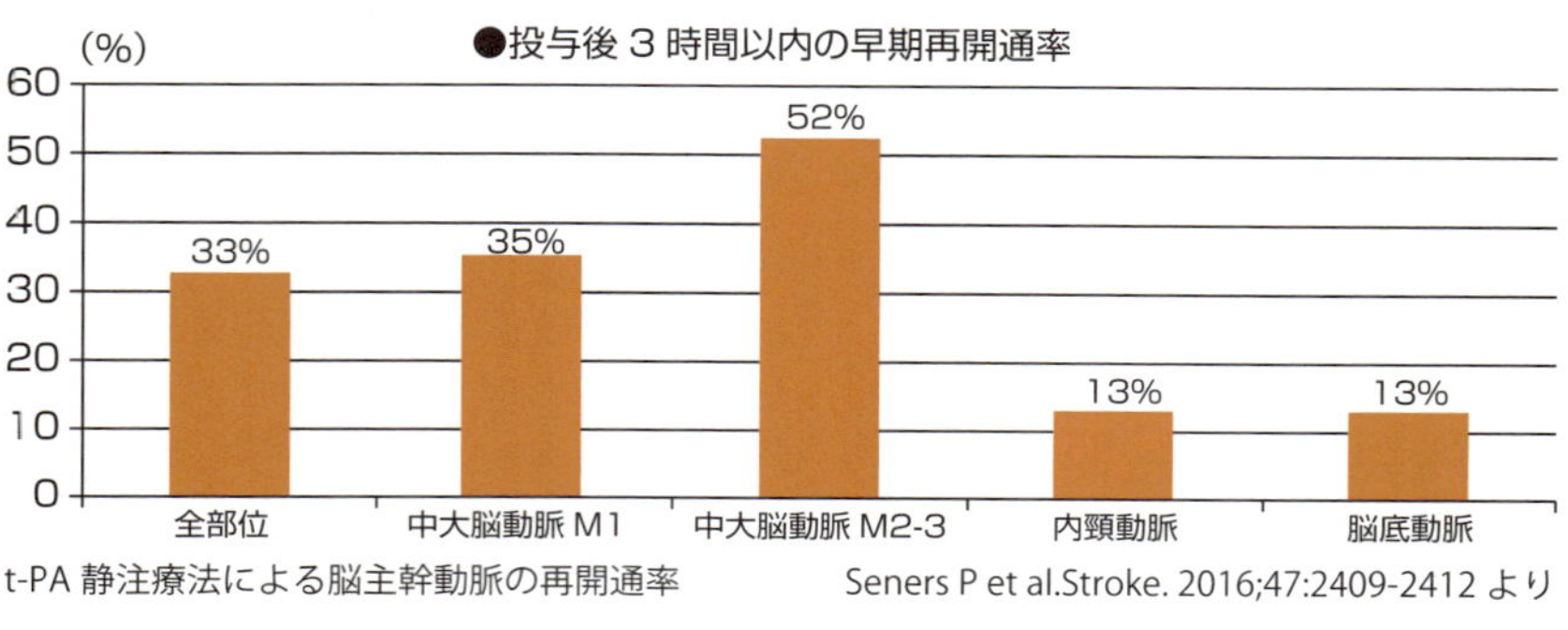

t-PA 静注療法による脳主幹動脈の再開通率　Seners P et al.Stroke. 2016;47:2409-2412 より

より多くの患者さんを救うことが可能となります。

血栓回収療法は2015年に科学的に有効性が証明され、米国ではその年のうちにガイドラインが改訂されて、強く推奨される治療法になりました。

国内でも、2017年に改訂された脳卒中治療ガイドラインでグレードAの治療法として、「発症6時間以内にステントを用いた血管内治療（機械的血栓回収療法）を開始することが強く勧められる」と見直されました。このように、ガイドラインでは基準をより厳しく6時間以内としています。

血栓回収療法により、自宅復帰率（患者が回復して自宅に帰ることができる確率）が約20%も上昇したという劇的な効果が示されています。

どれだけ早く血栓回収療法を行えるかが重要

この非常に治療効果の高い血栓回収療法をより生かすために鍵となるのが時間です。原則8時間まで適応といっても、脳の血管が詰まっている時間が長くなると、それだけ脳のダメージは大きくなります。一刻も早く詰まった部分を再開通させることが重要です。

時間短縮は医師の力だけでできるものではありません。患者さんが血管造影室に運ばれてカテーテル台に上がり、そこからいかに医師が頑張ったとしても

●シンシナティ・プレホスピタル脳卒中スケール（CPSS）
（救急隊が脳卒中患者を見分けるための簡易テスト）

1. 顔面の麻痺（患者に歯を見せたり笑ったりしてもらう）
   - □ 正常　顔面の両側が左右対称に動く
   - □ 異常　顔面の動きが左右非対称
2. 上肢（腕・手）の麻痺（患者に目を閉じてもらい、両腕を水平に10秒間まっすぐ伸ばしてもらう）
   - □ 正常　両腕が同様に動き、水平を保持できる
   - □ 異常　一方の腕が上がらないか、保持できない
3. 言語の異常（患者に何か文章を言ってもらう）
   - □ 正常　不明瞭な発語はなく、正確に言葉を話せる
   - □ 異常　不明瞭な発語、単語を間違える、あるいは全くしゃべれない

※3兆候のうち一つでも異常なら脳卒中の可能性が72%、全てを満たせば85%以上に

短縮できる時間はわずかです。脳梗塞を発症してから、すぐに病院に搬送し、その後速やかに患者さんをカテーテル台に上げて、血管を開通させることが重要です。それには、医師だけでなく多職種によるチーム医療の充実が必須です。

脳梗塞で血栓回収療法が必要な患者さんが救急に運びこまれると分かったときには、救急チームに加えて脳外科医や病院の事務スタッフもそこに加わり、救急隊の到着を待ち構えます。そして、病院到着後すぐに診療が始まります。

救急隊からの引き継ぎ、患者さんやご家族への問診、患者さんのご家族への説明、採血や画像検査、そして、t－PAや血栓回収療法までの過程をチームで同時進行していくことで、血管が開通するまでの時間を短縮しています。

救急搬送のために有効な支援アプリを開発

さらに、時間短縮で最も重要なのは救急隊の力です。血管内治療を実施している施設に患者さんを「一刻も早く・直接」搬送できれば、それだけ治癒の可能性は上がります。

２０１７年に人口当たりの血管内治療の動向について全国調査を都道府県ごとに行ったところ、ダントツで高知県が全国1位でした。脳外科の専門医が多ければ比例して治療数も増える傾向にありますが、高知県の場合、人口当たり

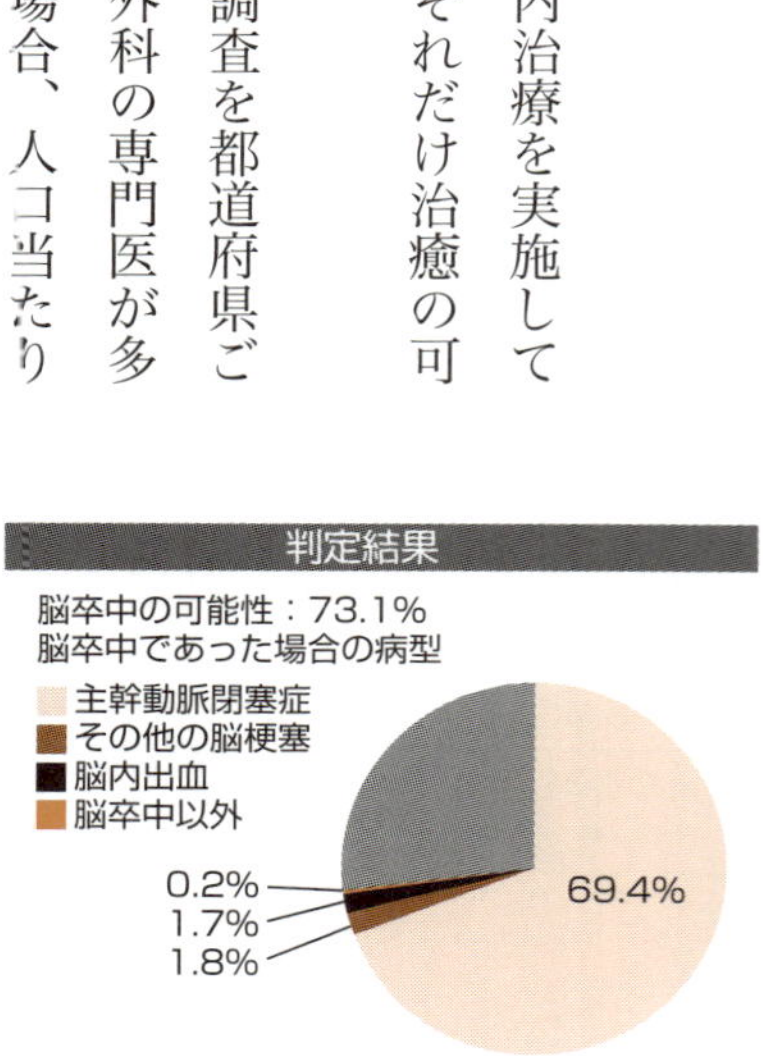

患者データ入力後の判定結果例

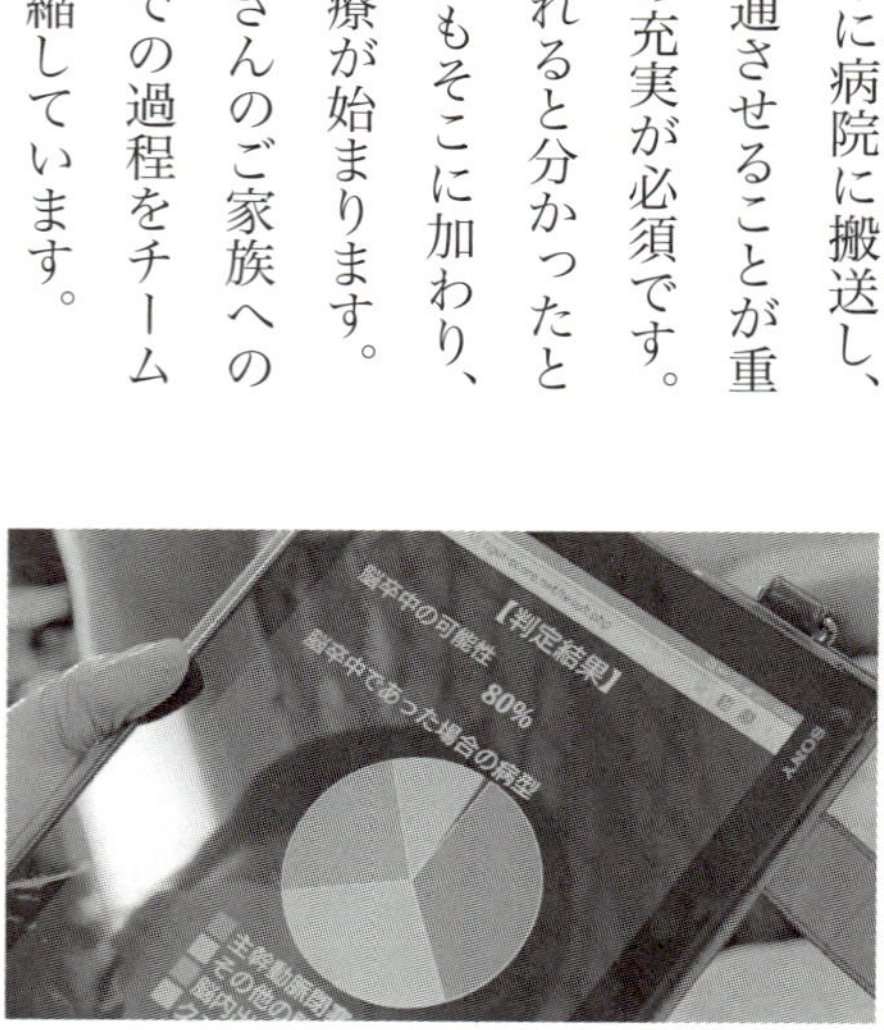

JUST Score ／アプリ画面

の専門医がそれほど多いわけでもありません。調査を進める中で、このような高い治療実績を達成できている原因の一つとして、救急搬送システムの充実が考えられています。重症脳卒中の疑いのある患者さんを、脳卒中センターに直接搬送するシステムが出来上がっているのです。

救急車の中で血栓回収療法が必要かどうかを見極められれば、救急隊は患者さんを適切な施設へ直接搬送できます。そこで、救急隊が現場で病型予測を行える「病院前脳卒中病型判別システム／JUST Score」というアプリを当院で開発しました（P30、下写真、図）。

このアプリは、救急搬送患者の年齢・麻痺《まひ》や痙攣《けいれん》の有無・意識状態など、簡単に評価できる項目を入力するだけで、自動的に主幹動脈閉塞症などの診断ができるというものです。当院では、地域の救急隊と連携し、このアプリによって主幹動脈閉塞症の疑いが50％以上と判定された場合には、すぐにカテーテルが可能な施設に搬送するよう働きかけをしています（下図）。

このように、発症現場から病院までの時間短縮を図るさまざまな取り組みが行われています。重症脳梗塞患者さんを一人でも多く救うには、血栓回収療法をできるだけ多くの患者さんに迅速に行える環境づくりが必要です。各地域における連携システムの充実が求められています。

脳卒中の病型予測と搬送イメージ

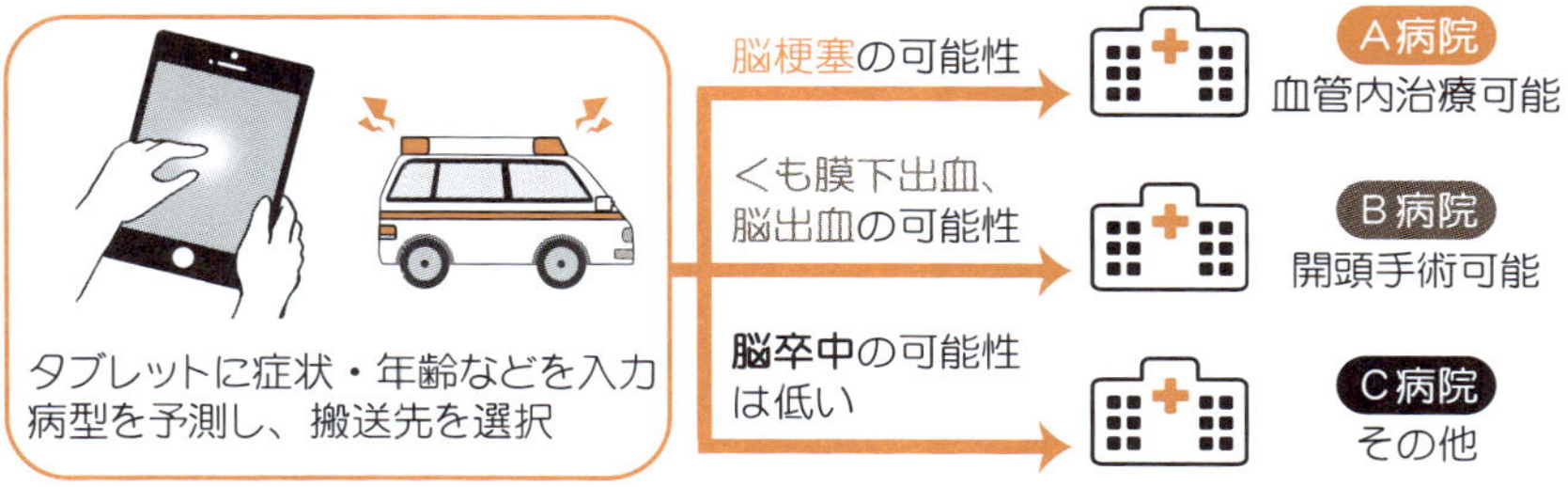
タブレットに症状・年齢などを入力
病型を予測し、搬送先を選択
脳梗塞の可能性
くも膜下出血、
脳出血の可能性
脳卒中の可能性
は低い
A病院
血管内治療可能
B病院
開頭手術可能
C病院
その他

脳卒中や認知症の予防を日頃から行いましょう

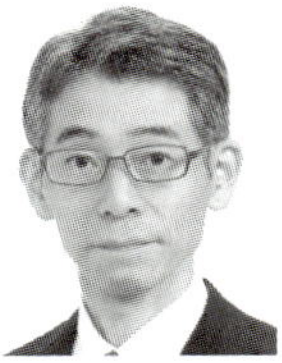

広島大学病院 脳神経内科 教授

丸山 博文

脳神経内科では、脳・脊髄《せきずい》・末梢神経・筋肉などの病気を内科的に治療します。脳神経内科が扱う対象疾患は多岐にわたりますが、高齢社会を迎える中、同科の病気は増加傾向にあります。ここでは、現在の病気の傾向や最新の治療などについて、地域の拠点病院とかかりつけ医の役割などについて、広島大学病院脳神経内科の丸山博文教授に話を伺いました。

まるやま・ひろふみ。1965年広島市生まれ。1990年広島大学医学部医学科卒業。1996年広島大学大学院卒業。1998年広島大学病院第三内科助手。2006年広島大学原爆放射線医科学研究所准教授、2013年脳神経内科学准教授を経て、2017年より現職。研究分野は神経変性疾患、認知症、分子遺伝学、遺伝カウンセリング等。医学博士。

血管を健全に保って脳卒中や認知症の予防を

広島県は、脳神経内科の病気の件数は全国の平均レベルです。その中では、脳卒中・認知症・てんかんが多く、いずれも高齢化に伴って増える病気です。神経難病は、この三つほど患者数は多くないものの、高齢化とともに増加傾向にある点が共通しています。

現在、国内には脳卒中患者が約３００万人、認知症患者は約５００万人いると推計されており、認知症は65歳以上では10数人に1人、85歳以上では２人に1人といわれています。

脳卒中の最大の危険因子は、動脈硬化の進行です。それには、「高血圧」「糖尿病」「不整脈」「タバコ」「アルコール」「脂質代謝異常」「塩分」「脂肪」「運動不足」「肥満」などが関係しており、この10項目について日頃から気を付けて生活すれば、予防できる可能性があります。血管を健全に保っていれば、動脈硬化が原因で起きる脳卒中や認知症を4割減らせるという報告もあります。

認知症については、半数以上がアルツハイマー型ですが、２割は血管性認知症といわれ、さらにアルツハイマー型認知症に血管障害の要素が加わっている人も少なくないため、やはり血管を健全に保つことが重要になってきます。ま

脳卒中予防十カ条

1. 手始めに　高血圧から　治しましょう
2. 糖尿病　放っておいたら　悔い残る
3. 不整脈　見つかり次第　すぐ受診
4. 予防には　たばこを止める　意志を持て
5. アルコール　控えめは薬　過ぎれば毒
6. 高すぎる　コレステロールも　見逃すな
7. お食事の　塩分・脂肪　控えめに
8. 体力に　合った運動　続けよう
9. 万病の　引き金になる　太りすぎ
10. 脳卒中　起きたらすぐに　病院へ

日本脳卒中協会より引用

た、頭部外傷（頭のけが）も認知症やてんかんにつながることが少なくなく、特に高齢者は、転倒などで頭のけがをしないように気を付けることも大切です。

高齢者のてんかんに注意

てんかんは、小児科の病気というイメージが強いと思いますが、実は高齢者にも多い病気です。てんかん患者は全国に約１００万人いるとされ、高齢者では１００～１２０人に１人といわれています。

高齢者のてんかんで特徴的なものとして、脳血管障害に伴う後遺症としてのてんかんがあります。また、明らかな原因が不明のことも多く、けいれんがなく意識がボーッとするなど、はっきりした症状が少ないため、てんかんと気付きにくい場合があります。高齢者のてんかんは、この意識がボーッとするタイプが多いため、見逃されたり、認知症と誤診されたりすることが多いのですが、脳波検査をするとてんかんの波が出ていることがあります。

パーキンソン病に最新治療が登場

高齢化とともに増えているのがパーキンソン病です。パーキンソン病は、現在、さまざまな新しい治療法が登場しています。*胃瘻《いろう》から専用ポンプを使って、

65 歳以上の認知症患者（国内）の推定者と推定有病率

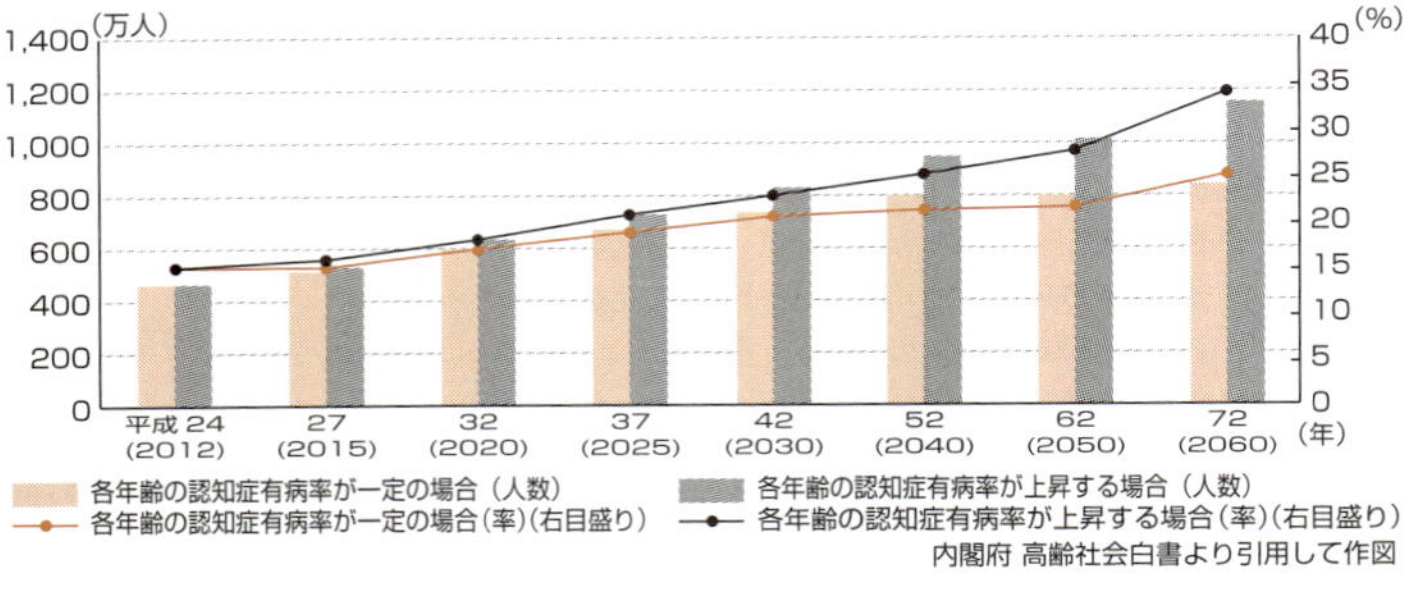

内閣府 高齢社会白書より引用して作図

小腸内に治療薬を持続的に投与するという新しい治療法は、薬の副作用の強い進行期パーキンソン病の患者さんに対して効果が期待されています。

広島県内では、広島大学病院と広島市民病院の2施設でしか行われていませんが、患者さんが日常生活を支障なく送れるようになるなど、注目を集めています。

＊胃瘻／腹壁を切開して胃内に管を通し、食物や水分や医薬品を流入させ投与するための処置

県内医療機関の棲み分けが進む

脳神経内科の病気で大切になるのが、正確な診断です。広島大学病院の重要な役割は、診断をつけ治療方針を立てることです。基本的な病気の診断は地域の拠点病院でできますが、診断の難しい症例や高齢者で複数の病気を合併しているような場合は広島大学病院で正確な診断をつけ治療方針を決定し、その後の治療や検査は地域の拠点病院で行ったり、さらに病状が落ち着けば、開業医にバトンタッチしてコントロールしていきます。

脳神経内科の県内の拠点病院としては広島市民病院、県立広島病院、広島赤十字・原爆病院、安佐市民病院（以上、広島市）、東広島医療センター（東広島市）、広島西医療センター（大竹市）、呉医療センター、中国労災病院（以上、呉市）などがあります。脳神経内科医のいる脳卒中対応病院としては梶川病院（広島

認知症予防の10カ条

1. 塩分と動物性脂肪を控えたバランスのよい食事を
2. 適度に運動を行い足腰を丈夫に
3. 深酒とタバコはやめて規則正しい生活を
4. 生活習慣病（高血圧、肥満など）の予防・早期発見・治療を
5. 転倒に気を付けよう　頭の打撲は認知症を招く
6. 興味と好奇心をもつように
7. 考えをまとめて表現する習慣を
8. こまやかな気配りをしたよい付き合いを
9. いつも若々しくおしゃれ心を忘れずに
10. くよくよしないで明るい気分で生活を

公益財団法人 認知症予防財団より引用

市）、大田記念病院（福山市）が、神経難病入院病院としてはビハーラ花の里病院（三次市）などもあります。リハビリテーション病院としては広島県高次脳機能センター（東広島市）や広島市立リハビリテーション病院（広島市）があります。

てんかんは、現在、県内で1次（開業医）、2次（拠点病院）、3次（広島大学病院）という医療機関の棲み分けのシステム構築が進められています。広島大学病院にはてんかんセンターがあり、薬でコントロールができなかったり、外科的手術が必要とされる患者さんが、2次医療機関から紹介されてきます。

大学病院での取り組み

広島大学病院には、広島県と広島市の委託で難病対策センターが設置されており、ここではさまざまな難病に関する相談を受けています。センター独自の取り組みとして、在宅人工呼吸器装着患者の災害時対応システム（災害時行動パンフレット）を作るなど、全国的に見ても進んだ活動を展開しています。

広島大学病院には遺伝子診療部もあり、神経難病の遺伝に関わる相談やカウンセリングに対応可能な体制も整っています。

「ひろしまオレンジパスポート」を先進的に導入

認知症に関しては、広島県で「ひろしまオレンジパスポート（広島県認知症

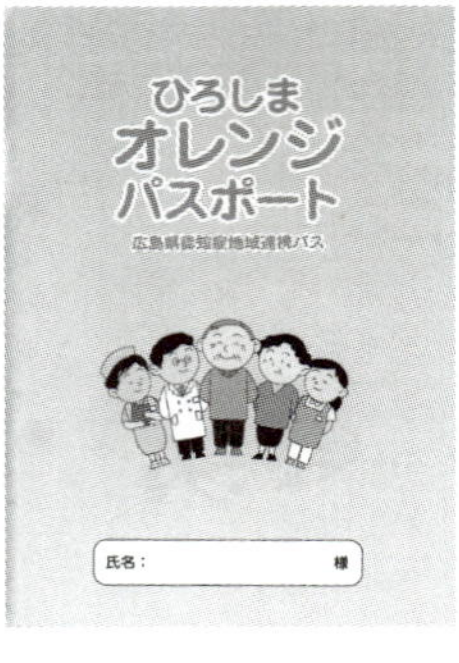

ひろしまオレンジパスポート

地域連携パス）」（広島県認知症疾患医療センター発行・県内9か所で配布、P36下写真）を作り、全国に先がけて県内全域で導入されました。

気軽に相談できるかかりつけ医を持ちましょう

脳神経内科は歴史も浅く、県内に専門の開業医の数が少ないのが課題です。長く付き合わなければならない病気をお持ちの場合には、ご自宅の近くにかかりつけ医として脳神経内科専門医のいるクリニックを探して、普段はそこでコントロールしてもらえるのが最適です。

しかし、近くに脳神経内科の専門医がいなくても、例えば内科でも整形外科でもよいので、その先生の専門に限らずどんな病状に関しても気軽に相談でき、何かあればすぐに専門医のいる総合病院などへ紹介してくれるかかりつけ医を持つことが大切です。また、神経疾患の場合には動くことが難しい人が多いため、かかりつけ医が往診してくれるのが理想的です。

脳神経内科は、要介護者の原因疾患の多く（脳血管疾患、認知症など）を扱っている診療科です。脳卒中を疑った場合には、可能な限り早く専門の病院を受診することが重要で（ACT－FAST、下イラスト）、かかりつけ医を持つことには非常に大きな意味があると考えます。

「もしかして、脳卒中!?」（ACT-FAST）

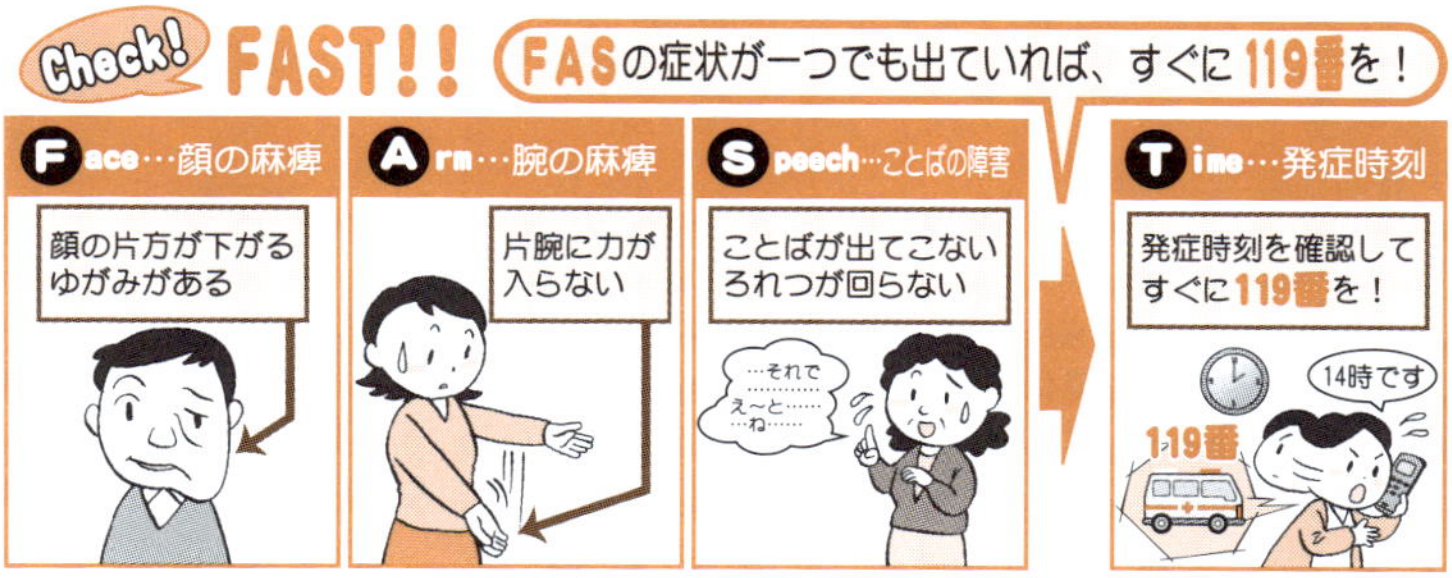

Check!
FAST!!
FASの症状が一つでも出ていれば、すぐに119番を！
Face…顔の麻痺
顔の片方が下がる
ゆがみがある
Arm…腕の麻痺
片腕に力が
入らない
Speech…ことばの障害
ことばが出てこない
ろれつが回らない
…それで
え～と……
…ね……
Time…発症時刻
発症時刻を確認して
すぐに119番を！
14時です
119番

脳卒中リハビリテーションの最新治療
患者目線のかかりつけ医が安心

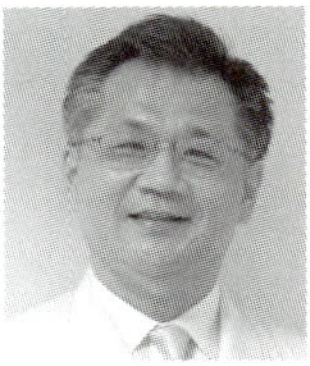

広島大学病院 リハビリテーション科 教授
木村 浩彰

社会の高齢化が急速に進み、リハビリテーション医療の対象者は全ての年齢層に広がり、運動器障害、脳血管障害、循環器や呼吸器などの内部障害、摂食嚥《えん》下《げ》障害、小児疾患、がんなど幅広い領域に及んでいます。ここでは、脳卒中リハビリテーションを中心に最新の治療動向や県内のリハビリテーションの医療体制などについて、広島大学病院リハビリテーション科の木村浩彰教授に話を伺いました。

きむら・ひろあき。1964年生まれ。1988年広島大学医学部医学科卒業。尾道総合病院、安佐市民病院、広島県立身体障害者リハビリテーションセンター等を経て、2008年広島大学病院リハビリテーション部准教授、2010年7月より同院リハビリテーション科教授・診療科長。日本リハビリテーション医学会特任理事、専門医・指導医。日本義肢装具学会、日本運動器学会所属。

オーダーメイド治療が重要

リハビリテーション（以下、リハビリ）科の役割は、脳卒中によって生じた半身麻痺《まひ》や言語障害などを回復させるものと、不自由さがあってもその人らしい生活を可能にするものがあります。改善が困難であっても、不自由さがひどくならないようにすることもリハビリの役割です。しかし、脳の損傷部位によってさまざまな症状が組み合わさって出現し、型通りのリハビリ治療では効果が出にくいため、各々の患者さんに適したオーダーメイドの治療プランが必要となります。

脳卒中リハビリテーションの最新治療とは

脳卒中のリハビリは、「急性期」「回復期」「生活期」に分けられます。リハビリを行わずにいつまでもベッドの上で横になっていると、心臓や肺の働きが低下し、下肢《かし》を動かさないでいることでエコノミー症候群などが生じてしまいます。そのため、脳卒中治療ガイドライン（２００４年）で急性期からリハビリを行うことが推奨され、現在では発症当日からでもリハビリが開始されます。

急性期病院で、手術や点滴などの治療で症状が安定すれば、体の向きを変えたり、麻痺している関節を動かしたり、寝た姿勢から座ったり立ったりするリハビリが始まります。そして、理学療法士・作業療法士・言語聴覚士などの専門スタッフが関わり、半身麻痺や言語障害などに対するリハビリの指標を作成していきます。このように、急性期病院で脳卒中の治療を集中的に行った後、回復期のリハビリ病院へ転院し、専門スタッフのもとでリハビリに専念することになります。

回復期リハビリも、主治医やリハビリ科医が診断の上、できるだけ早期に最大の機能回復をめざして行われます。体の不自由さを回復させるだけでなく、多くのリハビリ専門スタッフが関わって、日常生活の動作をなるべく自立させることに重点を置いたリハビリになります。「これから社会復帰をめざして頑張りましょう」という場です。患者さんやご家族と気さくに会話ができる医師が求められます。また、医師とリハビリ専門スタッフがチームを組んで対応します。

退院してからは、自宅で生活期リハビリが始まります。生活期という言葉は、「できるだけ自分の力で生活を送る、麻痺などの障害が残っても趣味などを大切にしながら生活していく」といった、生活を重視する考えに基づいたものです。病院ではできた動作も、自宅で動くことが少なくなると機能が低下していきます。獲得した機能を、できるだけ長期に維持していくことが大切です。

「ひろしま脳卒中地域連携パス」が有用

回復期病棟は、人口10万人当たり50床が適正とされていますが、広島県では

リハビリテーションの流れ

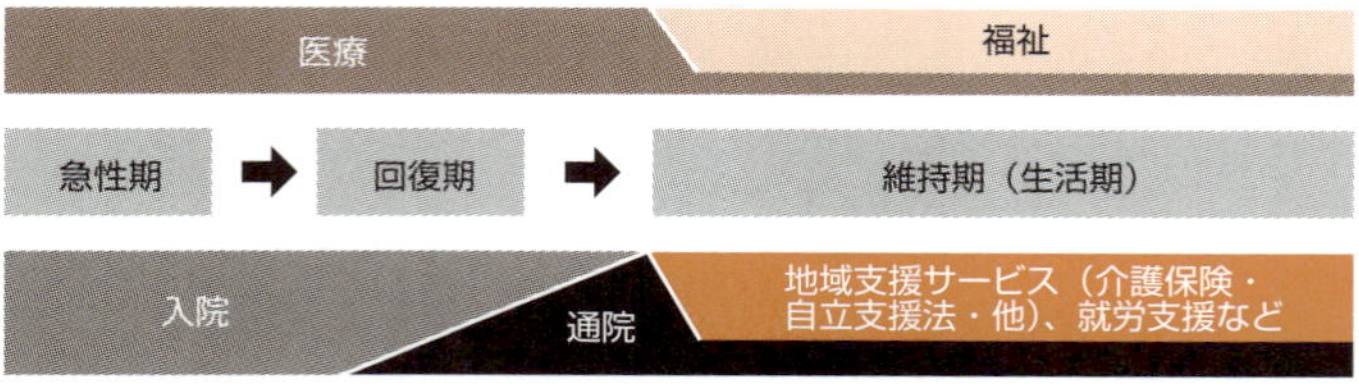

急性期リハ
- 廃用症候群の予防
- 早期座位・起立

回復期リハ
- 機能回復、
日常生活動作向上に向けた
「集中的」訓練

維持期（生活期）リハ
- 生活機能の維持、向上

この基準をほぼクリアしており、バランスの良い状態です。回復期における治療の主な課題は、急性期後の障害の改善で、今後は質の向上をめざしていく必要があります。保険適用においては、アウトカム評価（患者さんの70％を自宅復帰させる必要があるなど）という基準があるため、ある程度の質を保つことが実現していると思われます。

厚生労働省は、24時間体制で治療方針を決定する高度急性期病院を県単位で作っていく方針です。これは、高度急性期医療の機能を集約した病院で、このシステムは台湾で既に運用されています。ただし、急性期病院が診断・治療を行っても、自宅に戻ることは簡単ではありません。居住地域の事情などもあり、それぞれの社会資源も異なります。患者さんがその人らしい生活をするためには、地域に密着したかかりつけ医の存在が重要になると考えます。

広島県では、患者さんが退院した地域で効率的に継続した治療を受けられるよう、患者さん一人ひとりの診療計画書となる地域連携パスの活用を進めています。脳卒中の県内共通連携パスを進化させた、「ひろしま脳卒中地域連携パス」が作成されました。医師が治療だけでなく、患者さんのリハビリやその後の状態を知る〝顔が見える関係の構築〟をめざし、一定の成果が得られているシステムです。現在では、入退院の際に連携を促すように変わってきています。

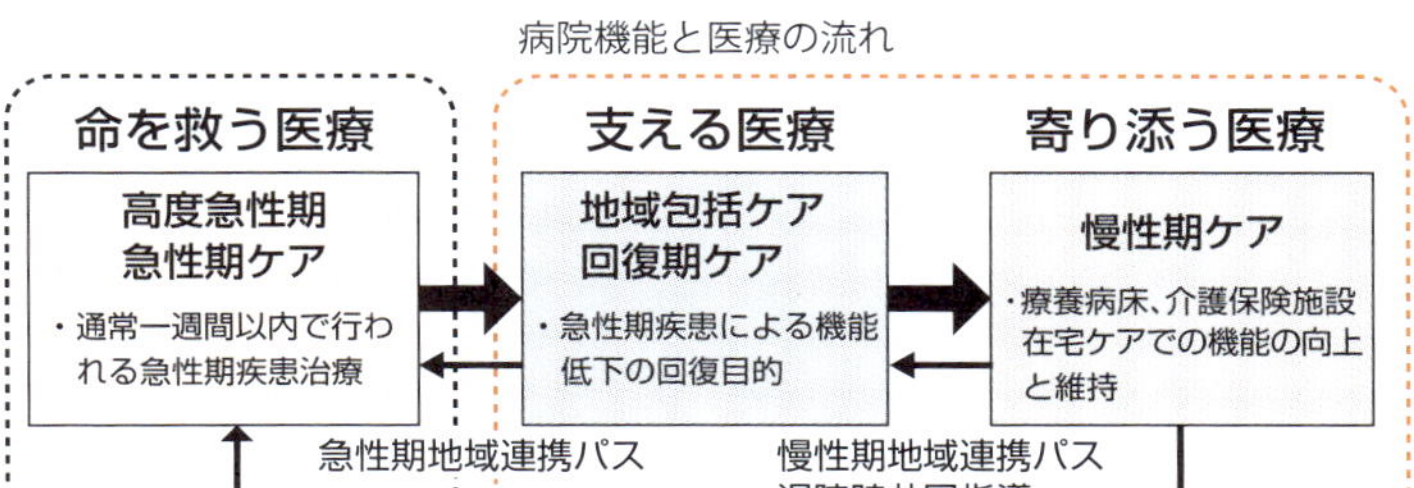

患者さん目線を持ったかかりつけ医を探しましょう

退院後に自宅復帰した際に、「これからのリハビリの責任を誰が担うのか」を考えたときに要となるのがかかりつけ医です。その場合、かかりつけ医が「専門は心臓だから、それしか診ません」というのでは話になりません。現在は、高齢化が進んで単に患者さんが増えるというだけでなく、既往歴や障害を持った方もおられます。病気をコントロールすることは大事ですが、生活期リハビリは生活そのものが課題のため、生活の安定化、ＱＯＬ（生活の質）の向上、社会参加など、病気だけでなく生活を含めたトータルな支援が重要になります。

脳卒中になってからどの程度まで病気が回復するかは、患者さんごとで異なります。リハビリで求められるものは、体の不自由さから回復することだけでなく、その人らしく生活できるようになることです。生活期の患者さんは、「病気を治してほしいけれども、病気で困っていることもどうにかしてほしい」と思っています。その困っていることを何とかすることこそが、リハビリです。

リハビリ専門スタッフは、それぞれの専門性に基づき、医師とは異なる目線で患者さんを診ます。ですので、かかりつけ医は患者さんの生活全般にできるだけ興味をもち、生活に関わり、スタッフや地域包括センターなどと連携を取りな

チームで患者さんをサポート

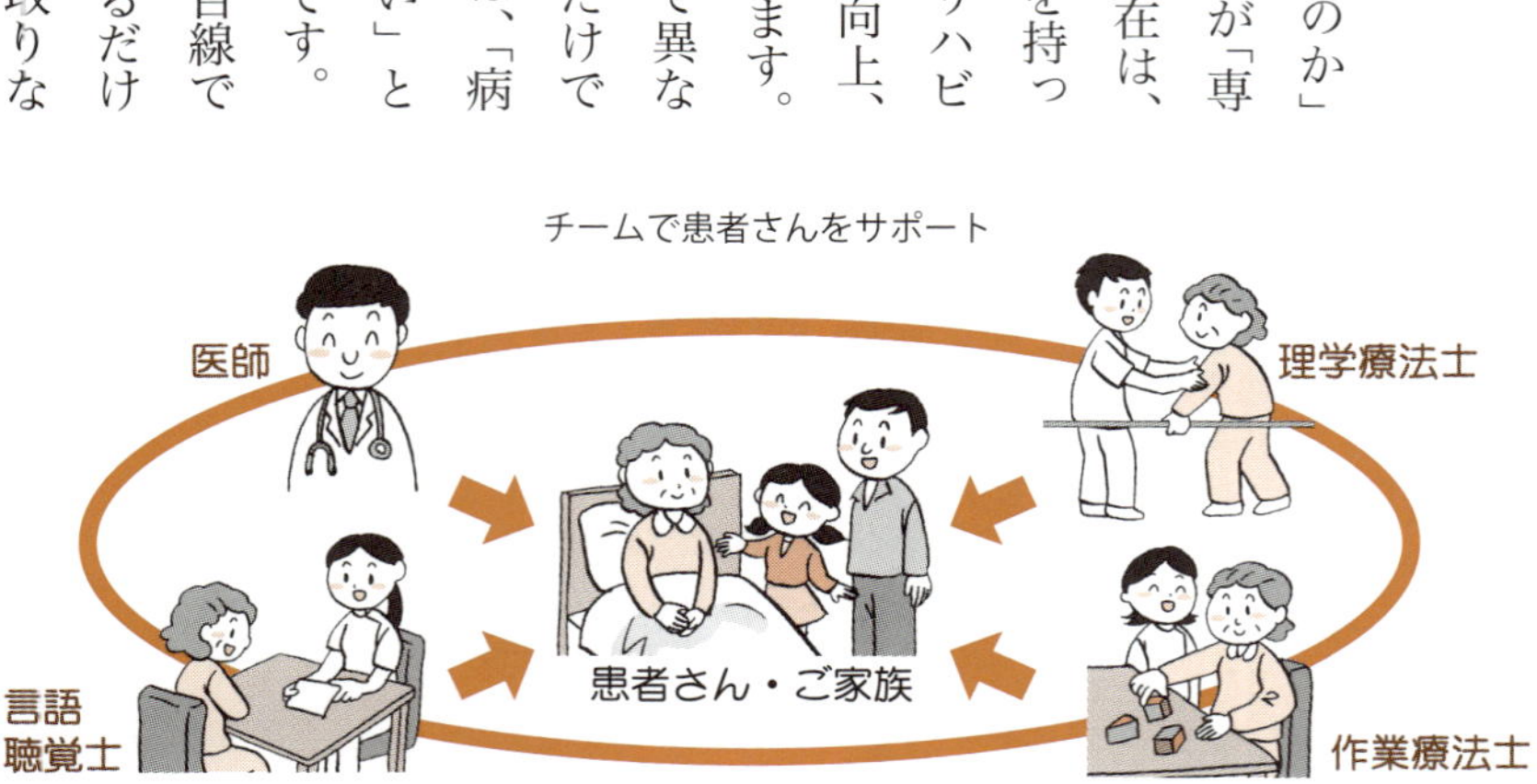

がら、元気で生きがいのある人生が送れるように支援することが求められます。

地域連携が緊密な病院が最適

リハビリの観点からすると、良いかかりつけ医は「地域の社会資源と連携をどれくらい持っているか」が、一つの指標だと考えます。病院のホームページに、訪問介護ステーションの有無や適用される介護保険制度などについて掲示されていますので、参考にしてみてください。また、訪問介護ステーションを持っていなくても、そういった施設などと緊密な連携があれば問題ないと思います。

このように、生活全般を診てもらいたい場合には、地域との連携がある病院を選ぶのが良いと思います。病院のホームページだけでは分かりにくいため、地域連携が分かる情報を一括で提供できるような場を整備することが現状の課題です。

患者さん自身は病気のことで頭がいっぱいで、そこまで意識がまわりません。ですから、客観的な判断が可能なご家族などがいれば、そうした情報を整理して患者さんに助言していくことが求められます。良いかかりつけ医は、さまざまな意味で連携を取り、患者さんの生活に興味を持ち、〟困っている〝を代弁できる医師のことだと考えます。

パート2

特別企画

——各分野の最新診療を紹介（4施設）

●脳血管内治療

●認知症

●高次脳機能障害

●回復期リハビリテーション

特別企画

急性期脳梗塞に24時間体制の脳血管内治療で挑む

荒木脳神経外科病院

荒木 勇人 院長

脳卒中の超急性期・急性期医療を中心に回復期リハビリまで一貫して、広島市の中核病院として質の高い医療を提供している荒木脳神経外科病院。常勤医11人を中心に、高度なチーム医療を24時間365日で推進し、特に急性期脳梗塞《のうこうそく》の脳血管内治療には豊富な実績があります。ここでは、同院の脳卒中医療への取り組みを中心にご紹介します。

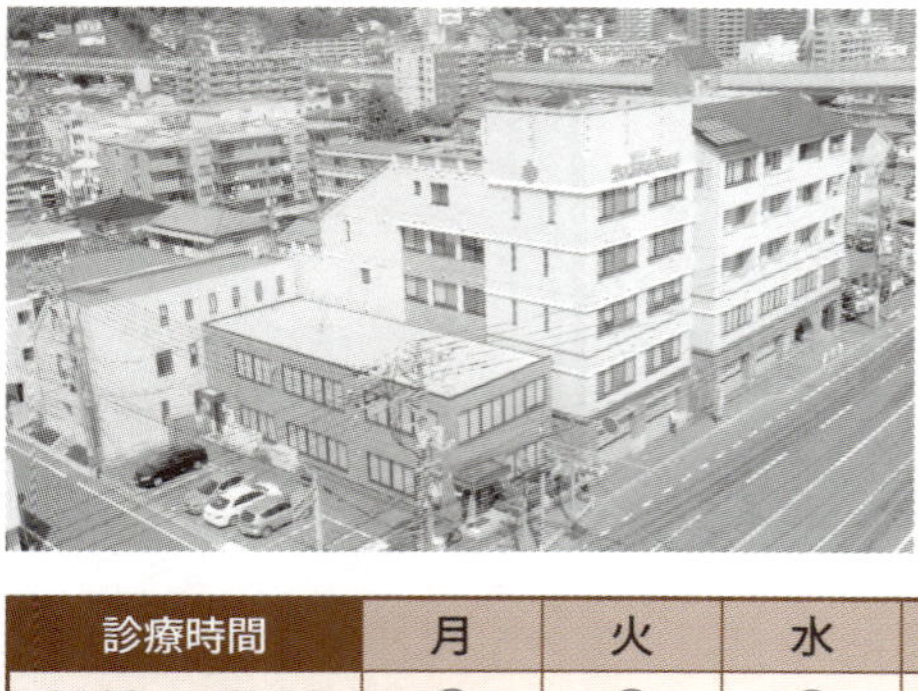

住　所　広島市西区庚午北2-8-7
ＴＥＬ　082-272-1114
ＨＰ　あり
駐車場　58台

診療時間	月	火	水	木	金	土	日
9：00～12：00	○	○	○	○	○	○	休診
15：00～18：00	○	○	○	○	○	○	休診

＊祝日は休診　＊受付は診療開始30分前から、終了30分前まで
＊再診は8:30～、14:30～（事前予約制）

病院の概要

●診療科目と領域

同院は、脳卒中の治療を超急性期から急性期、回復期、在宅期に至るまで一貫して、質の高い安全な医療の提供をめざしている。特に、急性期脳梗塞《のうこうそく》に対する脳血管内治療専門医を中心とした医療チームは、24時間３６５日で対応。治療の早期から、ＮＳＴ（栄養サポート）チームによる栄養管理や、質・量ともに充実したリハビリを行い、多職種連携によるチーム医療で脳卒中患者をサポート。入院期間の短さや褥瘡《じょくそう》（床ずれ）発生率の低さなどの実績に大きく現れている。

●診療ポリシー

「医療の原点は救急である」という診療方針のもと、救急は絶対に断らないという姿勢を貫いて救急医療に対応。年間２０００件を超える救急車の搬送を受け入れている。特に脳卒中医療に力を入れており、脳梗塞は1分でも早い治療開始を心がけ、脳血管内治療（血栓《けっせん》回収療法）は来院後60分以内に開始。患者の権利と義務を最大限尊重し、全人的医療（診療から生活・福祉まで）の提供を掲げる。

診療科目	診療・検査内容
脳神経外科	診療／脳神経外科疾患全般を扱うが、中でも脳梗塞・脳出血・くも膜下出血などの脳卒中の治療に力を入れている 検査／血液検査、心電図、エコー、脳波、CT、MRI（3.0テスラ・2 台、1.5 テスラ・1 台）、DSA（脳血管造影）など

急性期の治療

●24時間365日、脳卒中治療に対応

同院は、脳神経外科を主軸とし、脳神経外科疾患全般を治療している。中でも、脳卒中専門病院として脳卒中治療に特に力を入れている。脳卒中専門医が常勤医として6人在籍し、24時間365日、脳卒中治療に対応できる体制を整えている。SCU（脳卒中ケアユニット）という脳卒中専門の集中治療室設置のための施設基準を満たし、充実した診療体制を敷いている病院は、広島県内には数施設しかない。

脳梗塞・脳出血・くも膜下出血の3疾患を総称して脳卒中と呼ぶが、いずれの疾患も生命に関わるだけでなく、後遺症として意識障害、言語障害、運動麻《ま》痺《ひ》などが残る可能性の高い疾患であり、できる限り早期に治療を行うことが重要である。時間を争う脳血管疾患の治療では、病院規模の大小ではなく、小回りの利く機動性が重要となる。

●いつでも60分以内に脳血管内治療を開始

脳卒中の治療の中でも、最近大きく変化している疾患が脳梗塞であり、その

病院データ

沿革	1986 年開院
実績	脳卒中患者数／ 1665 人、脳梗塞患者数／ 1199 人、血栓回収療法／ 115 人（以上、過去 3 年間）
連携病院	広島大学病院、県立広島病院、広島市民病院、広島赤十字・原爆病院、広島記念病院、土谷病院、開放病床登録医など

中でも発症早期の超急性期といわれる時間帯の治療は劇的に変わっている。脳梗塞治療は、２００５年から血栓溶解療法（ｔ－ＰＡ静注療法）が行われるようになり、さらに最近は、カテーテル治療で血栓を直接回収する脳血管内治療（血栓回収療法）も行われるようになった。

ｔ－ＰＡ静注療法は、発症から４・５時間以内にｔ－ＰＡを静脈注射することで血栓を溶かし、閉塞《へいそく》血管が再開通して症状が改善する可能性があるが、脳の太い血管が詰まるタイプの重症の脳梗塞（主幹動脈閉塞症）では効果が乏しい。このような主幹動脈閉塞症に対して血栓回収療法が登場し、高い確率で再開通が得られるようになった。

この治療法は、２０１５年には国際的にエビデンス（治療の根拠、安全性）が確立し、国内の脳卒中治療ガイドライン（２０１７年）でも、推奨度が最高ランク（グレードＡ）に指定された。学会の指針では、原則は発症後６時間以内とされているが、症例を選べば発症後24時間以内でも有効であるという報告もあり、国内でも現在急速に進歩している治療法である。有効再開通率は一般的には８割程度だが、同院では約９割となっている。

「これまでの脳卒中治療では、全てを同じように受け入れて、できるだけ早く治療を始めることが大前提でしたが、特に脳梗塞では、血栓回収療法が登場

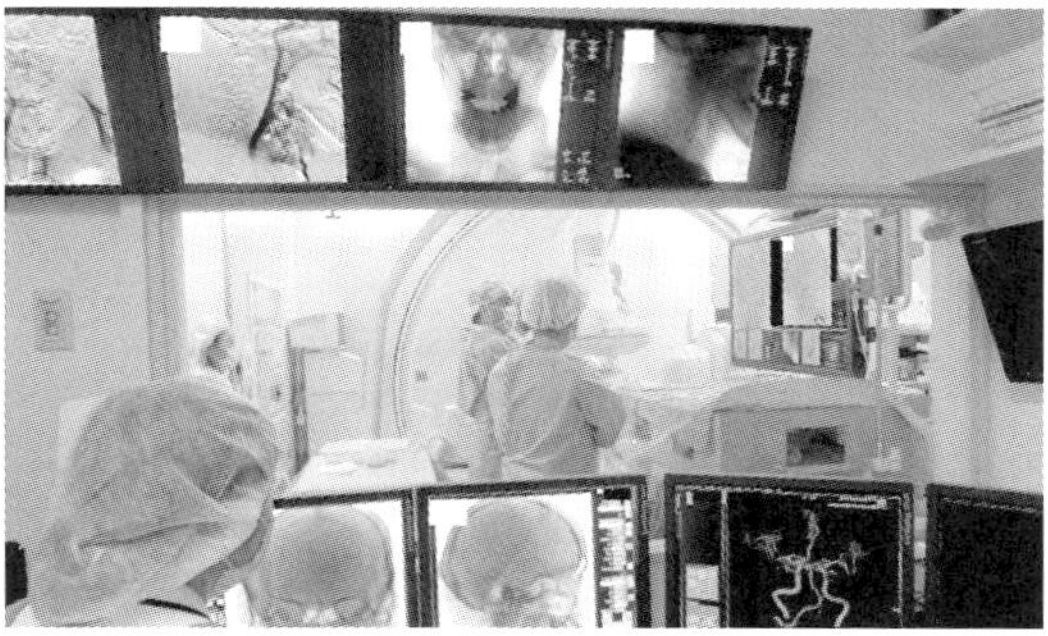

脳血管内手術室の様子
（脳血管内治療）

して以来、時間感覚がぐっと短くなりました」と荒木院長。

血栓回収療法では、時間により予後が大きく変わるため、一刻も早い治療開始が重要である。現在、同院では搬送されてから短ければ30分、平均しても60分以内に血栓回収療法を開始できる体制が整っている。

それが可能なのは、脳血管内治療専門医が2人常勤し、医師を中心に看護師、放射線技師、臨床工学技士、検査技師、薬剤師などが自分の役割を理解しながら職種を超えたチームをつくり、患者受け入れ時の事務スタッフまで含めた多職種が、一つの目的に向かって迅速に動く、緊密したチーム医療を構築していることが大きい。各スタッフが自分の役割をしっかり認識して協同しているため、来院から血栓回収療法開始までの時間短縮が可能で、フットワークの良い治療が実現している。

また、発症時間がはっきりとしない、例えば朝起きたときに脳梗塞を発症している、いわゆる「ウェイクアップストローク」では、すぐにMRIを撮る必要がある。MRI画像での脳の状況で脳血管内治療が有効かどうかを判断し、治癒が見込める状態であれば血栓回収療法をすぐに実施する。

脳が元に戻る状態かどうかの判別については、MRIでの情報が優れているため、同院では患者が来院したらすぐにMRIを撮影している。同院にはMR

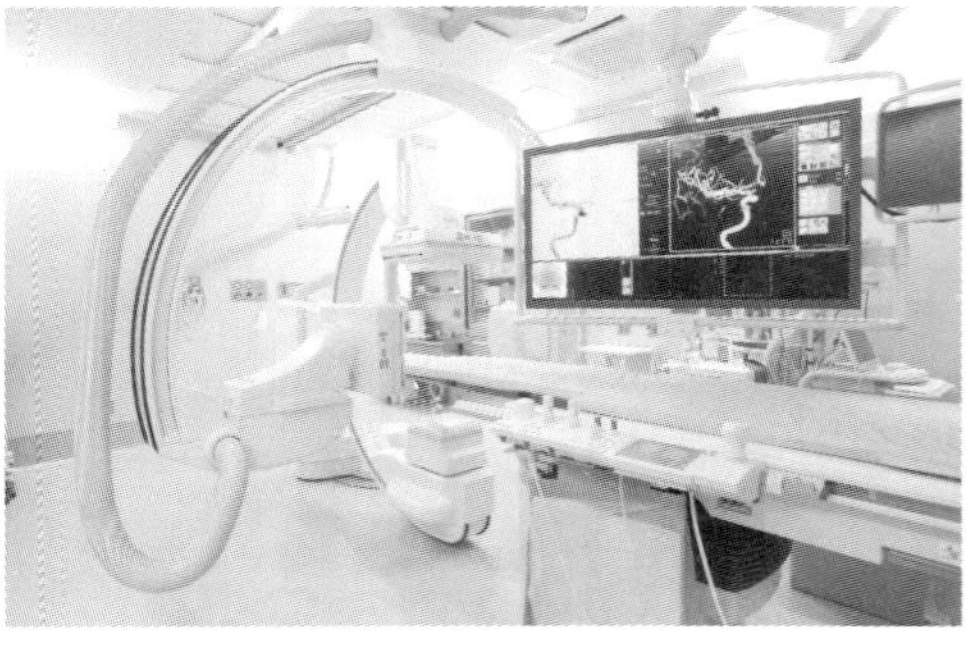

3D全身用血管造影装置

Ｉが３台あり、夜間や緊急の場合でもすぐにＭＲＩ撮影が可能。うち２台は、高精細・高画質の３テスラＭＲＩである。

さらに、脳血管内治療専門医を中心としたチーム医療で、24時間３６５日対応している。ウェイクアップストロークにもすぐに対応できる体制が整っているのである。

●脳卒中判定アプリを使った救急搬送体制の構築

脳卒中の専門病院として、現在も既に取り組んでいるが、今後は脳卒中の種類ごとに診療体制を変えていくことが必要になるという。同時に、これからは救急隊のレベルで、脳卒中かどうかだけでなく脳卒中のどの病態かまでを判断し、それに応じた適切な病院に搬送する必要性が出てくる。

「救急隊が、血栓回収療法が必要な患者さんかどうかを症状からある程度判別できれば、適切な施設へ迅速に、直接搬送できます。兵庫医科大学の吉村紳一教授が、救急隊が迅速に病型予測を行えるアプリを開発しています（Ｐ26、解説参照）。私も広島市西消防署と一緒に実証実験に参加しました。今後、広島地域でも、ぜひこのアプリを活用してもらいたいです」と院長は話す。

急性期脳梗塞の治療では、発症してから再開通させるまで１分でも短くする

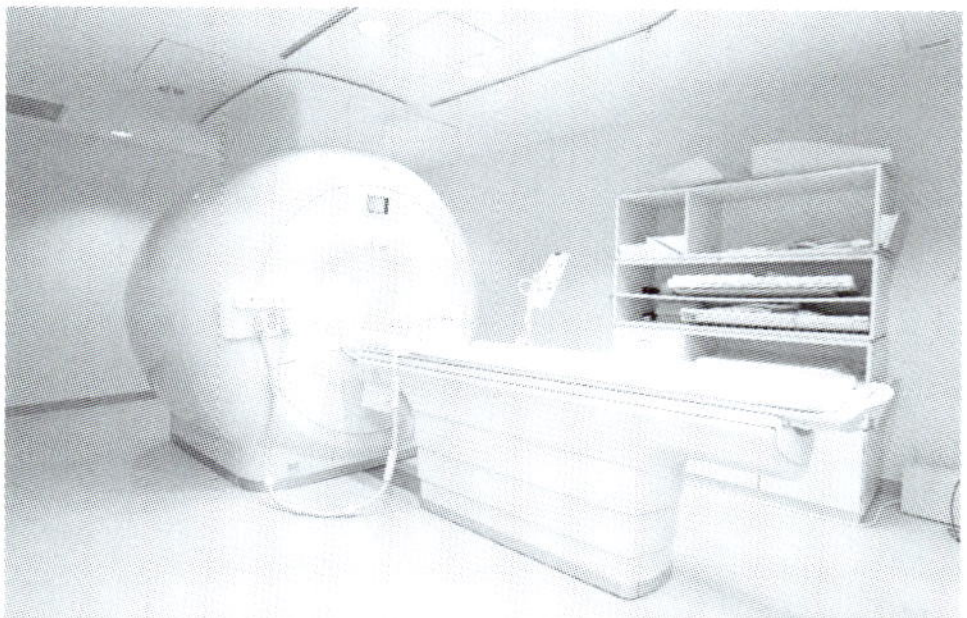

MRI（3.0 テスラ）

ことが重要で、そのためには、救急隊が適切な病院に速やかに搬送し、一刻も早く血栓回収療法を始めることが必要である。このアプリを使った救急搬送システムが構築されれば、より多くの患者が迅速な脳血管内治療で救われることだろう。

●地域医療連携の拠点病院として尽力

広島市西区では、これからの高齢社会を見据えた地域完結型医療のため、広島市西区医師会が中心となって「西区在宅あんしん病院」システムが構築されている。これは、緊急入院が必要になった患者を区内の「かかりつけ医」からの要請で、「拠点病院」である同院が24時間体制で診療を行い、「支援病院」と連携しながら在宅医療を支え、安心感の提供につながっている。

また、同院は広島県から「地域リハビリテーション広域支援センター」の指定を受け（指定施設は県内で10施設）、住民からの相談への対応、技術支援や人材派遣、情報交換の場「リハ・カフェ」の開催などに取り組んでいる。このほか、早期診断・早期治療に不可欠な医療用画像診断機器（MRI、CT）の共同利用、地域の診療所や開業医が利用できる開放病床（5床）など、地域の医療機関と連携し、地域医療の向上に貢献している（P54、イラスト参照）。

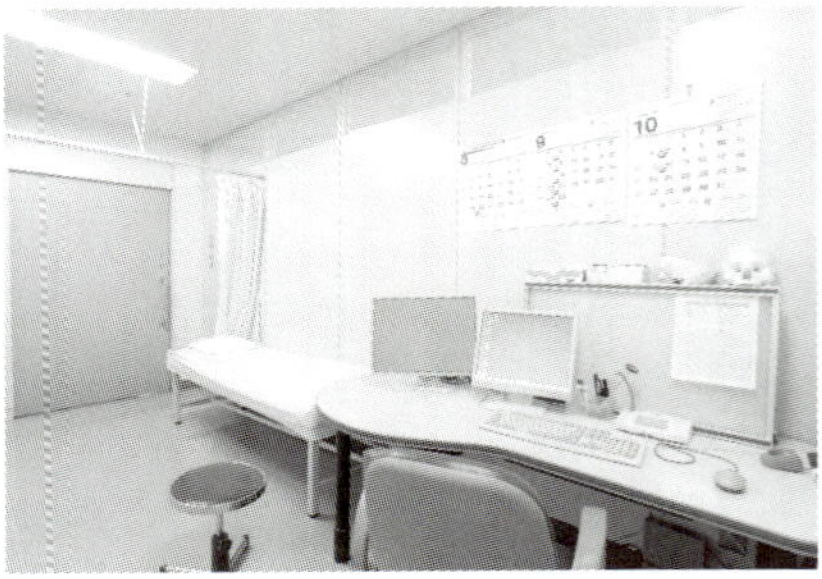

診察室

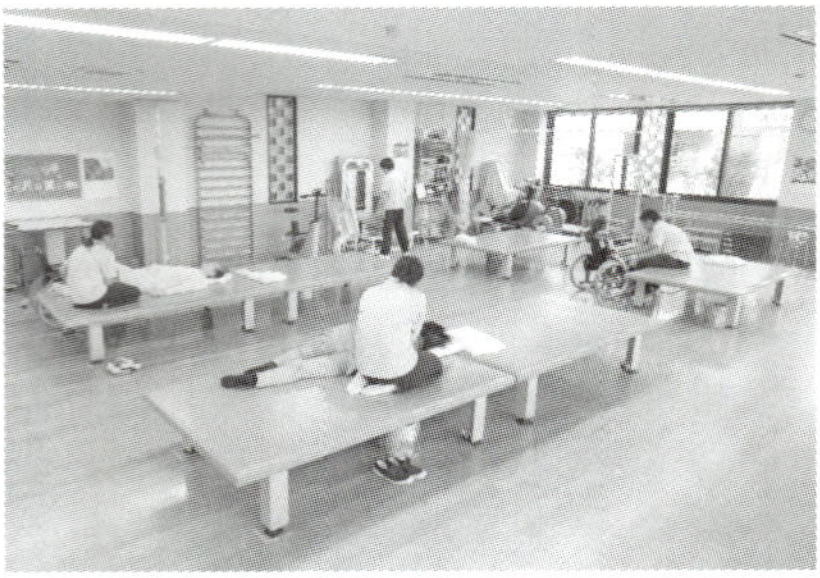

リハビリ室の様子

回復期リハビリテーション

●質の高いリハビリで早い復帰へ導く

脳卒中の治療を超急性期から急性期、回復期まで、一つの施設で質の高い医療を提供しているのが同院の特長である。それに加えて、それぞれのステージの入院期間の短さ（＝復帰の早さ）も、もう一つの大きな特長である。

そうした急性期から回復期にかけての医療は、同院が得意とするチーム医療が存分に発揮されており、大きな効果をあげている。リハビリテーションは365日実施され、1日に一人当たり約3時間程度を提供し、急性期から回復期までほぼ一貫して変わらないため、早期回復につながっている。

リハビリテーションにロボットを取り入れる診療が現在注目を浴びているが、同院では世界初のサイボーグ型ロボットである「ＨＡＬ（Hybrid Assistive Limb）」を早期から導入している。ロボットスーツを装着することで、体が不自由な患者の動作をサポートしたり、通常より大きな力を生み出したり、また、脳神経系への運動学習を促すシステムを導入して臨床で活用されている。

診療科目	診療・検査内容
リハビリテーション科	対象疾患／脳血管疾患・中枢神経系疾患（急性発症および術後）、神経疾患、慢性神経筋疾患、失語症、失認症、高次脳機能障害他リハビリを要する日常生活動作低下患者など 診療／NST チームによる栄養サポート、理学療法・作業療法・言語聴覚療法、訪問リハビリテーションなど

●地域を支える同院の充実した診療体制

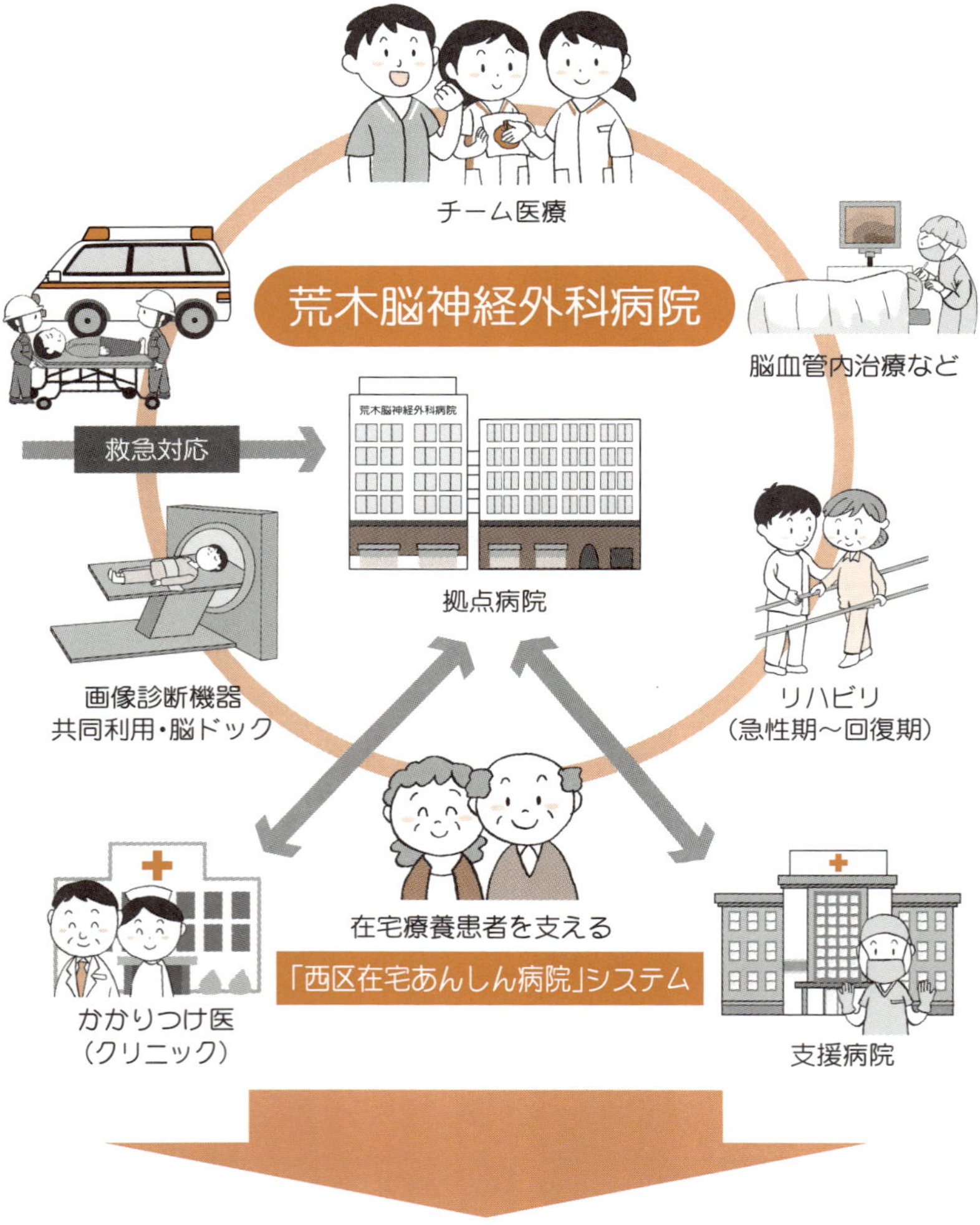

急性期治療(救急搬送の受け入れ、手術など)や回復期リハビリだけでなく、「西区在宅あんしん病院」システムの拠点病院としてや、診断機器の共同利用(他の病院向け)など、地域医療の拠点として重要な機能を担っている

荒木 勇人 院長
（あらき・はやと）

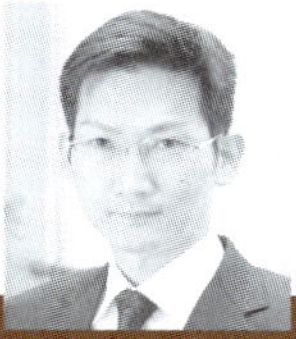

PROFILE

経　　歴	2001年山口大学医学部卒業、広島大学脳神経外科教室入局。県立広島病院、マツダ病院などを経て同院着任、2017年10月より現職。広島市勤務医会理事、広島県地対協「脳卒中医療体制検討特別委員会」委員
資格・所属学会	脳神経外科専門医・指導医。脳血管内治療専門医。脳卒中専門医

●院長からのメッセージ

当院の強みはチーム医療です。超急性期から回復期まで、多職種が一丸となり、患者さん中心の医療をめざしています。

医師紹介

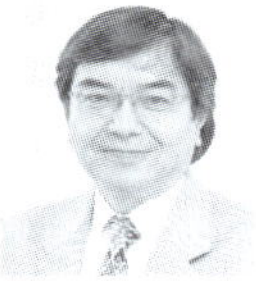

脳神経外科
江本 克也
（えもと・かつや）
副院長

●経歴・資格
1982年山口大学医学部卒。
脳神経外科専門医

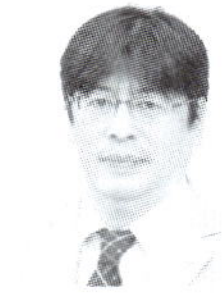

脳神経外科
渋川 正顕
（しぶかわ・まさあき）
診療部門長

●経歴・資格
1992年広島大学医学部卒。

脳神経外科専門医・指導医。脳血管内治療専門医。脳卒中専門医。頭痛専門医。認知症専門医など

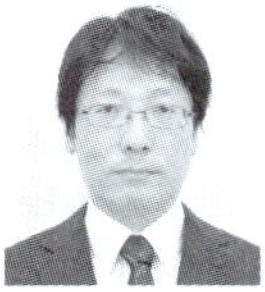

循環器内科
野村 勝彦
（のむら・かつひこ）
診療補助部門長

●経歴・資格
1990年広島大学医学部卒。
循環器専門医。総合内科専門医。脳卒中専門医

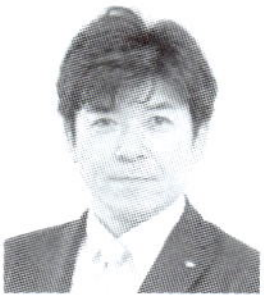

外科
藤井 辰義
（ふじい・たつよし）
外科部長

●経歴・資格
1990年広島大学医学部卒。
日本外科学会専門医。日本抗加齢学会専門医。
日本静脈経腸栄養学会認定医など

特別企画

認知症の早期発見・早期対応をめざして
地域連携パスを推進

安佐市民病院
脳神経内科
（もの忘れ外来）

山下 拓史 主任部長

現在、国内に５００万人以上いるといわれる認知症患者。超高齢社会の現在、その数はさらに増加し、２０６０年には日本人の９人に１人が認知症になると予想されています。安佐南区・安佐北区地域では、認知症地域連携パスが活発に運用されており、その推進役でもある山下主任部長の横顔などとともに、同科の概要や診療の特徴などをご紹介します。

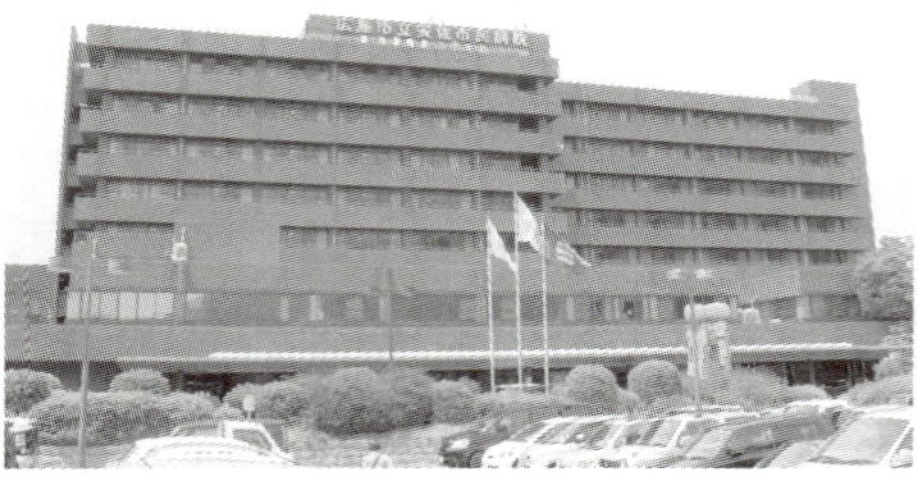

住　所　広島市安佐北区可部南 2-1-1
ＴＥＬ　082-815-5211（代表）
ＨＰ　あり
駐車場　384 台

●もの忘れ外来
＊診療日／月曜～金曜（土日祝は休診）
＊初診予約／かかりつけ医（開業医など）から、同院の地域医療連携室（TEL:082-815-1062）に連絡要
＊完全予約制／診察に時間がかかるため、予約外の受診は不可

病院の概要

●診療科目と領域

同院は、広島市北部の安佐南区・安佐北区で唯一、救命救急センターを置く基幹病院。脳神経内科は2005年に開設され、全ての脳神経疾患に対応している。また、脳卒中のうち外科的治療が必要な場合は脳神経外科・脳血管内治療科と協力して診療を行っている。

●診療ポリシー

安佐南区・安佐北区は、高齢者人口・認知症患者数ともに広島市8区の中で1～2位を占め、高齢者に多い脳卒中や認知症への対応は重要課題である。

2008年に、地区を束ねる安佐医師会と同院が協力して「脳卒中地域連携パス」を運用開始。国が認知症施策推進5か年計画（オレンジプラン）を掲げるより1年早い、2011年から「認知症地域連携パス」の運用を開始し、認知症の早期診断・早期対応に医師会全体で取り組んでいる。脳卒中および認知症の地域連携パスの代表を務めるのが同科の山下主任部長である。

診療科目	診療・検査内容
脳神経内科	脳卒中、認知症、パーキンソン病、頭痛、痙攣、てんかん、脳炎、髄膜炎、筋萎縮性側索硬化症、重症筋無力症、多発性硬化症、筋ジストロフィー症など

診療の特色・内容

●認知症の早期発見・早期対応をめざす

認知症は放ってはおけない脳の病気である。認知症の診断法は確実に進歩しており、神経診察・神経心理検査・頭部MRI検査・脳血流SPECT検査などを組み合わせることで、以前に比べ、より正確な診断ができるようになっている。正確な診断がつけば、最善の治療が可能になる。

安佐市民病院脳神経内科では、安佐地区の14の専門医療機関とともに、認知症地域連携パスの入り口である「もの忘れ外来」を行っている。同外来では、認知症の発症初期に正確な診断を行い、認知症のタイプに応じた治療を早期から開始すること（早期発見・早期対応）をめざしている。

同外来は、医師3人で新患を週5人診療しており完全予約制。安佐地区には、かかりつけ医認知症対応力向上研修を受け、広島県知事からもの忘れ・認知症相談医（オレンジドクター）に認定された医師（開業医）が100人以上いる。同外来では、そんなかかりつけ医から紹介されてきた患者のみを診療する。

対象となるのは、もの忘れが目立ち新しいことを覚えられない（記銘力障害）、

病院データ

沿革	1980 年開院、2005 年同科開設、2011 年もの忘れ外来開設
実績	外来患者数（同科総数）／6377人、もの忘れ外来患者数／245人 入院患者数（同科総数）／515 人、脳卒中患者 328 人（t-PA 静注療法 29 人） （以上、2017 年度）
連携病院	広島共立病院、日比野病院、広島市立リハビリテーション病院、高陽ニュータウン病院、長久堂野村病院、メディカルパーク野村病院、高陽中央病院など

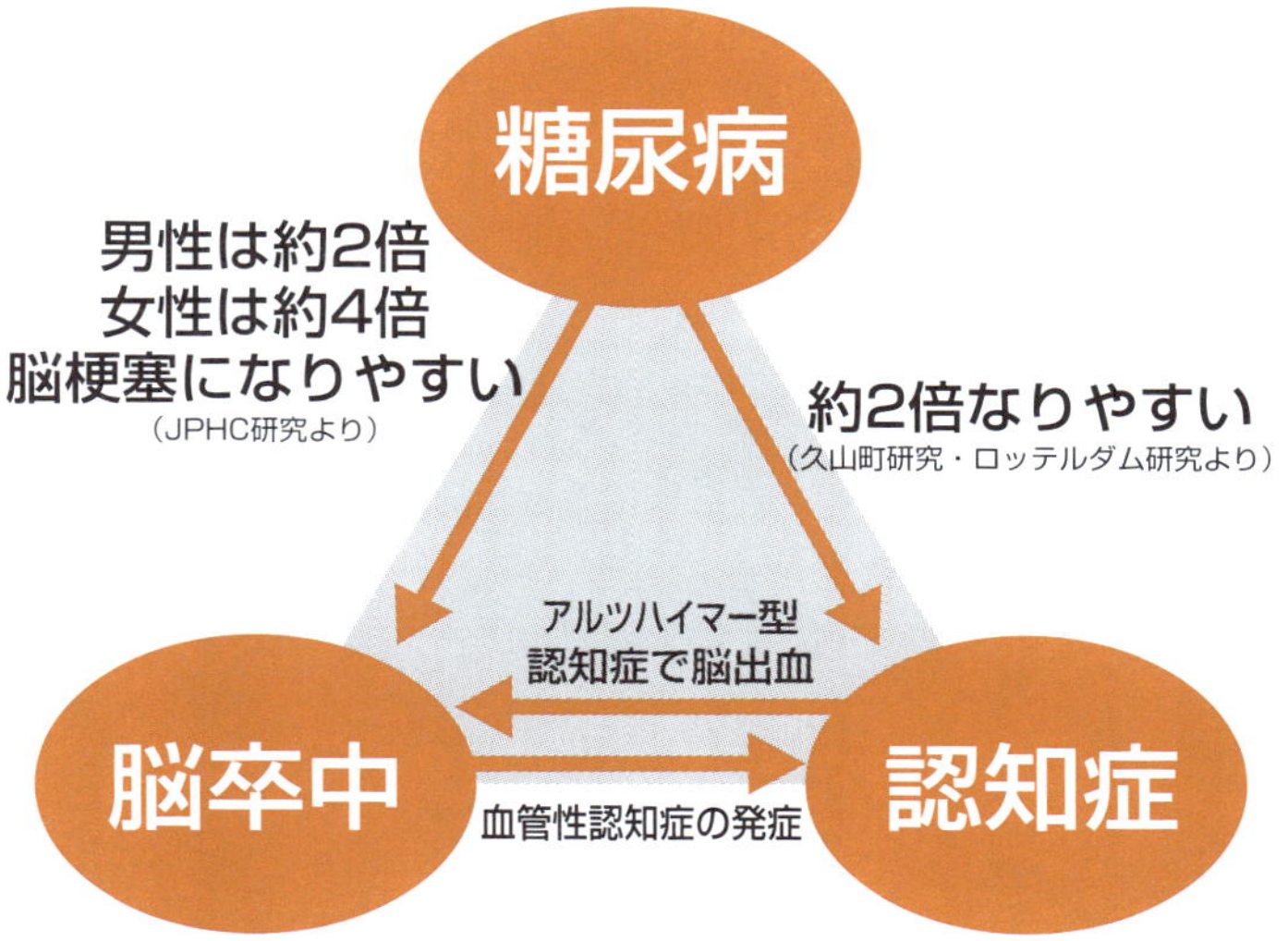

認知症と疾患との関係

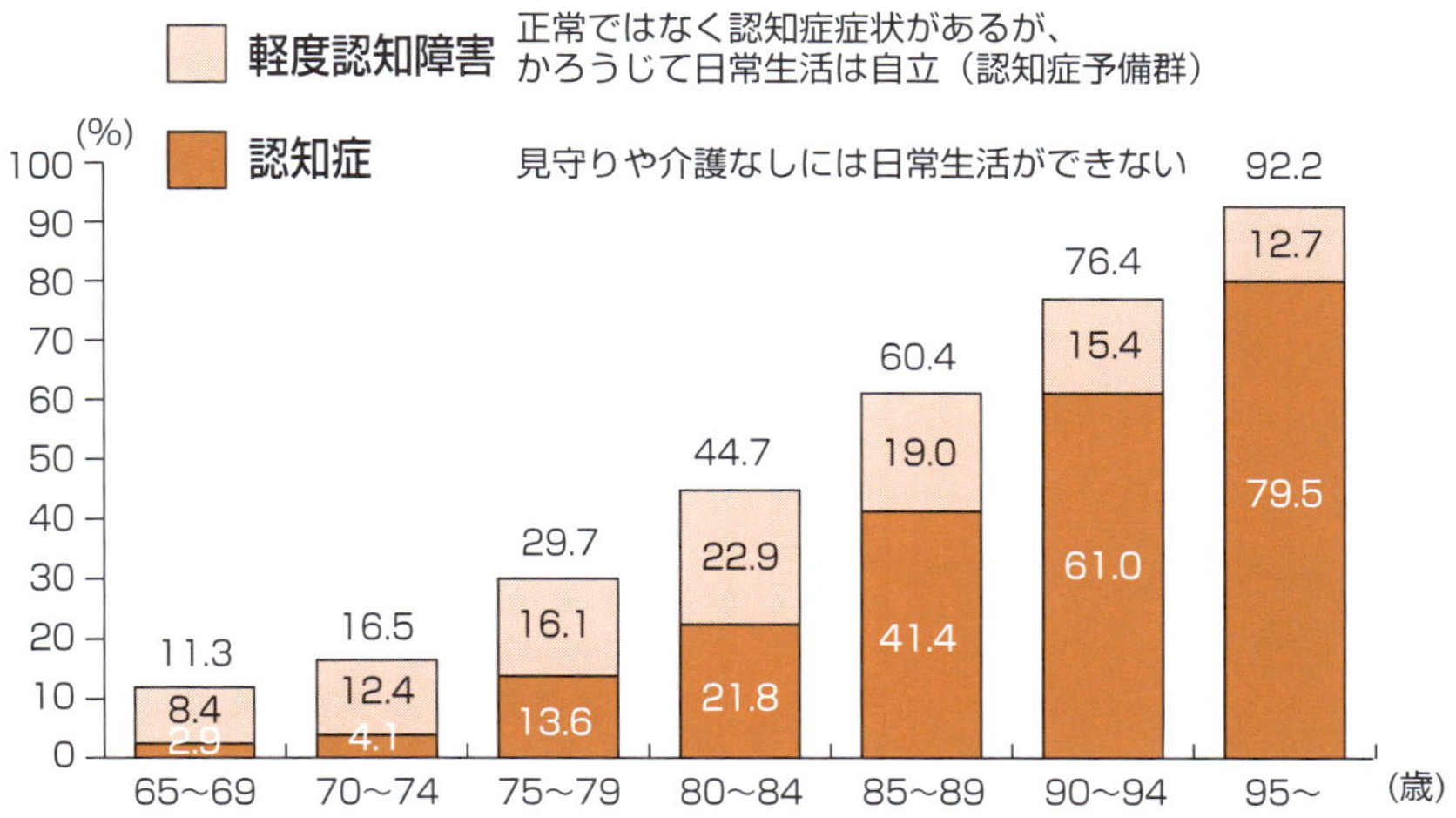

認知症高齢者の割合

厚生労働省研究班（2013）より引用

日時や場所などが分からない（見当識障害）、物事の判断ができない（判断力低下）、居ないはずの虫や小動物が見える（幻視）などの症状が現れて原則3年以内の患者。同外来では、年間約250人の新患を診療している。

●患者と家族を支える地域連携パス

同外来には、普段の生活の様子などを聞くために家族にも付き添いで来院してもらい、3回ほど受診して、問診・診察・血液検査・画像検査（CT、MRI）・認知機能検査を行い、正確な診断を行う。

認知症の主なタイプは、「アルツハイマー型認知症」「レビー小体型《しょうたいがた》認知症」「脳血管性認知症」「前頭側頭葉《ぜんとうそくとうよう》変性症」の四大認知症である。診察と検査の結果を踏まえ、患者と家族に最も可能性が高い認知症のタイプについて説明し、治療とケアの方針が決まると「ひろしまオレンジパスポート」を渡す。

このパスポートは、医療、介護、福祉の多職種が連携して、患者の生活状況を把握し、より良い認知症ケアを実現するための県内共通のツール。広島県が作成し、県内の全ての認知症疾患医療センター（同院は2022年に設置予定）で発行している。

認知症の治療には、薬物療法と非薬物療法がある。薬で完全に元の状態に戻

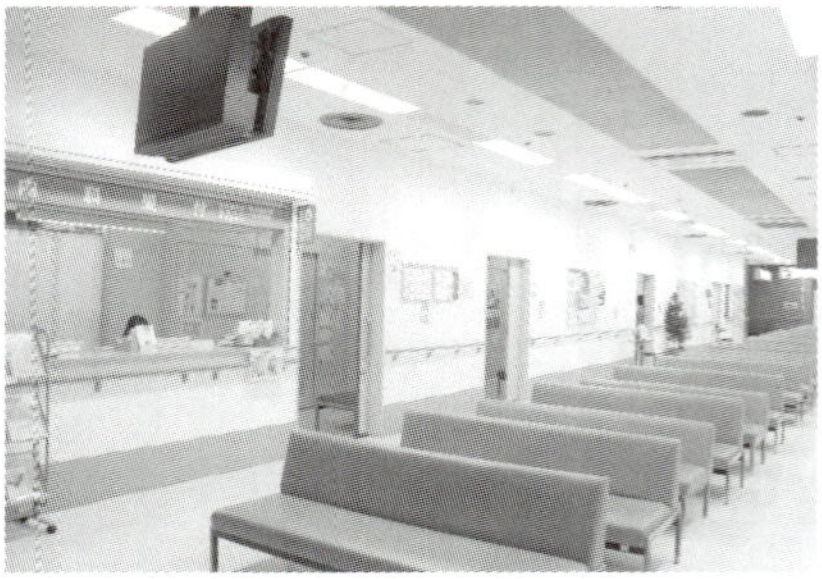

待合スペース

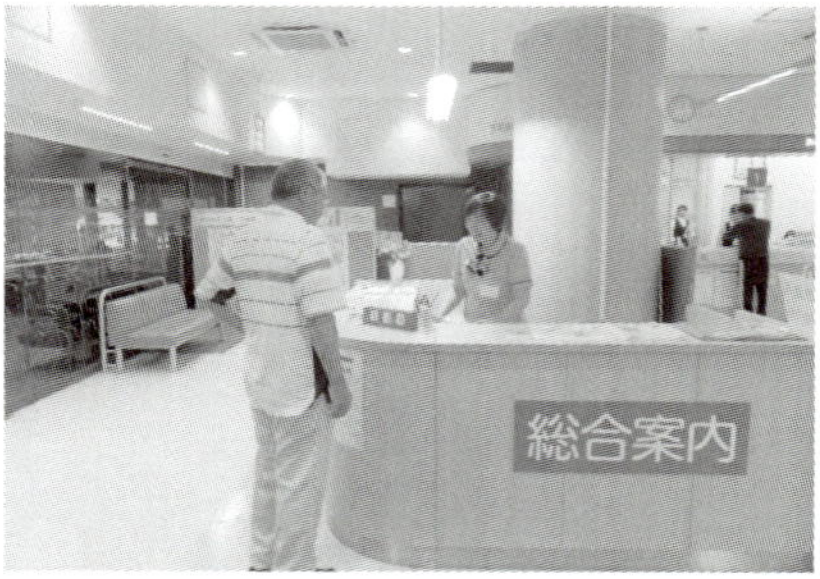

総合案内の様子

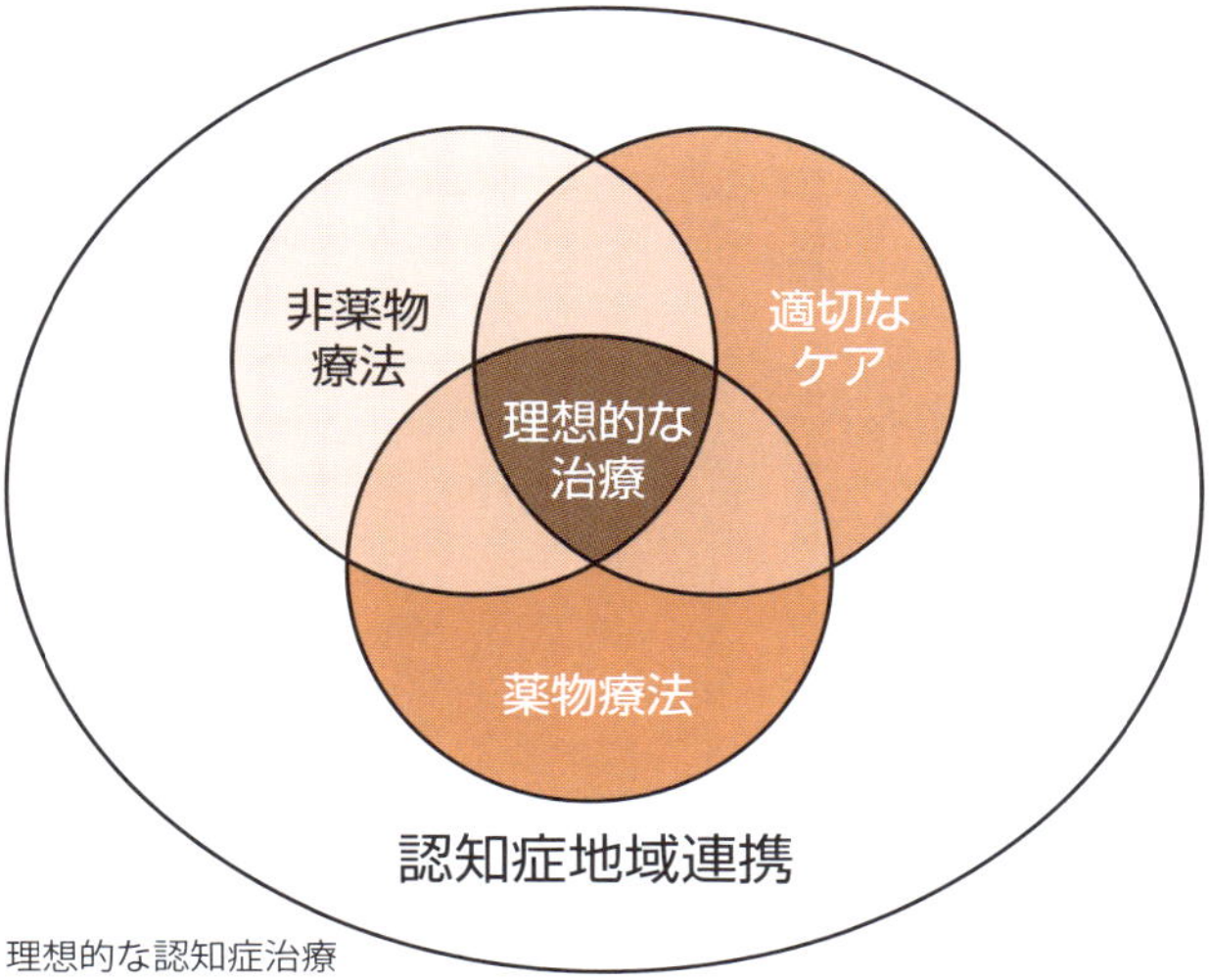

理想的な認知症治療

○増やすとよい品目

緑黄色野菜、牛乳・乳製品、大豆・豆製品、淡色野菜、海藻類、果物・果汁、魚、イモ類、卵

●減らすとよい品目

米、アルコール

何を食べたら認知症になりにくい？（久山町研究より）

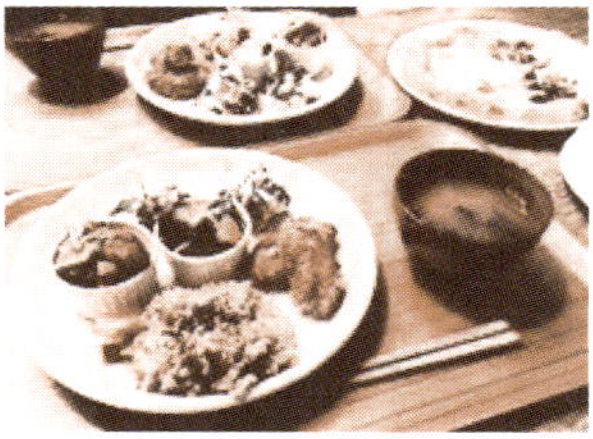

「認知症予防のための食事とは？」

すことは難しいが、症状の進行を遅らせることはできる。運動、脳トレ、デイケア、デイサービスなどの非薬物療法も有効で、これらの療法と適切なケアによって、認知症の行動・心理症状にもある程度対応できる。

薬物療法は、段階を追って薬を増やしたり、合わなければ他の薬に変えたりする必要がある。主任部長は、適切な薬と量が決まって、患者の状態が落ち着いた時点で、紹介元のかかりつけ医に逆紹介している。併せて、介護サービスの説明や手続きも行う。その後はかかりつけ医が認知症の治療を継続し、1〜3年後にもの忘れ外来を再び受診し、最適な治療方針の選択をめざしている。

主任部長は、認知症初期集中支援チーム（2021年度までに広島市全域に整備予定）の一員として、必要があれば家庭訪問へ出向くこともある。また、高齢者の交通事故の増加が社会問題化しているが、認知症高齢者の運転免許証の返納についても熱心に取り組み、運転をしないよう本人と家族への説得に努め、自作の注意書きを渡すなどの工夫もしている。

認知症地域連携パスは、ひろしまオレンジパスポートを活用して、多職種が協力しながら地域で認知症の人と家族を支える取り組みである。

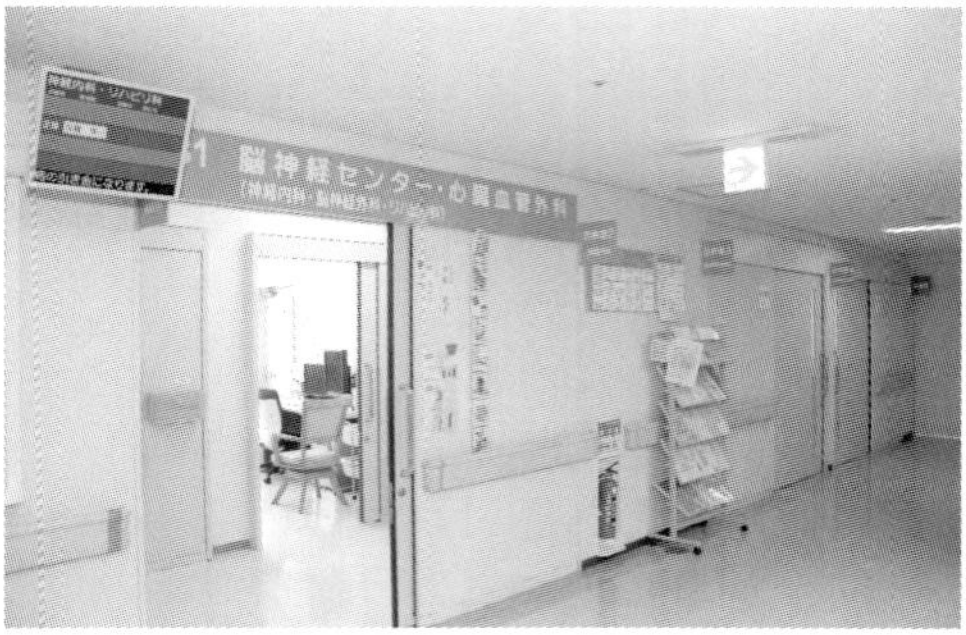

もの忘れ外来

山下 拓史 主任部長
（やました・ひろし）

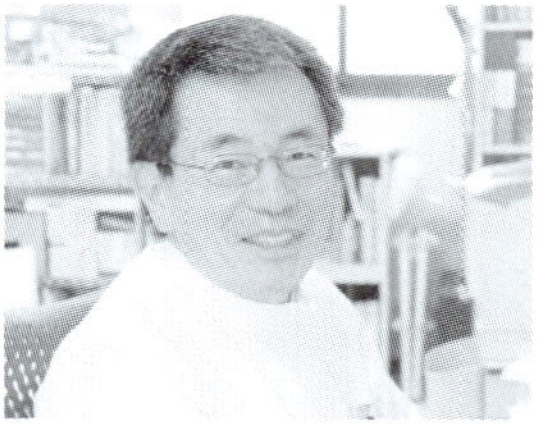

PROFILE

経　　歴	広島市生まれ。1989年広島大学医学部卒業。ハーバード大学医学部研究員、県立広島病院神経内科医長、広島大学病院脳神経内科講師などを経て、2009年同院着任。2012年より現職。広島市安佐北区医師会理事。広島大学臨床教授
資格・所属学会	医学博士。日本神経学会神経内科専門医・指導医。認知症サポート医。もの忘れ・認知症相談医（オレンジドクター）。日本脳卒中学会専門医。日本内科学会総合内科専門医・指導医
趣　　味	NHK番組ブラタモリで紹介された全国の名所巡り
モットー	相手の立場に立って考える

●主任部長の横顔

小学生のときに西城秀樹が大ブレイクし、友人たちと物真似をして歌っていた思い出がある。安佐南区民文化センターで開催された脳卒中市民公開講座のトークショー（2017 年 10 月 28 日）で、（今は亡き）憧れの西城秀樹と脳梗塞の予防とリハビリテーションについて対談をしたのが一生の思い出だという。

●主任部長からのメッセージ

脳神経内科を受診される方の症状はさまざまで、頭痛・めまい・痺《しび》れ・震《ふる》え・力が入らない・もの忘れ・動作が鈍いなど、脳や神経や筋肉に原因（病気）がある方を診察しています。その中でも特に多いのが認知症と脳卒中ですが、その次にパーキンソン病やてんかんの方が数多く受診されています。

21 世紀は脳の世紀といわれますが、近年の脳科学や医学の進歩、人工知能（AI）の応用により、これまでは治らないと考えられていた脳の病気も、新たな治療法の開発やロボットを使ったリハビリテーションなどにより、病気の克服と社会復帰に向けて少しずつ進展が見られています。

脳神経内科（神経内科）は県内の主な病院にありますので、もし気になるような症状があれば、かかりつけ医（開業医など）から紹介してもらって受診してください。

特別企画

高次脳機能障害者を医療から福祉へ
〜社会復帰までサポート〜

広島県高次脳機能センター

近藤 啓太 センター長

高次脳機能障害者の診療（診断・評価）やリハビリテーション、社会復帰への支援を一貫して行っている、広島県の高次脳機能障害者の支援拠点施設。専門スタッフによる治療プログラムを提供しており、脳の障害による後遺症などに苦しむ患者のサポートを行っています。ここでは、同センターの概要や診療の特徴などを、近藤センター長の横顔などとともにご紹介します。

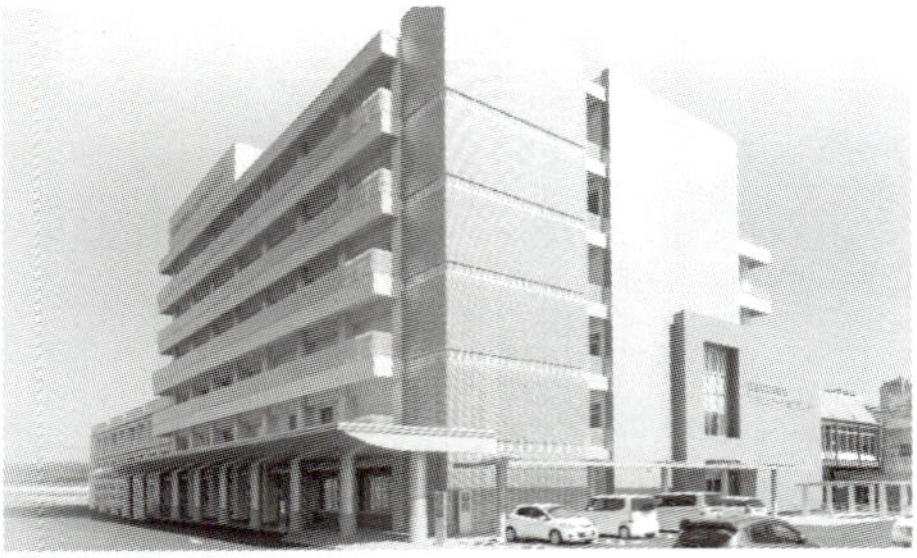

住　所　東広島市西条町田口295-3（広島県立障害者リハビリテーションセンター内）
ＴＥＬ　082-425-1455（代表）
ＨＰ　あり
駐車場　127台

診療時間	月	火	水	木	金	土	日
9：00 〜 12：00	○	○	○	○	○	休診	休診
13：00 〜 13：30	○	○	○	○	○	休診	休診

＊祝日は休診　＊完全予約制　＊受付時間／月〜金・9:00〜17:00（専門のコーディネーターが対応）

センターの概要

診療科目と領域

同センターは2006年に開設され、高次脳機能障害の「評価・診断」「リハビリテーション（以下、リハビリ）」「社会復帰」までの一貫した支援体制を整備している。個別作業療法・言語療法・心理療法をはじめとして、高次脳機能障害に特化したプログラム作成を専門スタッフのもとで行っている。

また、県内各地にある地域支援センターや福祉事業所などと緊密に連携を取りながら、利用者の生活支援に尽力している。県内はもとより、受診者の2割以上が他県からの患者。2015年に新しい病棟が開設され、ベッド数が20→40に増床、入院まで3～4か月あった待機期間も解消されている。

診療ポリシー

「脳に障害を持つ患者さんとそのご家族が、安心して生活できる社会の実現をめざしたいです」。高次脳機能障害の患者の障害軽減と生活自立能力の向上をめざして、より一層の施設の充実と地域支援拠点との連携強化を図っている。

診療科目	診療・検査内容
高次脳機能科・ 脳神経内科・ リハビリテーション科	高次脳機能障害の診断（画像診断、神経心理学的検査など） 医学的リハビリテーションの実施（個別プログラム、グループプログラム） 広島県内唯一の支援拠点として、社会復帰や地域生活支援への移行などをサポート

診療の特色・内容

●「見えない障害」といわれる理由とは

高次脳機能障害とは、病気や事故によって脳に損傷を受け、その脳の損傷が原因で、認知機能や情動機能に脱落症状が残存し、そのために日常生活や社会生活に制約がある場合をいう。高次脳機能障害の主な症状としては、記憶障害・注意障害・遂行機能障害・社会的行動障害があげられる。これらの症状は、脳の損傷部位に応じてさまざまなパターンで生じ、日常生活や社会生活を送る上でハンディキャップとなる。重症度によって、日常生活全般に介護が必要となる場合もあれば、社会復帰を達成できる場合までさまざまである。

高次脳機能障害は「脳機能低下による判断力・理解力の障害」であるが、外見からはその障害があることは分かりにくく、「見えない障害」と表現されることもある。また、障害を持つ当事者自体も自分の障害に気付きにくいという特徴があるため、当事者自らが他者に適切に援助を求めることの難しさもある。そのため、日常場面や社会生活上で適切な支援を受けにくい障害であることが、高次脳機能障害の特徴である。

センターデータ

沿革	2006 年開設、2015 年新病棟開設（40 床に増床）
実績	入院患者数／約 9200 人、外来患者数／約 6700 人（以上、開設以降）、新規受診患者数／約 100 人（2017 年度）
連携病院	広島市立リハビリテーション病院、廿日市記念病院、呉中通病院、井野口病院、公立みつぎ総合病院、大田記念病院、福山リハビリテーション病院、三次地区医療センター（※以上、地域支援センターとして）、横田メンタルクリニック、いでした内科・神経内科クリニック

①外傷性脳損傷／交通事故や転落
②脳血管障害／脳出血、脳梗塞、くも膜下出血など
③その他／脳炎、脳腫瘍、低酸素脳症、蘇生後脳症など

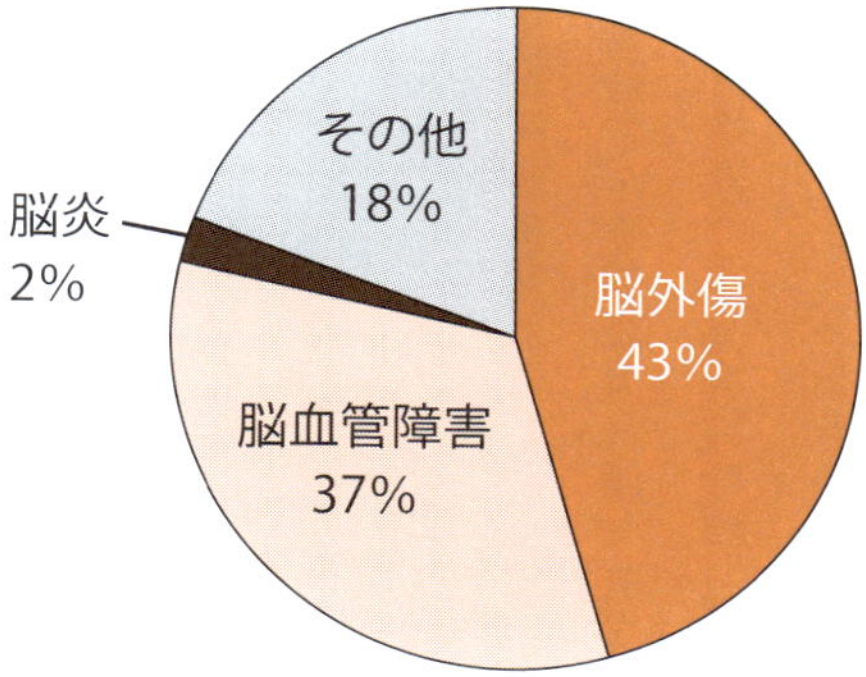

高次脳機能障害の原因

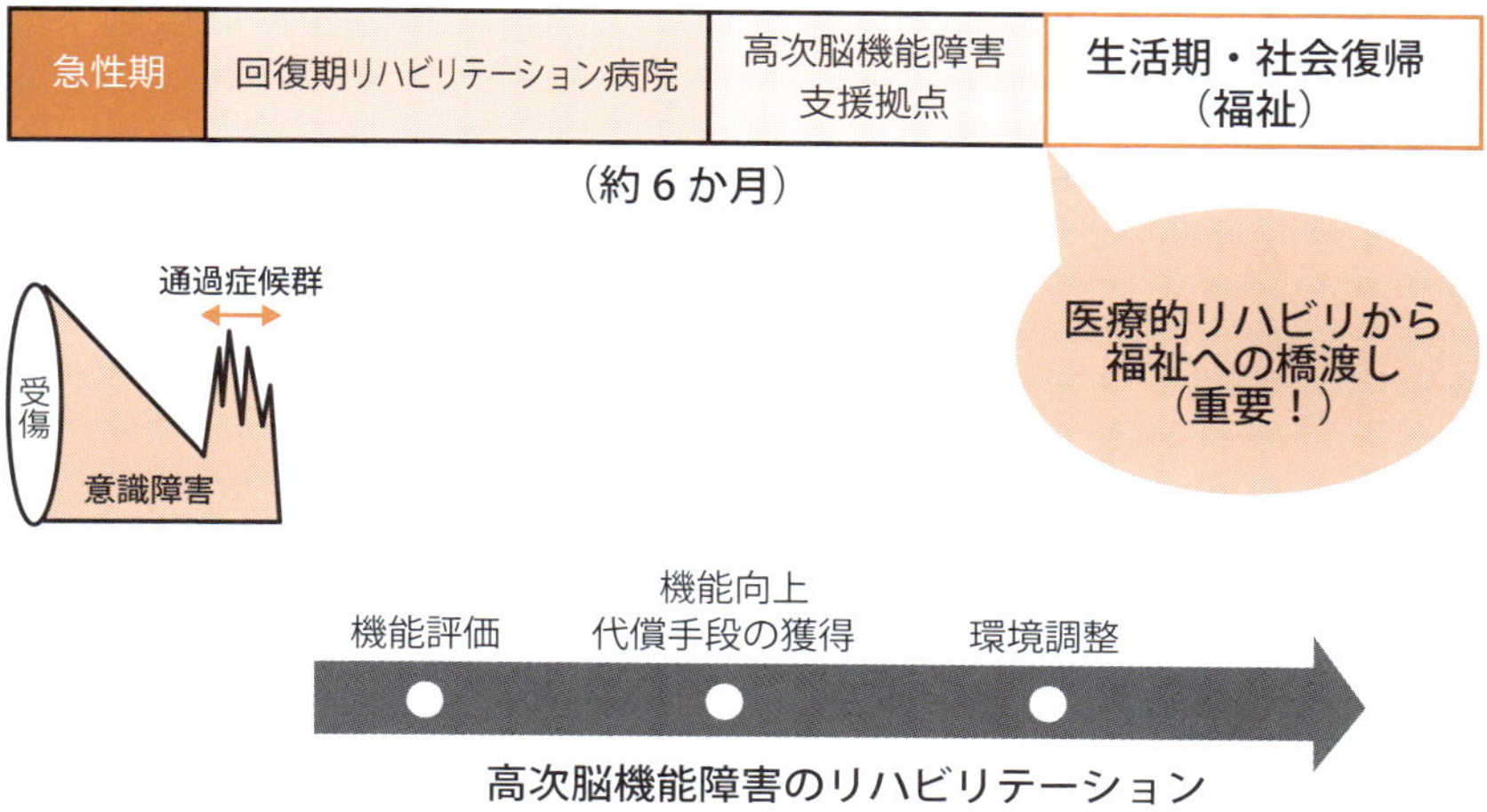

高次脳機能障害・支援の流れ

同センターでは、このような分かりにくい障害を適切に評価・診断し、適切な支援が受けられるように、患者や家族などの支援者にリハビリ・指導し、地域で安心した生活を送ることができるようサポートしている。

●生活復帰・社会復帰のために尽力

高次脳機能障害の診断・評価には①脳画像検査での損傷部位の確認、②神経心理学的検査、③行動観察などが重要。行動観察では、家族からの日頃の生活状況の情報も非常に大切である。初診では、交通事故・転落などの外傷性脳損傷が4割、脳出血・脳梗塞《のうこうそく》などの脳血管障害4割、それ以外が2割。高次脳機能障害となる場合の医療的な流れは、広島県では「急性期病院（救急病院）↓リハビリ病院（回復期）↓高次脳機能センター↓生活期・社会復帰」となる。

同センターの役割として、回復期リハビリ病院での入院リハビリ（最長6か月まで）が終了した後も、生活復帰・社会復帰のために医療的にリハビリが必要な場合に患者を受け入れ、入院や外来でのリハビリを実施している。

生活復帰・社会復帰のためには、医療的なリハビリから地域の福祉機関への、緊密な連携の上での橋渡しが重要である。同センターでは、年間約100人の新患を受け入れており、リハビリ・生活支援・社会復帰支援などを行っている。

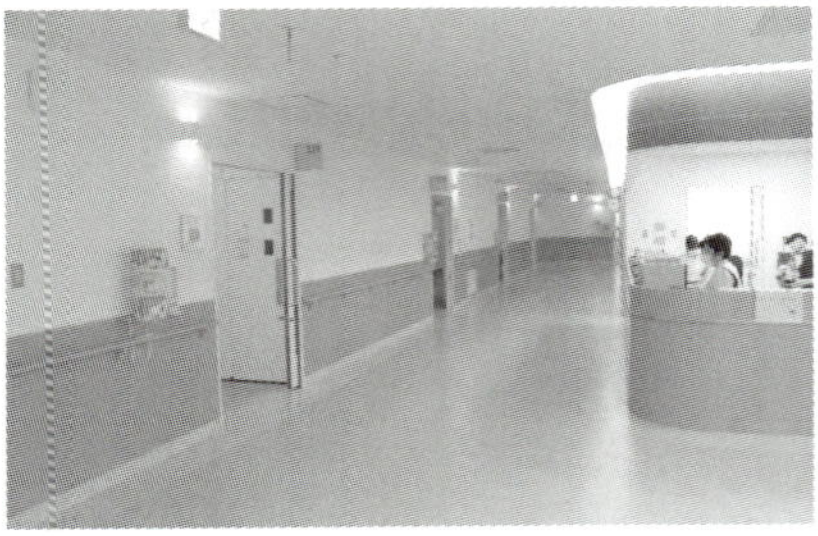
入院病棟の様子

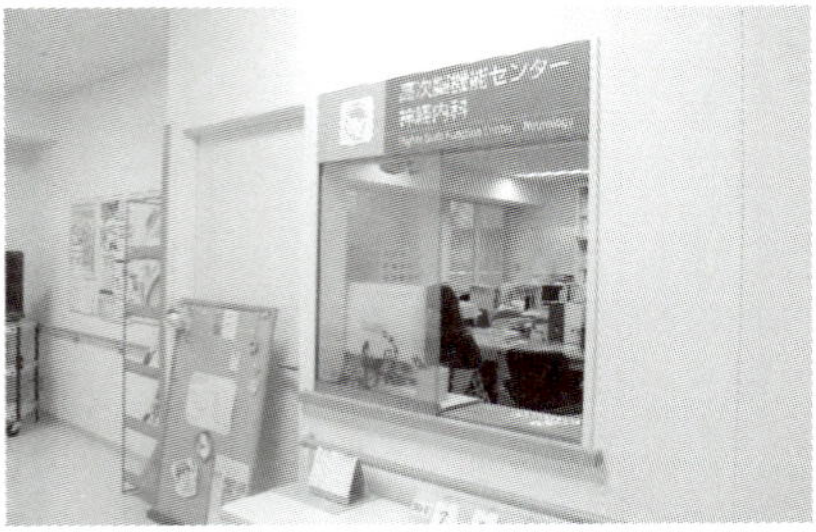

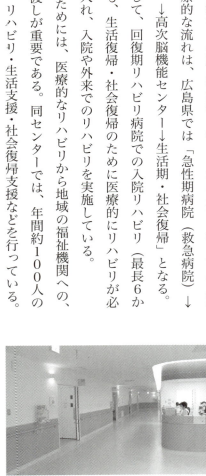

受付／高次脳機能科

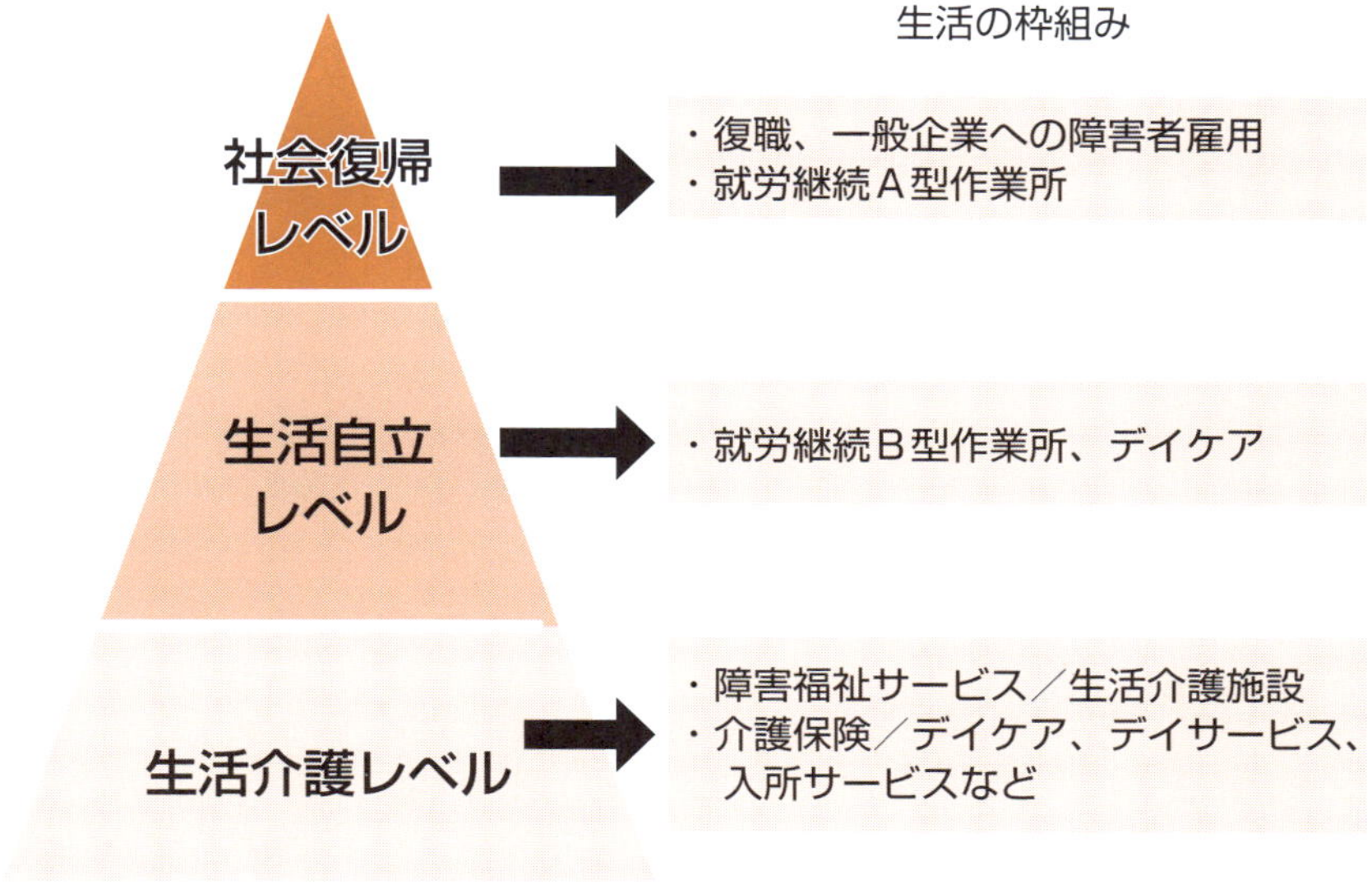

障害の程度に応じた地域生活の枠組み

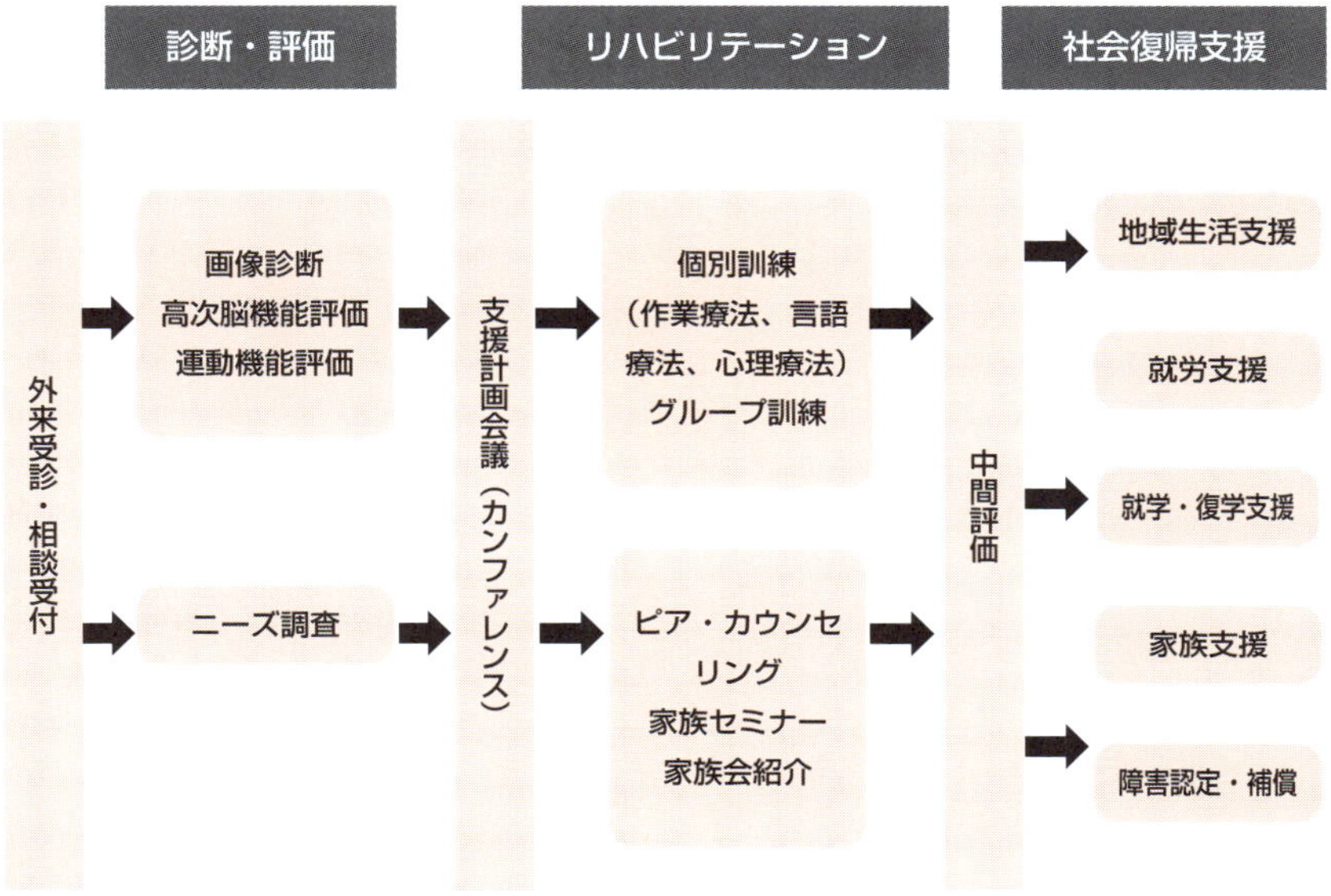

同センターの社会復帰支援の流れ

●「機能回復」と「代替手段の獲得」のために

同センターの患者はリハビリ病院（回復期）からの紹介で訪れる人が多い。社会復帰をめざすために通う患者の年齢層は40～50歳代が多く、回復期リハビリの70歳代と比べても圧倒的に若い。

同センターでは認知リハビリ（認知機能面の回復をめざす）に力を入れている。リハビリは「機能回復」と「代償手段の獲得」に大きく分かれる。

機能回復には認知訓練（記憶力・集中力・注意力を高める）と薬物療法があり、代償手段の獲得ではメモリーノート（記憶ノート）やホワイトボードを使いこなすことが重要になる。枠組みに沿った規則正しい生活が高次脳機能障害を持つ患者には大切で、メモリーノートに時間軸に沿ってスケジュールを書き入れ、終わるとチェックを行うなどの習慣づけの訓練を行う。

個別訓練のほかに、グループ訓練も実施している。グループ訓練には、他者との交流の場、役割をこなす場、自己表現の場、他者のペースに合わせたり、グループの雰囲気に合わせたりする場などの目的がある。共通の悩みや趣味を持った仲間作りとしての効果もある。リハビリによって9人が復職、25人が新しい職に就いた（2018年度）。

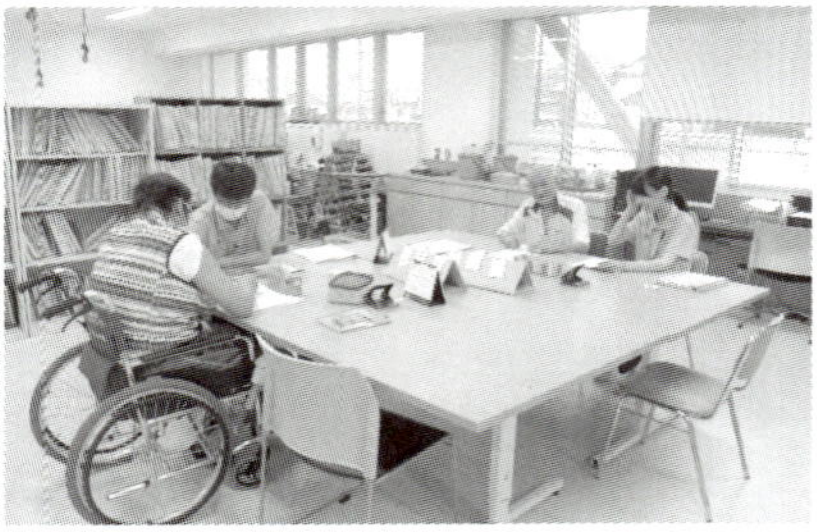

リハビリの様子

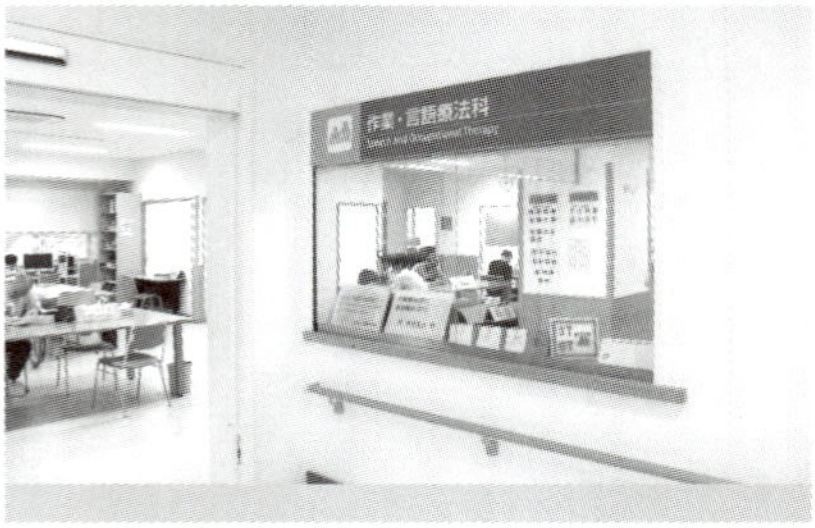

受付／作業・言語療法科

近藤 啓太 センター長
（こんどう・けいた）

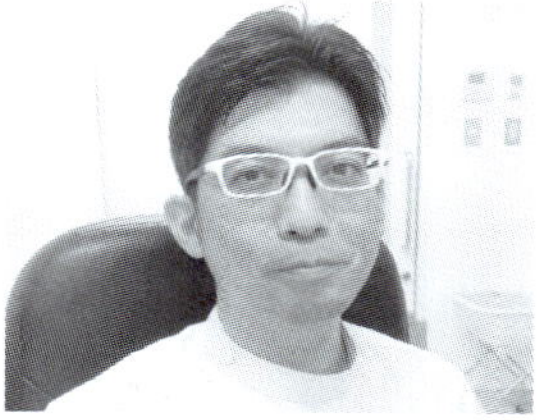

PROFILE

経　　歴	1976年広島市生まれ。2001年広島大学医学部卒業。東広島医療センター、広島市民病院、広島大学病院脳神経内科を経て、2007年広島県高次脳機能センター着任。2011年副センター長、2016年より現職。広島県自立支援協議会委員、広島県高次脳機能障害連絡協議会副会長。高次脳機能障害家族会シェイキングハンズ顧問
資　格・所属学会	神経内科専門医・指導医。日本リハビリテーション学会専門医
趣　味・家　　族	カープ観戦（主にテレビ、ラジオ）、釣り 妻と子ども３人
モットー	人のやらないことをする、“We are men for others”

●センター長の横顔

物心つく前から人体図鑑ばかり眺めている子どもだった。「人の役に立つ仕事をしたい」との思いもあり、自然と医師を志すように。脳神経内科を選んだのは、「人のやらないことをする」というモットーとも関連するが、医学部生同期の中でもめざす人が少なかったからだという。もちろん、脳や神経に関する難解な世界に興味を持ったことが一番の理由である。

初めて同センターに赴任したとき、救急病院で治療した後の患者に接して、「これほど困っているのか」という重大な事実を、身を持って体験した。

●センター長からのメッセージ

高次脳機能障害のために生活や仕事が難しくなっていることがあると思います。そんな方々が生活しやすくなるようにサポートをしますので、できることを少しずつこなしていきましょう。

交通事故などに遭ったり脳卒中で倒れたりして、一見すると症状が軽そうでも、社会復帰をした後に物忘れや疲れやすいなどの症状で、高次脳機能障害に気付く場合もあります。おかしいと思ったら、まずはお近くの専門医にご相談ください。

特別企画

リハビリ専門医を中心にしたチーム医療で365日回復期リハビリに取り組む

西広島リハビリテーション病院

岡本 隆嗣 院長

同院は、脳卒中などで治療を受けた患者さんに対して、回復期リハビリを専門に診療を行っています。365日、毎日高密度な入院リハビリが可能な体制で、日本医療機能評価機構による病院機能評価（本体審査／リハビリテーション病院、付加機能／リハビリテーション機能〈回復期〉）両方の認定を受けている、全国でも数少ないリハビリ専門病院の一つです。

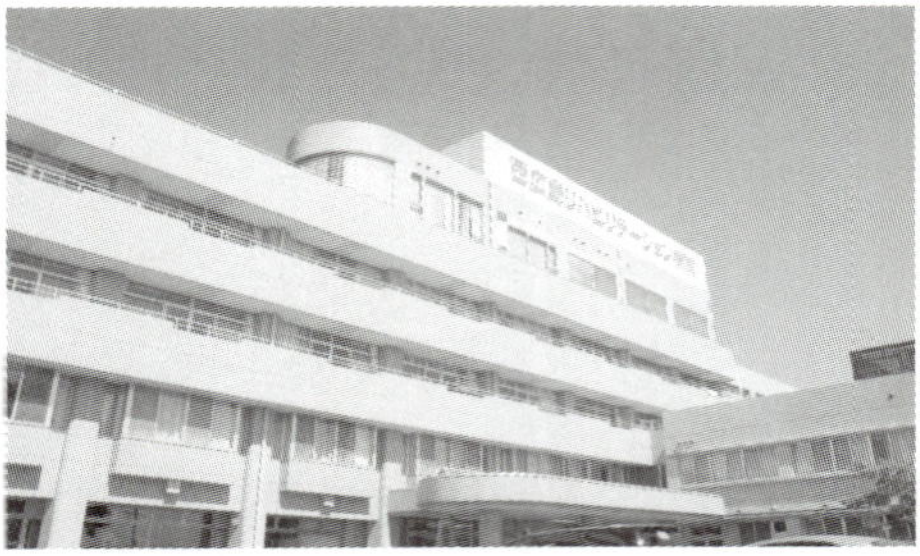

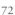

住　所　広島市佐伯区三宅6-265
ＴＥＬ　082-921-3230
ＨＰ　あり
駐車場　約70台

＊同院では入院リハビリを中心に行っています。リハビリをご希望の方は、まずは主治医（かかりつけ医）へご相談いただき、事前の申し込みが必要です。

病院の概要

●診療科目と領域

同院は、都市型リハビリテーション（以下、リハビリ）専門病院として１９８６年に開院。２０００年には広島県内で初の回復期リハビリ病棟を立ち上げ、現在は３病棟１３９床を保有し、休日も含めた３６５日で入院リハビリを行っている。リハビリ科・内科・整形外科・脳神経外科を標榜している。

●診療ポリシー

同院の基本理念は、「信じ合い、明日を拓《ひら》く」である。回復期リハビリ病棟では、多くの専門職によるチーム医療を行う。「信じ合い」という言葉には、患者・家族との信頼関係とともに、職員間の信頼関係も大切にする意志が込められている。「明日を拓《ひら》く」という言葉は、常に新しいことにチャレンジし続ける精神を表している。リハビリの効果を高める手法や機器の導入、研究を積極的に行うとともに、患者・家族の退院後の生活をしっかり考えることに力を入れ、さまざまな取り組みを行っている。

診療科目	診療・検査内容
リハビリテーション科	対象疾患／脳血管障害、頭部外傷、脊髄損傷、脳腫瘍、大腿骨頚部骨折、脊椎・骨盤骨折、臥床廃用、その他神経疾患・整形疾患など 診療／回復期の入院リハビリ、生活期の訪問リハビリ・短時間通所リハビリなど

回復期リハビリテーション

●回復期リハビリ病院とは

医療が高度化・専門化する今日、治療やリハビリテーション（以下、リハビリ）を行う病院は役割を分担して治療にあたっている。発症直後の治療を行うのが急性期病院、その後の治療を継続しながら日常生活に戻るためのリハビリを行うのが回復期リハビリ病院である。

脳卒中などでは、治療を終えた後も、身体の麻痺《まひ》・失語症・摂食嚥下《えんげ》障害といった症状が残り、全てが完全に元通りに回復することは少ない。そのままでは日常生活を送ることが難しいため、回復期リハビリ病院では後遺症状を軽減する目的で、集中的なリハビリ訓練を行う。回復期リハビリの分野では、少しでも改善度を上げることをめざし、さまざまな手法や技術が研究されている。

例えば、発症後の早い時期から多くの量の訓練を集中的に行うことで、より早く・より良く改善することが明らかになっている。発症後6か月を過ぎると、大きな改善は難しい。このため、回復期にしっかりと適切なリハビリを行うことは、その後の生活のために非常に重要である。

病院データ

沿革	1986 年開院、2000 年回復期リハビリテーション病棟開始。
実績	回復期入院患者 585 人、脳血管疾患患者（全体の 67%）の平均年齢 70.1 歳・平均在院日数 105.7 日（2017 年1～12 月）
連携病院	広島赤十字・原爆病院、広島総合病院、県立広島病院、岩国医療センター、マツダ病院、呉共済病院、広島市民病院、東広島医療センター、呉医療センター、広島大学病院、荒木脳神経外科病院（※以上、「ひろしま脳卒中地域連携パス」使用病院）

●回復期リハビリ病院の種類と選び方

回復期リハビリ病院の病棟は、より重症な患者にも対応できる病棟から、比較的軽症な患者を対象とした病棟まで、いくつかの種類に分かれている（※「病棟の施設基準：回復期リハビリテーション病棟入院料1・2…」のように表される。1が最も高い基準）。対象疾患や入院期間は制度により定められている。通常は治療を受けた急性期病院の医師やスタッフが、患者の病状に合った病院をいくつか紹介してくれるので、よく相談して決めると良いだろう。

パンフレットやホームページでも情報収集が行える。まず注目すべきポイントは、「リハビリの量（1日の平均リハビリ提供時間、土日や祝日の体制、訓練時間以外の看護・介護とのリハビリ）」「スタッフの数」「治療実績（退院先の内訳や患者がどのくらい改善しているか）」などである。病院の見学や問合せが可能であれば、「リハビリ専門の医師はいるか」「治療のシステムは整っているか」「退院後のフォロー体制は十分か」なども確認できると良いだろう。

治療システムが整っているかどうかを判断する一つの目安として、日本医療機能評価機構が定めた病院機能評価がある。これは、一般の患者が適切な医療を安心して受けられるよう、公正な立場の第三者が医療機関を審査し、基準を

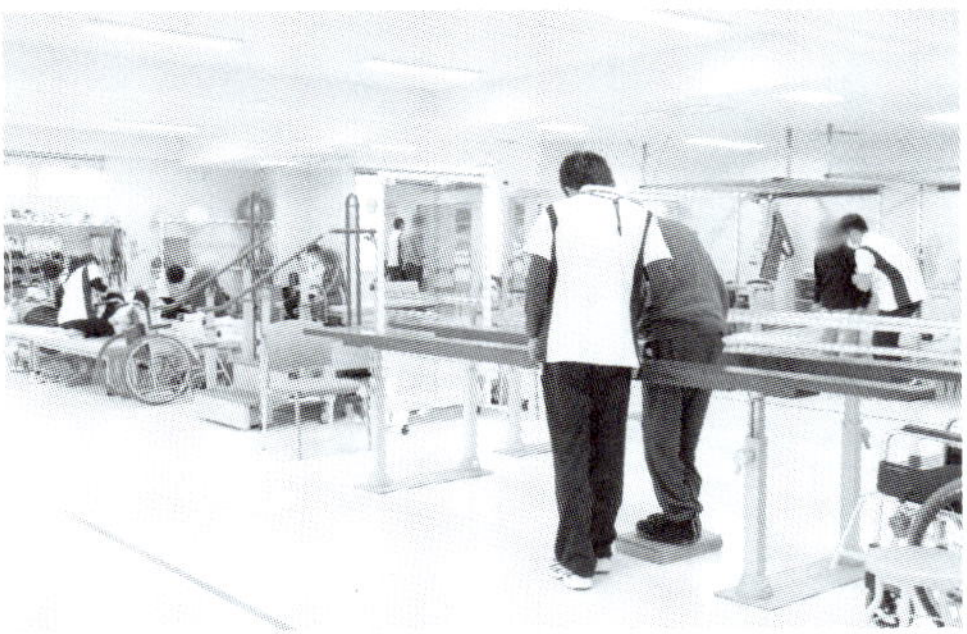

リハビリ訓練（理学療法）

満たしていると評価された病院に対して認定しているものである。病棟システムも、多項目にわたって審査される。回復期リハビリ病院の部門として、「本体審査／リハビリテーション病院」と「付加機能／リハビリテーション機能（回復期）」がある（2018年8月現在）。

●リハビリ科専門医を中心としたチーム医療

ここからは、回復期リハビリ病院の病棟で行われている医療について、同院の取り組みを中心に紹介しよう。

急性期病院での治療を終えて、回復期病院へ転院した患者は、医学的管理のもとで集中的なリハビリ訓練を行うとともに、今後の生活や仕事のことなども考えなければならない状況となる。急激な環境の変化と将来への不安から、精神的に不安定になることも多い。このため、回復期リハビリ病棟では、多くの専門職がチームをつくって多角的・総合的に患者や家族をサポートする「チーム医療」の体制を取っている。同院のチーム医療では、最大15職種の専門職がチームメンバーとして配置されている（P84参照）。

「多くの職種がチームとして動くためには、意思統一と分業が大切です。まずは目標を決めて、その目標に対してそれぞれの職種が何をやっていくかを決

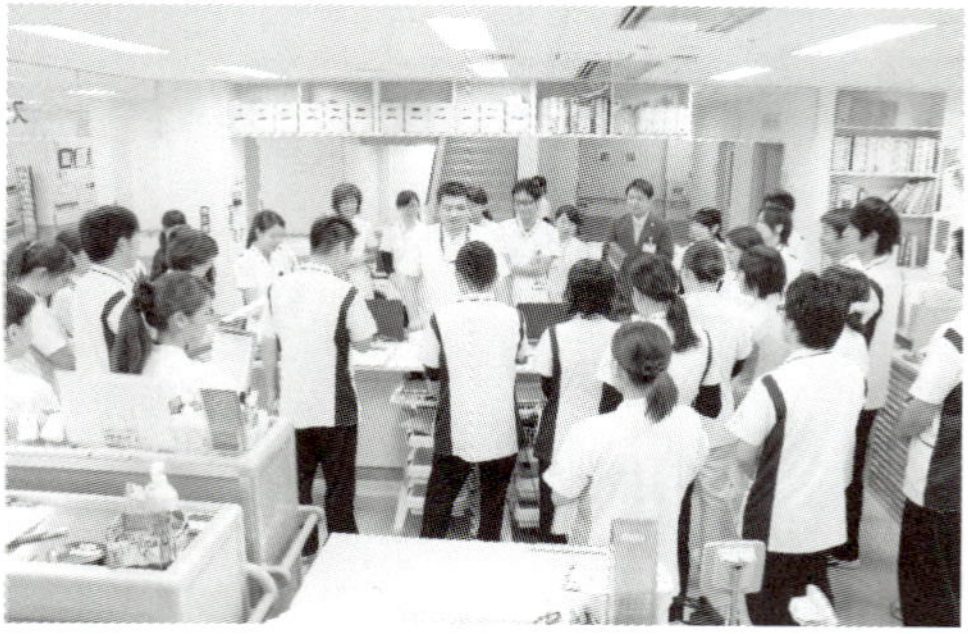

情報共有のための朝ミーティング

定していきます。カンファレンスで目標と計画を定めて、その後それぞれが自分の持ち場でリハビリやケアを実施、効果を確認し、目標と計画を修正していきます。このように、PLAN（計画）→DO（実行）→CHECK（評価）→ACT（改善）を繰り返して、最終的な目標へ近づけていきます」

同院では、このPDCAサイクルを2週間ごとに回している。回復期は患者の状態の変化が大きく、それに伴うリスクも高い時期であり、きめ細かい計画の確認と修正が欠かせない。

チームのリーダーとして方針や目標を決定していく医師が11人在籍しており、うち4人は「リハビリ科専門医」の資格を持っている。リハビリ科専門医とは、障害を医学的に診断・治療し、機能回復と社会復帰を総合的に提供する専門の医師として設定された、日本リハビリテーション医学会の資格である。リハビリ医療に精通した医師であり、実際に回復期リハビリテーション病棟協会による実態調査で、リハビリ科専門医が統括する病棟のリハビリ効果が高いというデータも報告されている。しかし、国内のリハビリ科専門医は必要数に足りておらず、回復期リハビリ病院でもリハビリ科専門医が在籍する施設は、全体の3割程度というのが現状である（2018年6月現在）。

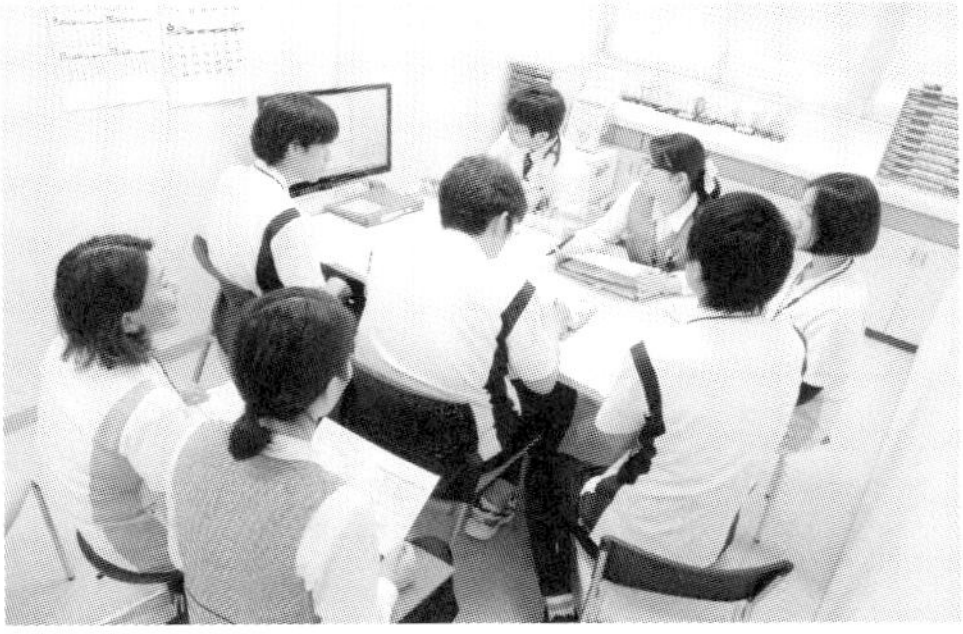
多職種によるカンファレンス

●リハビリの効果を高める手法や機器

近年、効果的にリハビリを行うためのさまざまな手法や機器が報告され、治療の選択肢が広がっている。同院では、こうした技術の研究や導入にも積極的に取り組んでいる。

「NEURO」は、東京慈恵会医科大学附属病院で考案された、手指の麻痺を改善するための治療法である。大脳に磁気刺激を与えて大脳半球間のバランスを整えた上で、集中的な作業療法と自主トレーニングで改善を促す。もともと回復期後の、改善が難しくなった時期の患者を対象とする治療法であり、同院でも、主に発症後1年以上の患者のみを対象としていたが、現在はこの治療法を回復期のリハビリにも導入し、良好な成果を得ている。

「神経学的音楽療法」は、音楽の持つ神経学的・生理的・心理的・社会的な働きを利用して、リハビリをより効果的にする療法である。「音楽に合わせて歩行練習を行うことで、動作パターンを安定させる」「単語にメロディとリズムをつけて発語を促す」「音階を用いて注意が向きづらい側に注意を向けさせる」など、さまざまな訓練方法がある。いつもの訓練に音楽が加わることによるモチベーションアップの効果も期待できる。

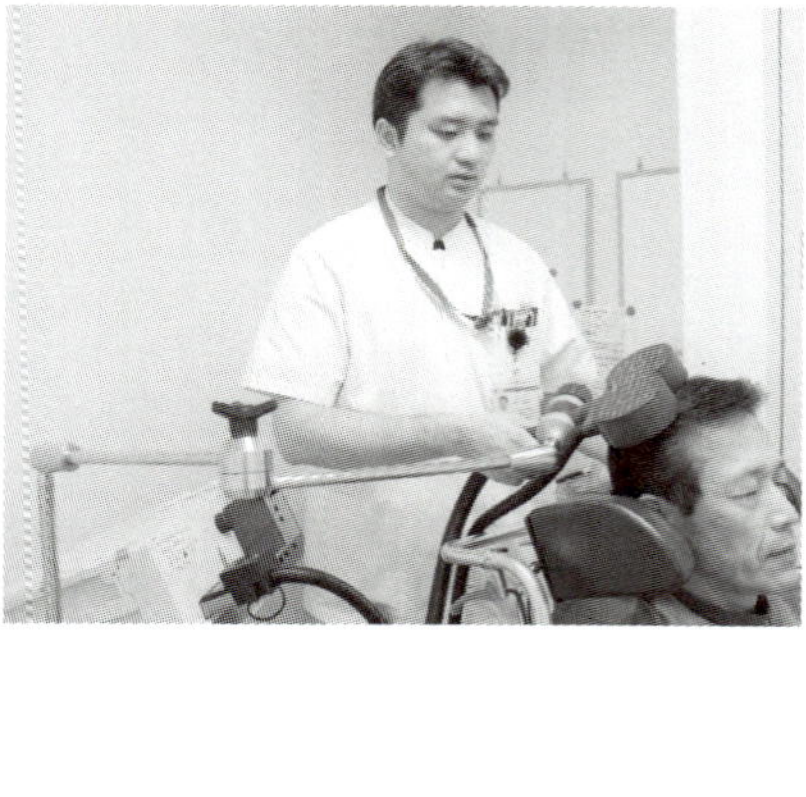

NEUROプログラムの中の磁気刺激治療

「天井走行リフト」は、天井から下がったベルトで患者の体を支えながら、歩行や動作の訓練を行える機器である。レール1週の長さは40mで、広範囲に動くことが可能。このリフトの利点は、訓練中の転倒をほぼ完全に防げることにある。実は、リハビリの現場では「患者本人にとってやや難しい動作を練習することが効果的なのだが、転倒の危険性を考えるとできない」というケースが多くある。天井走行リフトを使うことで、そのジレンマが解消され、より効果的な訓練を安全に行えるようになる。

「HONDA歩行アシスト」は本田技術研究所が開発し、同院との共同研究を行った歩行支援ロボットである。腰部や大腿部に装着する小型のロボットで、軽量で持ち運びやすく、簡単に装着できて屋外でも使用できる。センサーが股関節の動きを感知し、足の動きをモーターでアシストする。歩幅・リズム・歩行速度・対称性を改善し、より良い歩行をめざすための訓練機器である。

KINECTを利用した関節可動域測定装置は、患者の関節可動域、歩行姿勢や重心の位置、対称性、膝の角度などのさまざまなデータを簡単に計測できる。地元のIT企業であるシステムフレンドと共同開発し、「MMV鑑―AKIRA―」として商品化された。画面に結果が表示されるため、説明のためのツールとしても使用している。

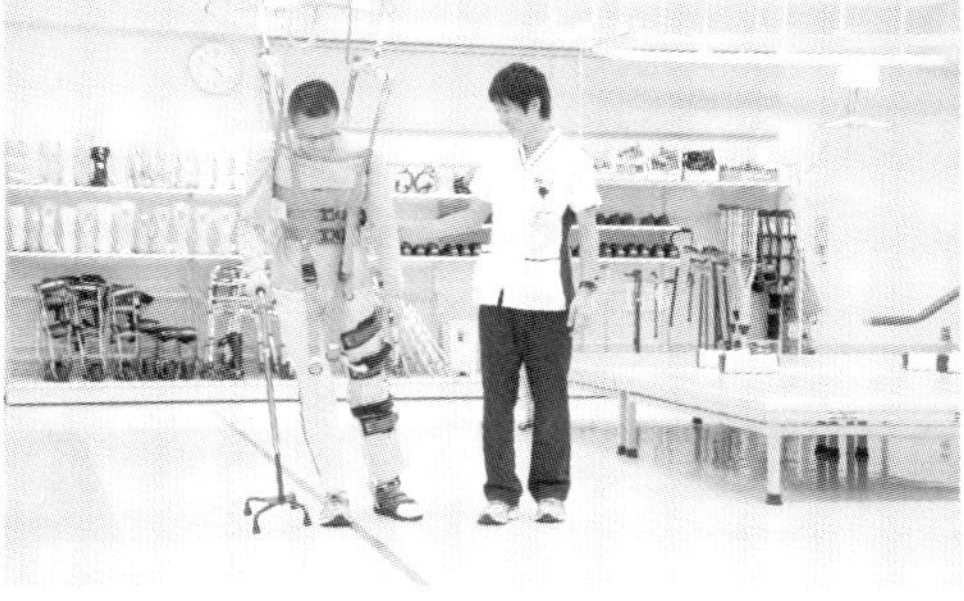

天井走行リフト

「ＳＭＡＲＴ ＮＩＲＳ」は、近赤外光を使って頭皮の上から脳の活動を計測する島津製作所社製の装置である。ＭＲＩなどに比べて機器が小型で、被験者が動いていてもリアルタイムに計測できるのが大きな特徴。リハビリ中の脳の活動を調べることで、より効果的なリハビリプログラムの開発が期待できる。

「こうした手法や技術の導入に取り組むことは、治療効果が上がるというだけでなく、新しいことにチャレンジして研究することによる、自分たちの技術のレベルアップにもつながる大切なことだと考えています」

●退院後のフォローアップ

医療サービスの内容や医療費については診療報酬制度で定められ、これは社会や経済の状況に沿うよう2年に一度改定されている。現在、国内では少子高齢化に直面しており、多くの患者、特に高齢者を診療できるようにするために、入院期間が短くなっていく傾向にある。回復期リハビリ病院もその流れの中で、入院期間内に適切なリハビリやケアを計画的に提供することが重要となっている。そのためには、患者がどこまでリハビリを行えば地域に帰ってうまく過ごせるのかを見極め、また退院後の患者・家族をフォローする体制を充実させることが必要である。

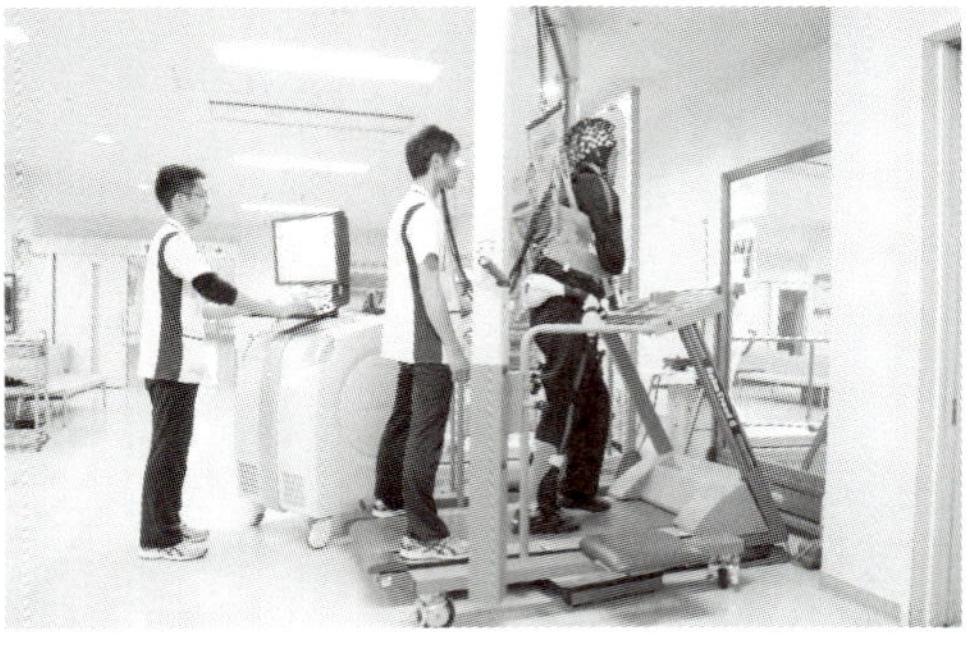
トレッドミル歩行中に
SMART NIRS で脳の活動を計測

同院では、退院後のフォローアップのためのさまざまなサービスを用意している。退院時・退院後に訪問や電話、退院後3か月・1年後のアンケートなどで生活の様子を伺っている。

同院に通ってリハビリを行う短時間通所リハビリや、自宅でリハビリを受けられる訪問リハビリ、併設の介護老人保健施設でリハビリを行える入所・ショートステイ・通所リハビリといったサービスも提供しており、同一法人内であることを生かして、退院直後からスムーズに利用できる体制を取っている。もちろん、同法人以外の医療機関や施設に対しても、病棟の医療相談員が中心となってスムーズに移行できるよう努めている。

また、同院には「回復期・生活期合同症例検討会」という取り組みがあり、退院後の症例を、回復期と生活期（回復期の後に心身の機能を維持しながら自宅などでの生活を送る時期のこと）に携わるスタッフが合同で検討する。退院後のフォローアップの質の向上を図るとともに、患者の退院後の暮らしを知り、「自分たちが回復期で行ったリハビリやケアは適切であったか」「今後の入院中のリハビリに生かせることは何か」を考える機会としている。

「退院された患者さんの地域での生活を通じて、そこから学ぶ姿勢が大切です。患者さんが地域生活をスムーズに送れるようにすることが一番の目的です

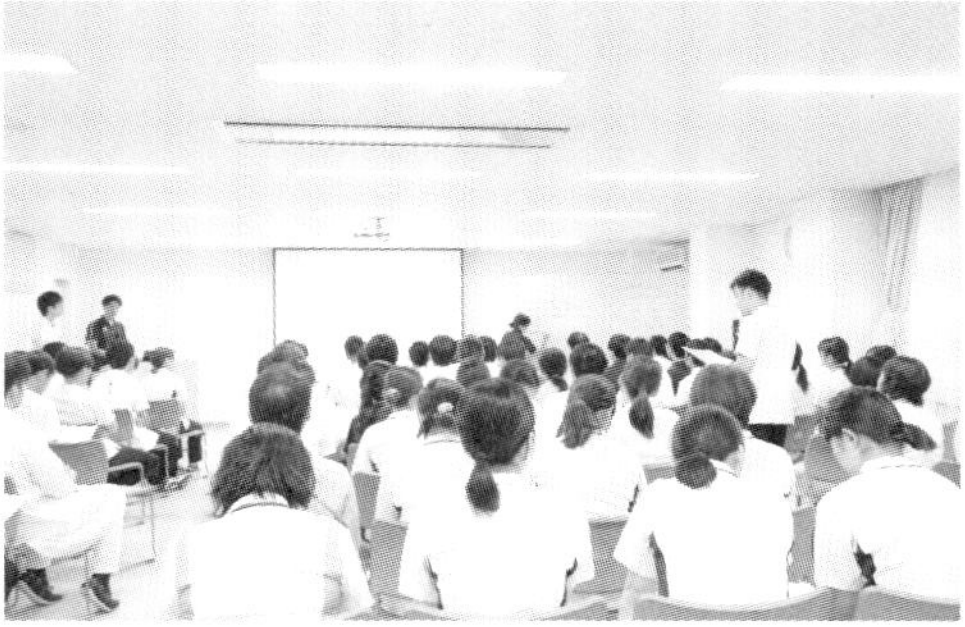
回復期・生活期合同症例検討会

が、自分たちもそこから学んで技術を上げ、リハビリの質を上げていきたいですね」

●治療実績の公表

病院には治療実績を一般に公開する義務はないが、同院では、1995年から毎年退院された全ての患者の治療実績をデータ化して、退院患者統計一覧としてまとめて公表している（左ページ参照）。

「自分たちが行ったことを振り返らないと、次の進歩がない」という思いで、元院長の時代から20年以上続けている。データをまとめる作業は大変だが、結果を毎年振り返ることで、さらなるリハビリの向上や、紹介元の病院との信頼関係の向上にもつながると考えている。

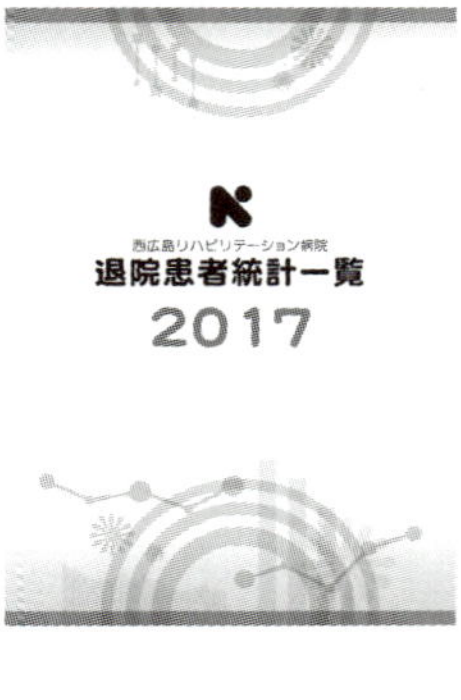

退院患者統計一覧 2017

同院の主な治療実績データ（2017年1～12月）

●疾患別患者数

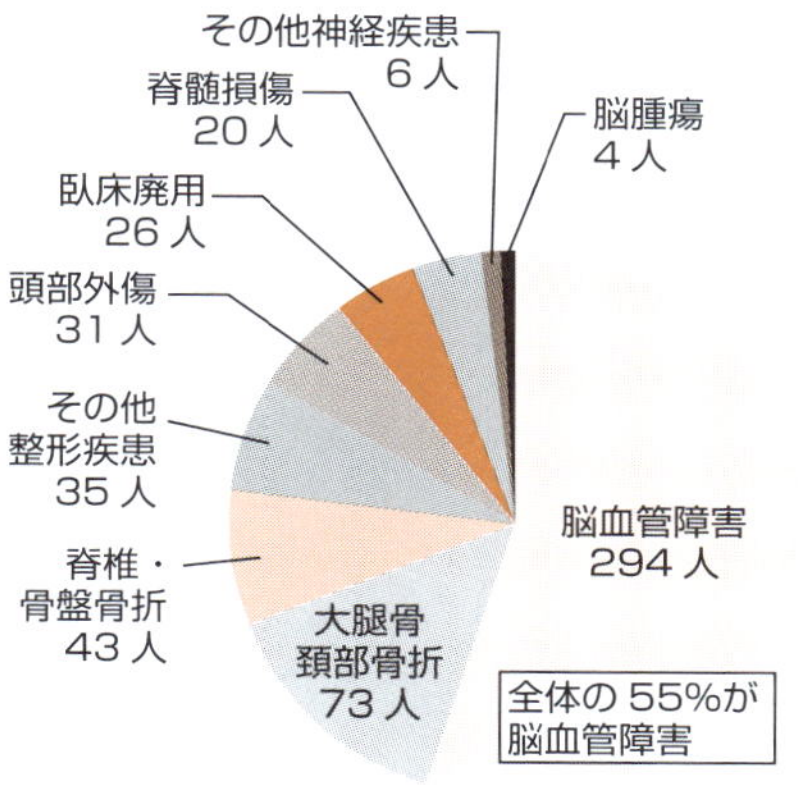

※同一者の同一疾患での再入院は、まとめて1回として数えています

●疾患別在院日数

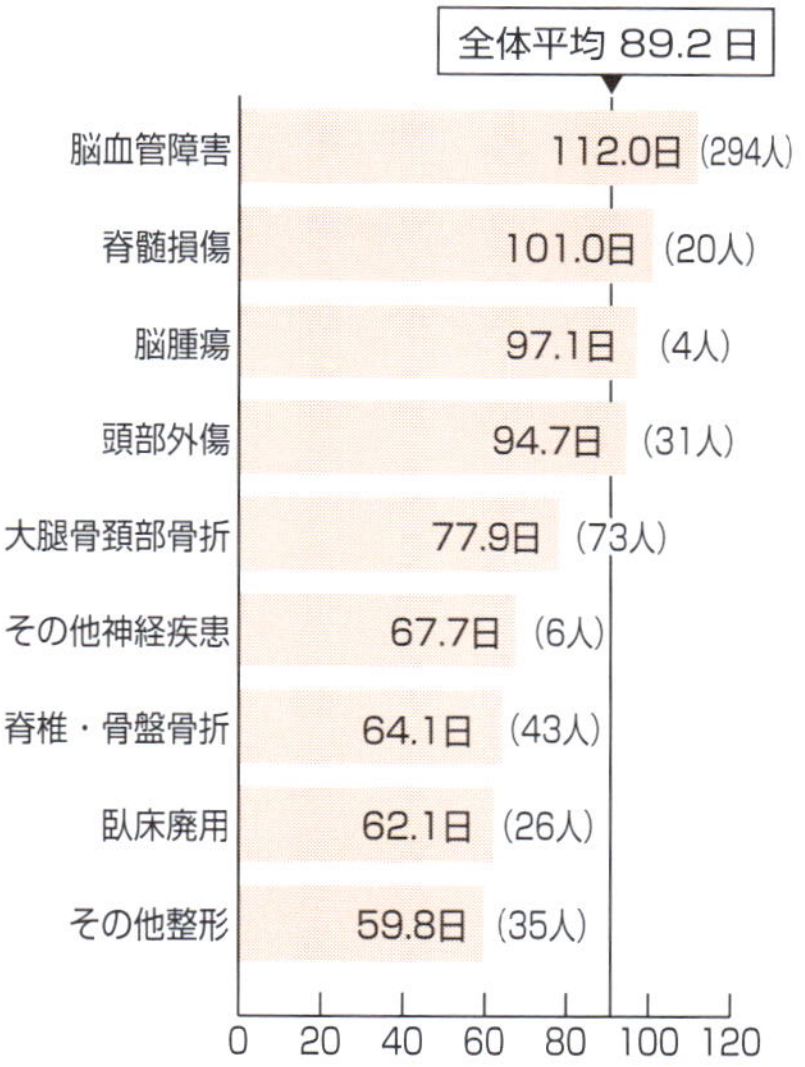

●最終退院先

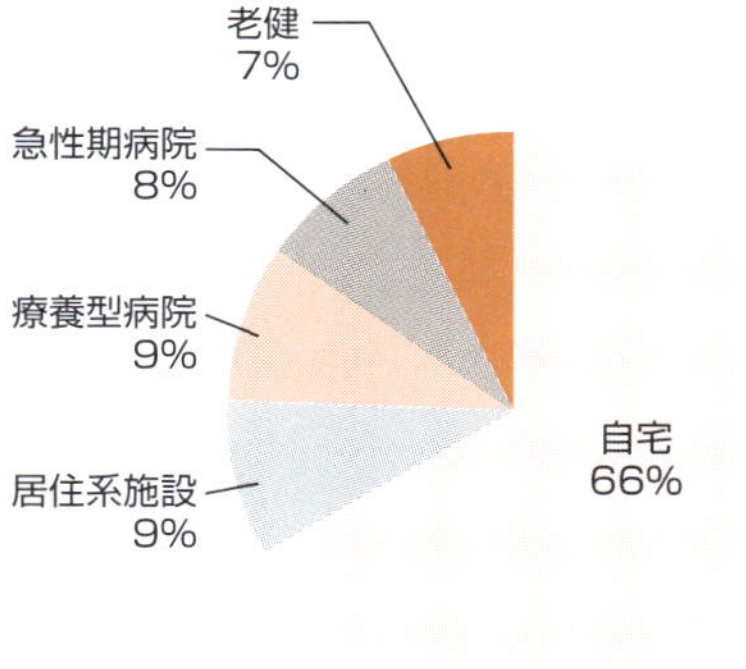

※居住系施設／
サービス付高齢者住宅、特別養護老人ホーム、有料老人ホーム（住宅型・介護付）、グループホーム、ケアハウスなど

●歩行の改善（脳血管障害／275人）

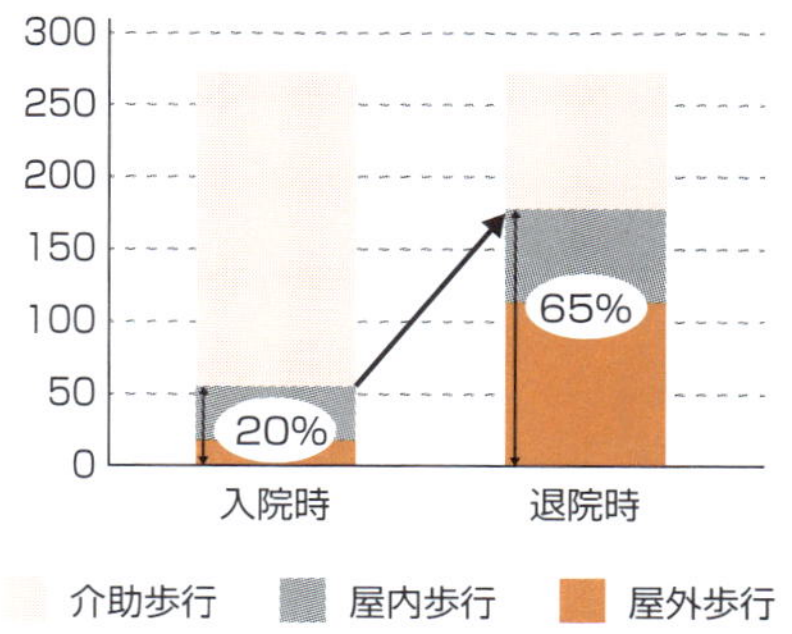

※割合は歩行自立（屋内歩行+屋外歩行）の合計を表している

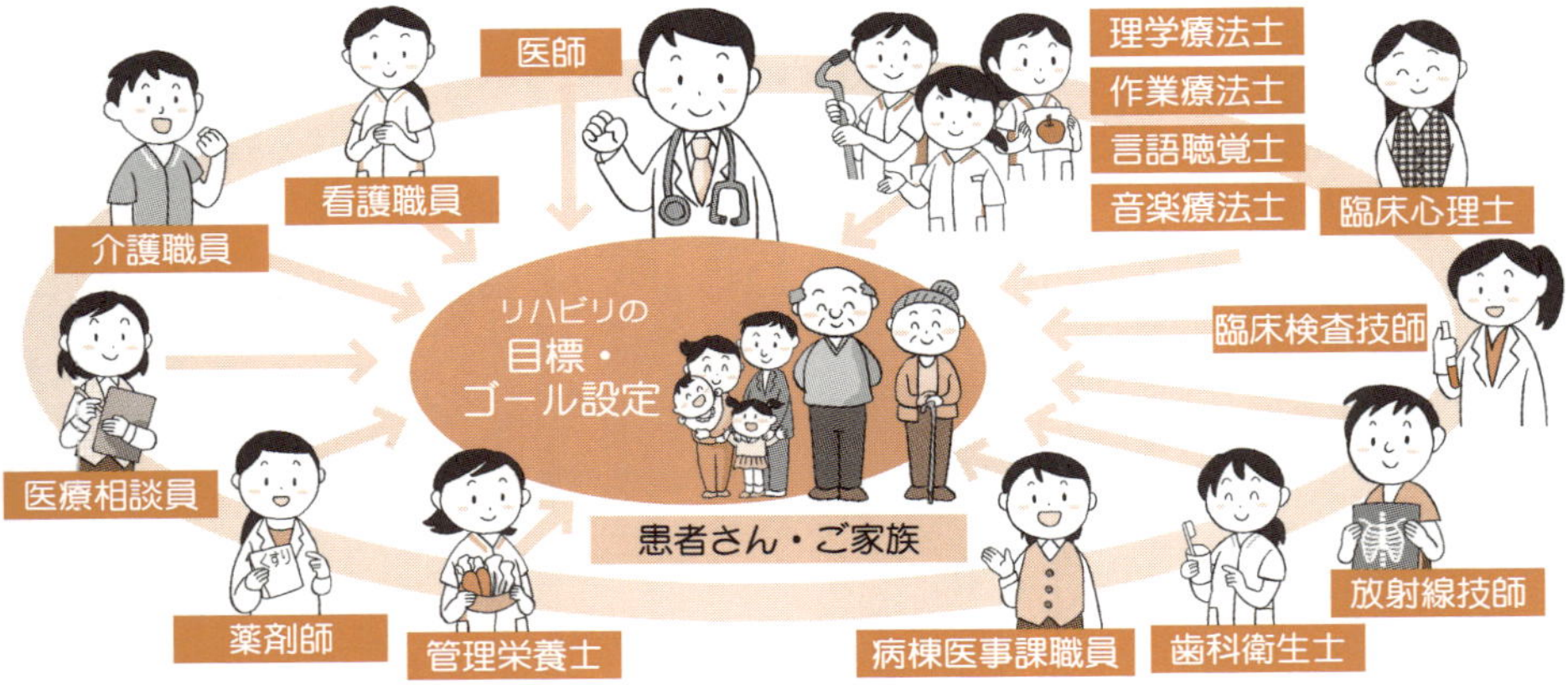

同院のチーム医療

スタッフ紹介

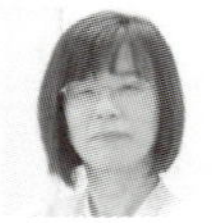

杉本 真理子
役職／副院長・
　　　看護介護部部長
職種／看護師

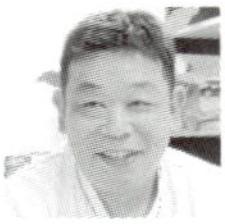

渡邉 賢一
職種／看護師
資格／脳卒中リハビリテーション看護認定看護師

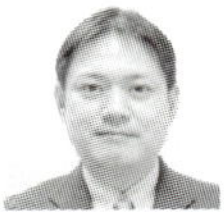

樽井 和彦
役職／医療福祉部主任
職種／医療相談員

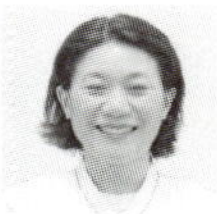

影山 典子
役職／栄養課課長
職種／管理栄養士

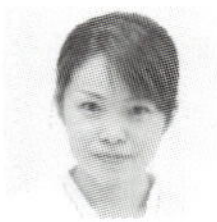

折出 由起
職種／歯科衛生士

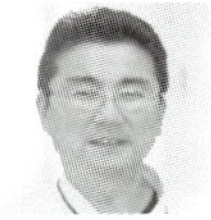

田中 直次郎
役職／リハビリ部長
職種／理学療法士

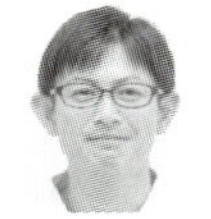

井村 太治
役職／主任
職種／介護福祉士

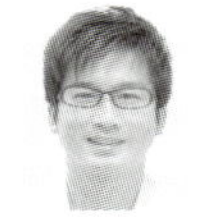

小原 和久
役職／薬剤科主任
職種／薬剤師

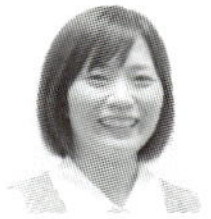

田福 陽子
職種／臨床心理士

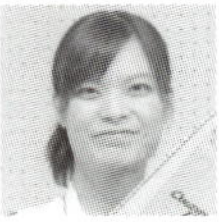

大瀧 智陽
職種／音楽療法士

岡本 隆嗣 院長
（おかもと・たかつぐ）

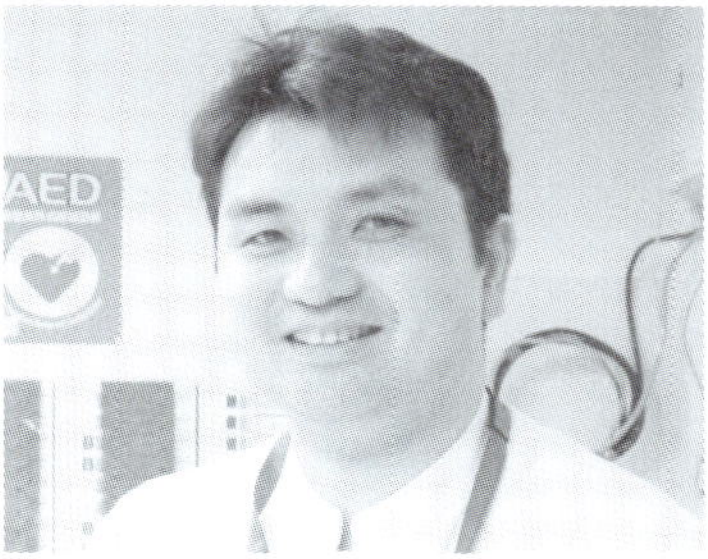

PROFILE

経　　歴	1975年広島市生まれ。2001年東京慈恵会医科大学医学部卒業、同大リハビリテーション医学講座入局。東京都立大塚病院、神奈川リハビリテーション病院、東京慈恵会医科大学附属第三病院を経て、2007年同院着任。2011年11月より現役職。回復期リハビリテーション病棟協会常任理事。日本リハビリテーション病院・施設協会理事
資　格・所属学会	日本リハビリテーション医学会認定リハビリテーション科専門医・指導医・代議員。日本生活期リハビリテーション医学会評議員など

リハビリ科専門医

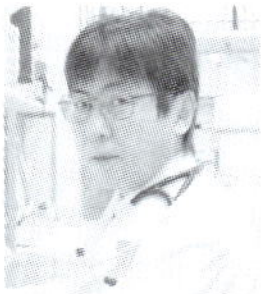

荒川 良三（あらかわ・りょうぞう）医師

●経歴
1988年自治医科大学卒業。2005年同院着任。本1階病棟担当（2018年8月現在）
日本リハビリテーション医学会認定リハビリテーション科専門医2014年3月取得

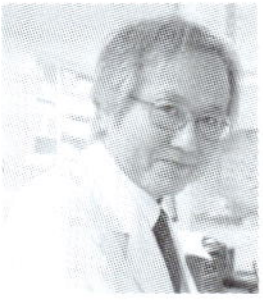

瀧本 泰生（たきもと・やすお）医師

●経歴
1980年広島大学卒業。2006年同院着任。西2階病棟担当（2018年8月現在）
日本リハビリテーション医学会認定リハビリテーション科専門医2016年3月取得

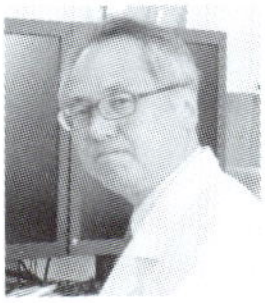

前城 朝英（まえしろ・ともひで）医師

●経歴
1985年岡山大学卒業。2012年同院着任。本2階病棟担当（2018年8月現在）
日本リハビリテーション医学会認定リハビリテーション科専門医2017年3月取得

パート3

病院編

——頼れる専門医・7施設

脳神経外科

広島市中区

ガンマナイフ治療に豊富な実績

たかの橋中央病院

秋光 知英 副院長

特色

・ガンマナイフ治療に豊富な実績
・脳深部刺激療法に定評
・最先端のニューロモデュレーション治療を提供

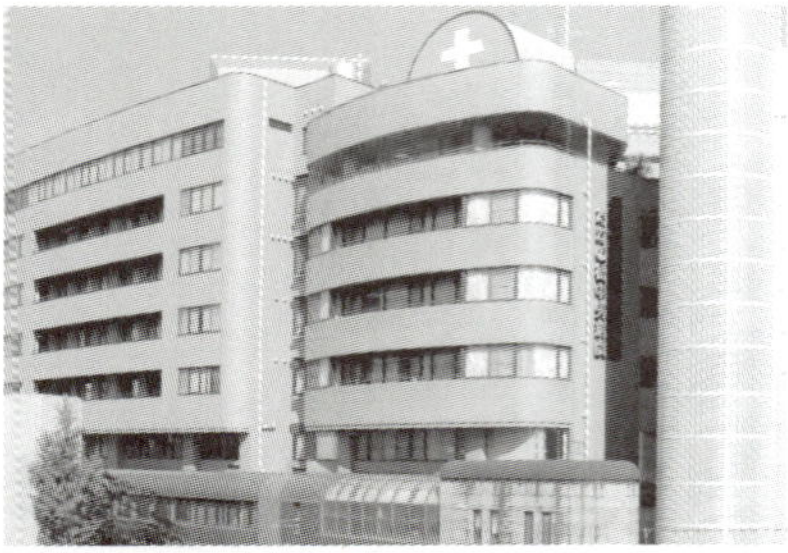

住　所　広島市中区国泰寺町 2-4-16
T E L　082-242-1515
H　P　あり
駐車場　56 台

診療時間	月	火	水	木	金	土	日
10：00 ～ 12：30	○	○	○	○	○	○	休診
14：30 ～ 18：00	休診	○	○	休診	○	休診	休診

＊祝日は休診　＊水曜は痙縮外来

病院の概要

●診療科目と領域

広島県で初めてガンマナイフ治療を導入し、ガンマナイフセンターを設立（2000年1月）。異常が起きた中枢神経系の機能に微弱な電気刺激を行ったり、薬剤を持続的に投与して行う最先端のニューロモデュレーション治療も手がけている。毎週水曜は痙縮《けいしゅく》*外来を設置。リハビリテーションと一緒に、ボツリヌス療法やバクロフェン髄注《ずいちゅう》療法を組み合わせている。

●診療ポリシー

「良質で心温まる医療」「奉仕の精神」「研鑽《けんさん》と謙虚」という理念のもと、患者にやさしく誠実な診療を心がけている。

ニューロモデュレーション治療を希望する患者には、不定期に治療説明会も開催。個別相談では、治療の概要や効果について丁寧に説明しており、家族だけでも参加可能と好評だ。治療は、患者一人ひとりの症状に合わせて治療方針を作成し、電気刺激の調節を行っている。

＊痙縮／脳卒中の後遺症である手足のつっぱり

病院データ

沿革	1988年5月開院
実績	ガンマナイフ治療／294例（うち転移性脳腫瘍192例、良性腫瘍73例、その他の悪性脳腫瘍11例、脳動静脈奇形14例）、脳深部刺激術／7例、ニューロモデュレーション治療／12例（以上、2017年）
連携病院	広島大学病院など

ガンマナイフ治療

●脳疾患に安全で注目の治療法

同院は、広島県で初めてガンマナイフセンターを開設（２０００年１月）。ガンマナイフとは、脳腫瘍《のうしゅよう》や脳動静脈奇形などの頭蓋《ずがい》内病変に対して、ピンポイントで放射線治療を行うための装置をいう。メスを使った開頭手術ではなく、一人ひとりの患者ごとに１９２本のガンマ線の量を調節し、集中的に照射していくのが特徴である。照射誤差は０・３㎜以内という高精度のため、病変周囲にある正常な組織に悪影響を与えることは少なく、副作用も極めて少ない治療法として注目されている。

同院はこれまでに６０００例以上の治療を行うなど、豊富な治療実績を誇る。

「ガンマナイフは、脳深部の病巣や開頭手術の危険度が高い患者さんや高齢者でも、比較的安全に治療が可能です。良性の病変ですと90％、悪性の病変でも80～90％でコントロールが可能という結果も出ています」

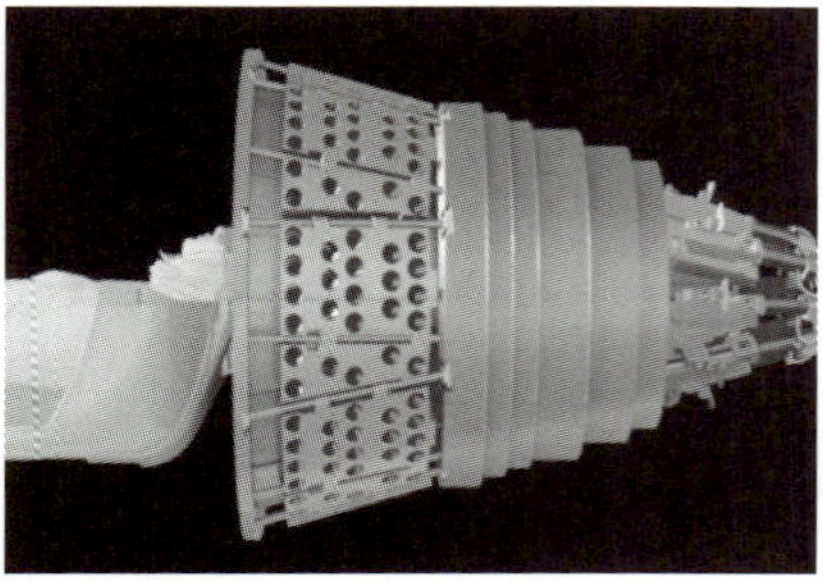

ガンマナイフ内部

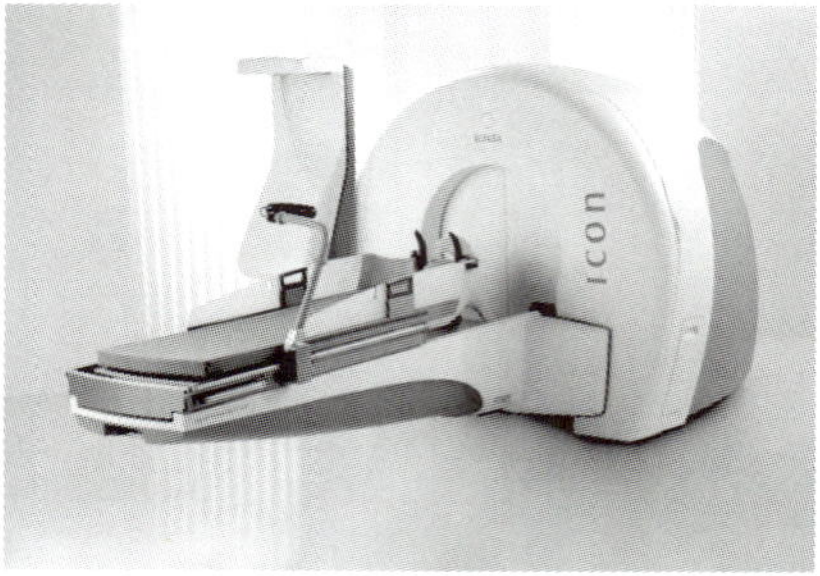

ガンマナイフ（ICON）

●ガンマナイフ治療（フレーム固定・入院期間／2泊3日）

頭部の4か所（額に2か所、後頭部に2か所）に局部麻酔を行い、ネジ式のピンを止めてフレームを頭蓋骨に固定。MRI・CT・脳血管撮影といった検査を行って病巣の位置を確認し、この画像データを基に治療計画を立てていく。

「脳神経腫瘍の場合は神経に病変ができていますので、神経にはできるだけ放射線を当てないように治療計画を立てていきます。照射時間や回数は病変によって異なりますが、照射中に痛みは全くありません」。同院では、患者がリラックスできるよう、好みの音楽を流したり、マイクで話をしたりなど考慮している。

●ガンマナイフ治療（マスク固定・入院期間／1～2週間）

同院は、マスクで固定して行うタイプのガンマナイフ治療を2017年に開始。このシステムを導入することで、頭部をピンで固定することなく、これまでは制限があった大きな病変やリスクが高い部位の治療も、赤外線監視システムを使用し、分割照射を行うことが可能になった。

この治療のため、自動運転化されたガンマナイフ治療装置「Icon（アイコン）」を導入（P90、下写真右）。位置座標を確認するためのコーンビームCTが搭

ガンマナイフ治療／フレーム固定

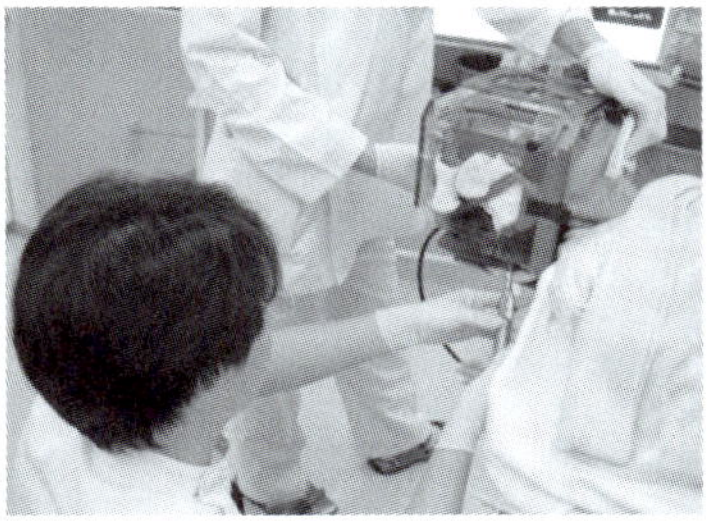

リラックスした環境で行う

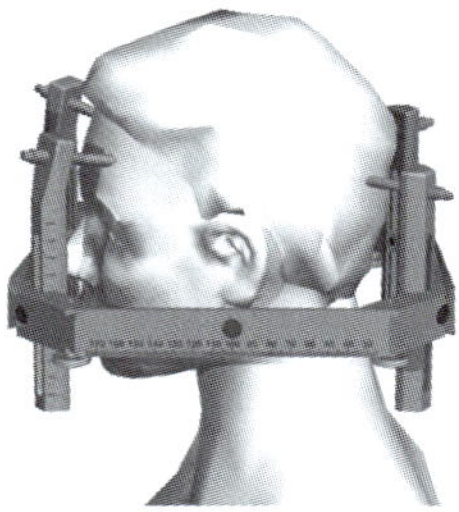

フレーム装着

載されているのが特徴で、実際の治療位置に合わせた計画の補正が可能になった。また、赤外線による監視システムで、患者の頭部の動きを同時に追跡が可能。万が一、患者が動いた場合には、即座に治療を中止するなど安全にも配慮している。

●ガンマナイフ治療の流れ

①頭部固定／

フレームの場合、頭部の４か所（額に2か所、後頭部に2か所）に局所麻酔を行い、ネジ式のピンを閉めてフレームをしっかり固定する。マスクの場合は、一人ひとりに合った枕とマスクを作成。

②検査／

ＭＲＩ、ＣＴ、脳血管撮影などの検査を行い、病巣の位置を確定。

③治療計画／

得られた画像から、立体的に病変全体に照射が行えるよう範囲を設定。照射位置を決定する。

④照射／

照射時間や回数は、一人ひとりの病変によって異なる。

ガンマナイフ治療／マスク固定

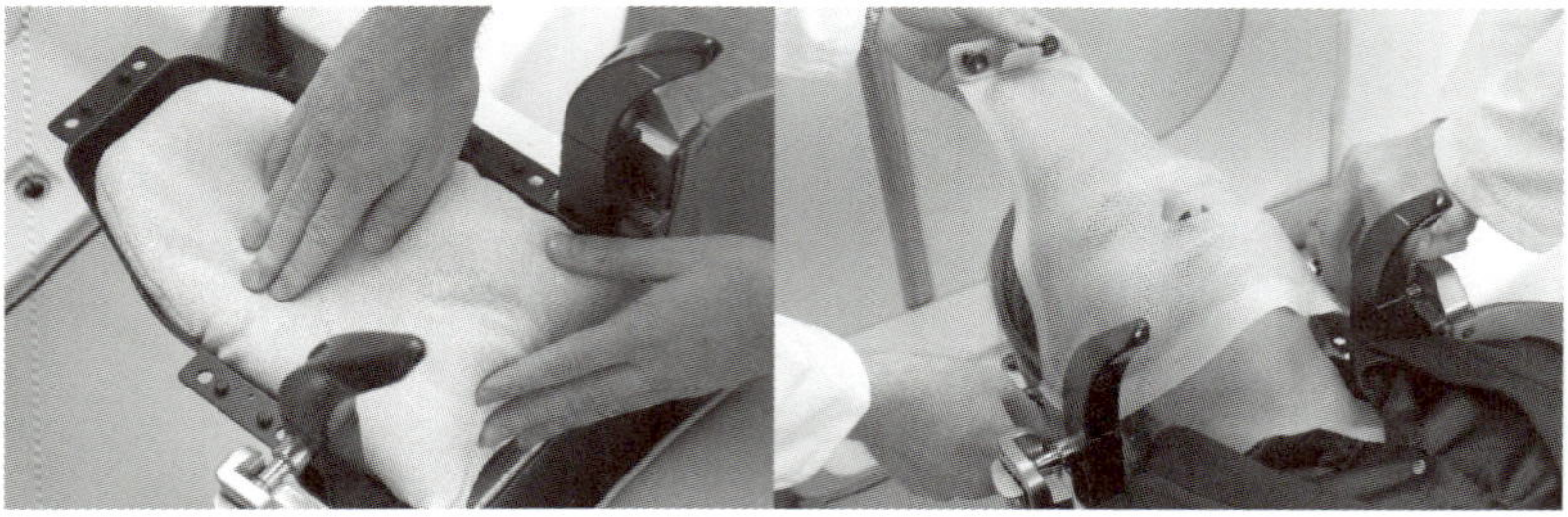

枕・マスク作製の様子

ガンマナイフ治療の特徴

1.入院期間の短縮

1回照射のガンマナイフ治療による平均入院期間は、2泊3日です。分割照射を行う場合の入院期間は、1〜2週間です。

2.到達困難な病巣の治療

脳神経外科手術では到達が困難な深い場所の腫瘍や、後遺症が心配される場所の治療もできるようになりました。

3.さまざまな合併症からの回避

脳神経外科手術で問題となる感染症や麻痺などの合併症がほとんどありません。退院後すぐに通常の生活に戻ることが可能です。

4.経済的利点

治療には健康保険が適用され、入院日数も短いため、多くの経費を節減することができます。

5.治療適応

病気の種類や状態、病巣の大きさや位置などによって治療が適応となる場合と、開頭手術やほかの放射線治療が適応となる場合があり、総合的な判断が必要です。同センターでは脳神経外科や放射線科医が共同し、患者さん一人ひとりの病状を常に検討し、総合的な判定を行った上でその人に合った治療を行っています。

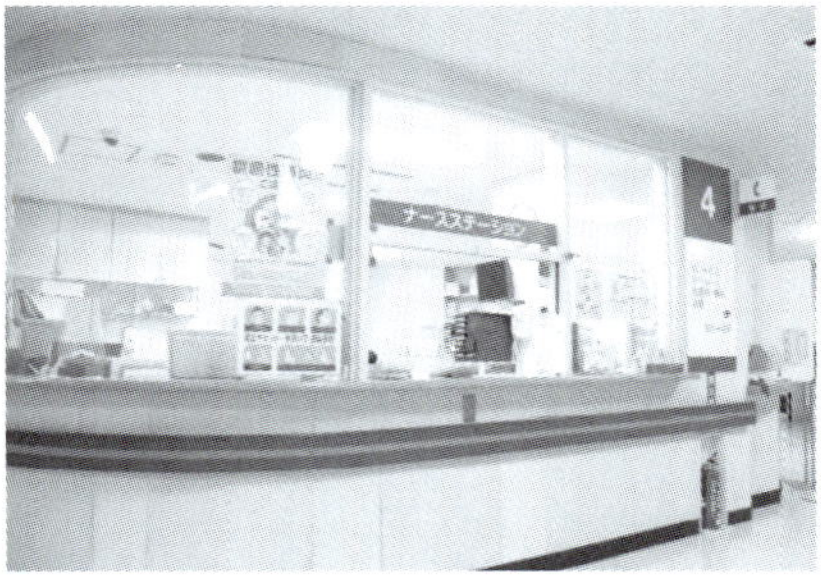

ナースステーション

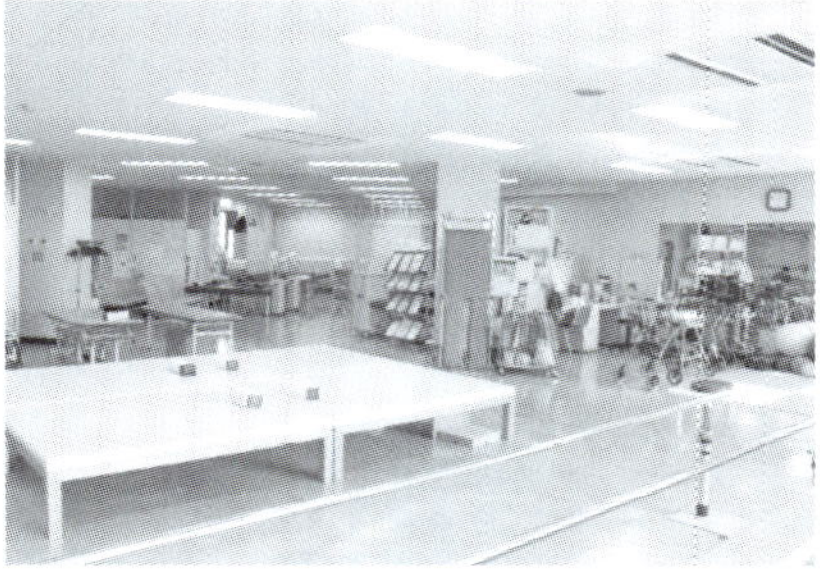

リハビリ室

ニューロモデュレーション治療

●ニューロモデュレーション治療とは

同院は、広島初のニューロモデュレーションセンターを開設（２０１４年）。

ニューロモデュレーション治療とは、神経を調節する治療法で、異常が起きた中枢神経系の機能を、微弱な電気刺激や薬剤を持続的に投与し症状を改善する。方法として脳深部刺激療法、脊髄《せきずい》刺激療法、痙縮に対するバクロフェン髄注療法、ボツリヌス療法があげられる。

●脳深部刺激療法（DBS）で運動症状を改善

脳深部刺激療法（ＤＢＳ）とは、パーキンソン病・本態性振戦《しんせん》・症候性振戦・ジストニアなどの＊不随意《ふずいい》運動症に対する機能的外科手術である。「この手術をすると、体が硬くなる・震える・動かない・バランスが取りにくいといった運動症状が、５〜８割程度改善します」

パーキンソン病は、大脳基底核の一部である黒質緻密層《ちみつそう》の神経細胞が変性・脱落し、神経伝達物質の機能的バランスが崩れることによって起こる病気であ

＊不随意運動／自分の意思に基づかない不合理な運動

脳深部刺激療法（DBS）

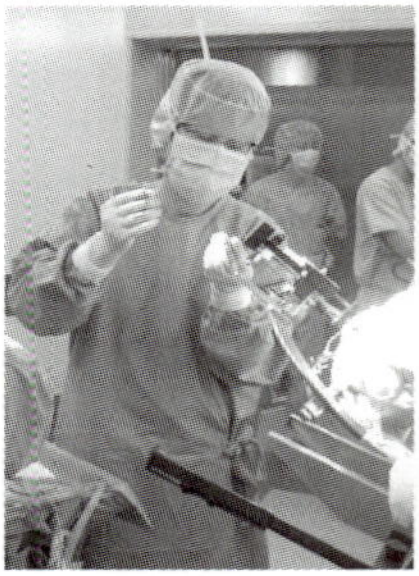
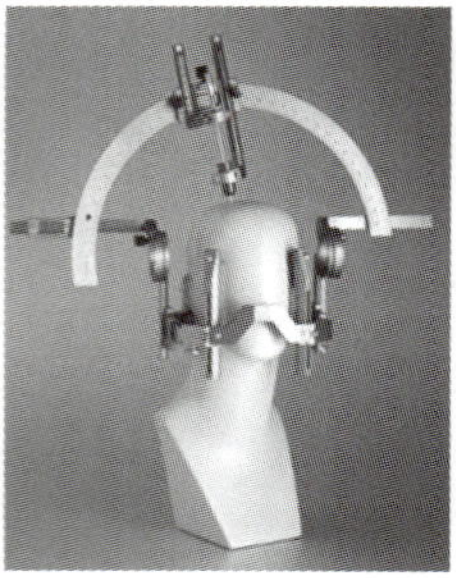
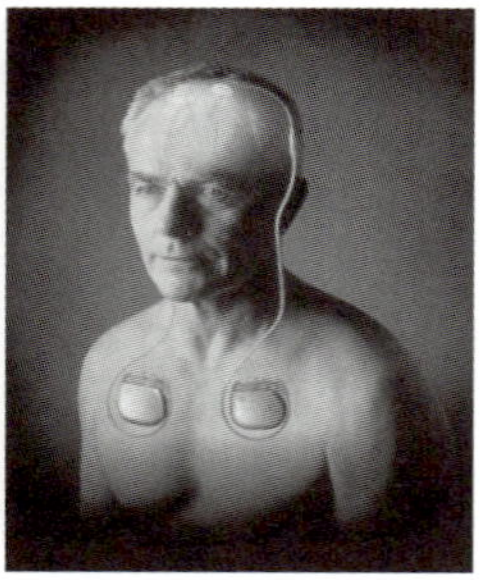

る。治療は薬物療法（L－DOPAなど）が基本だが、長期間内服すると薬剤持続時間が短縮し、ジスキネジアなどの不随意運動が出てくることもある。

「脳深部刺激療法は、まず脳内に刺激電極、胸の部分の皮下に刺激発生装置を埋め込み、この装置から脳内に電気を送る手術を行います。心臓のペースメーカーとよく似た構造です。この装置は、専用端末でオン・オフを切り替えたり、刺激条件を変更できるので、副作用が出たときも安心です。お風呂も入れるので、通常の日常生活を送っていただけます。約1か月の入院で刺激の調整を行い、飲んでいる薬の量を減らしていきます」

●慢性的な痛みに効果的な脊髄刺激療法（SCS）

脊髄刺激療法（SCS）は、鎮痛剤を使用したり、腰の手術を受けても良くならなかった下肢《かし》痛や腰痛、手足の血液の流れが悪くなることによる痛みなど、慢性的な痛みに対する治療法である。

具体的には、脊髄間にある硬膜外腔《こうまくがいくう》に電極を通して電気刺激を行うことで、痛みが脳に伝わりにくくなる。脳卒中で中枢神経が障害されて、感覚障害や痛みが残る場合や、糖尿病に合併する末梢《まっしょう》神経障害の痛み、帯状疱疹《たいじょうほうしん》の治療後に継続する痛み、複合性局所性疼痛《とうつう》症候群、パーキンソン病の腰痛、脊柱管狭窄《せきちゅうかんきょうさく》

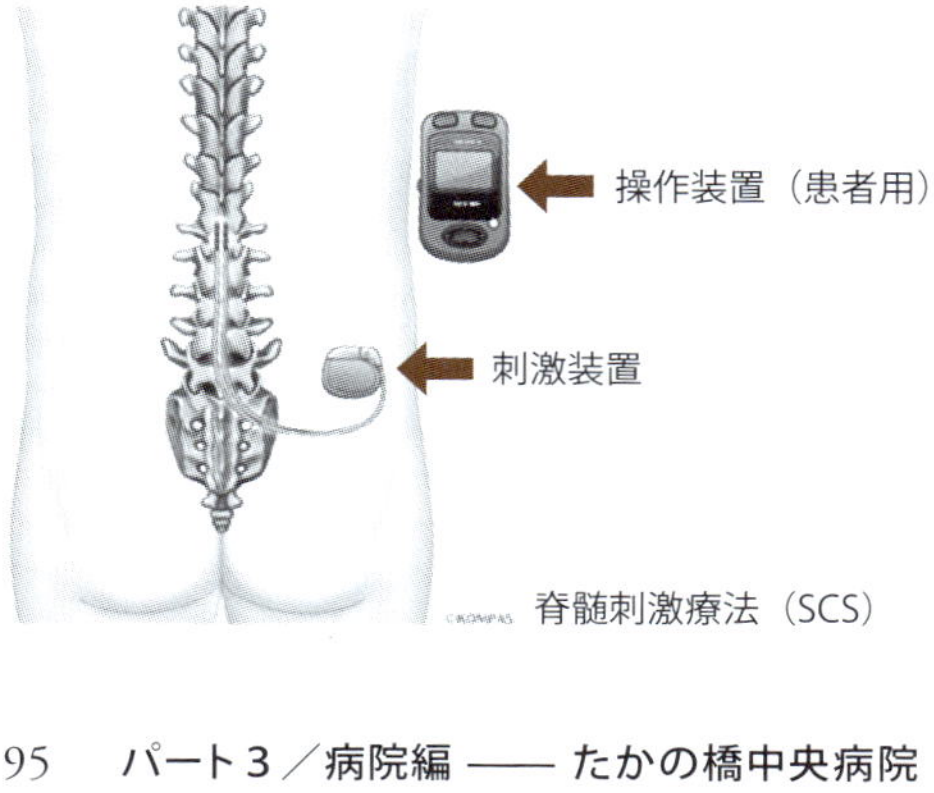

脊髄刺激療法（SCS）

症《しょう》の手術後に残る痛みなどに効果が見られる。

この治療により、患者の痛みが半分程度和らぎ、薬の量や種類を少なくすることが可能になった。通常は、脊髄刺激療法が痛みに対して効果があるかを確かめる目的で、実際に電極を体内（脊髄硬膜外）に挿入して刺激を行う。そして、トライアル手術（テスト刺激）による脊髄刺激療法を一度体験してもらい、効果の判定を行う。試験刺激で痛みの軽減があり、満足できる効果が判断された場合に、電極や刺激装置の埋め込みを行う。

●痙縮に効果的なバクロフェン髄注療法（ＩＴＢ）

脳卒中や脊髄損傷などの後遺症として見られる運動障害の一つに、痙縮があげられる。痙縮は、筋肉に力が入りすぎて動きにくかったり、勝手に動いてしまう病気をいう。内服治療に使用されるバクロフェンは、血中濃度が上がっても、作用部位である脊髄周囲の髄液中の濃度が上がらない特徴を持っている。

バクロフェン髄注療法（ＩＴＢ）は、重度の痙縮に対し、バクロフェンを脊髄腔内に直接的・継続的に投与するもの。「まずは、バクロフェンを脊髄腔内に注入して効果を判定し、この治療が有効かどうか体感してもらってから治療に入ります。小さい範囲の痙縮の場合は、先に筋肉に注射するボツリヌス療法を検討します」

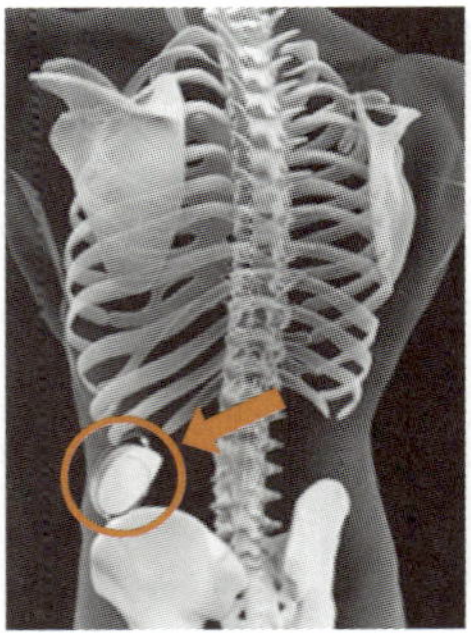

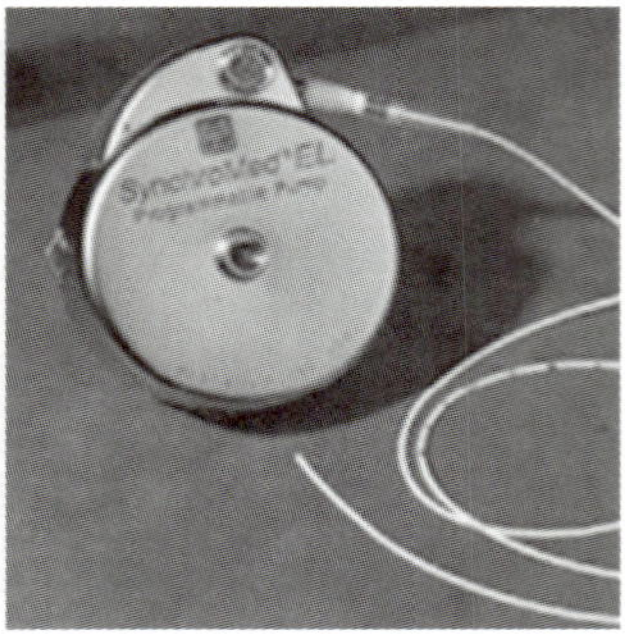

バクフェロン髄注療法
（ITB）

秋光 知英 副院長
（あきみつ・ともひで）

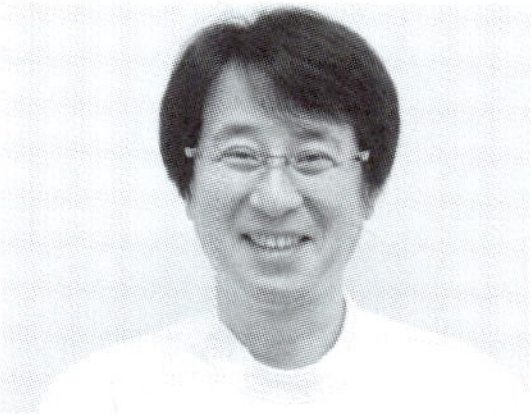

PROFILE

経　　歴	1965年広島市生まれ。1991年広島大学医学部卒業、広島大学医学部附属病院着任。松江赤十字病院、国立療養所広島病院、日比野病院を経て、1999年たかの橋中央病院ガンマナイフ診療部長就任。2013年より現職
資　格・所属学会	日本脳神経外科学会。日本定位・機能神経外科学会。日本てんかん学会。日本定位放射線治療学会。日本ガンマナイフ学会
趣　　味	スポーツ観戦（カープ、サンフレッチェ広島など）
モットー	少しでも患者さんの病気が改善できるように尽力

●副院長の横顔

大崎下島で幼少期を過ごし、呉三津田高校から広島大学医学部に入学。「脳を直接見てみたい。そして、大変な病気を抱えている方のお役に立ちたい」という思いから、脳外科を選択した。

「一人ひとりの患者を全力でサポートする」のがモットー。患者の立場に立った丁寧なカウンセリングや治療に定評がある。休日はガーデニングで自然に触れることが多いという。スポーツ観戦も大好きで、カープやサンフレッチェ広島の大ファン。

●副院長からのメッセージ

患者さんの症状改善に少しでも役立てればという思いで診療を行っています。治療の適応に関しては、広島大学医学部脳神経外科・放射線科とともに、慎重に検討を行っています。治療に関して不安な点がありましたら、何でもご相談ください。

脳神経外科・リハビリテーション科

広島市安佐南区

リハビリの総合機能で地域密着のリハビリを提供

広島共立病院

吉川正三 医師　澤衣里子 医師　廣川慎一 医師

特色

- 病棟に脳神経外科専門医が常勤
- 各診療科や他病院との緊密な連携に自信
- 一人ひとりの患者をチームワークで支える

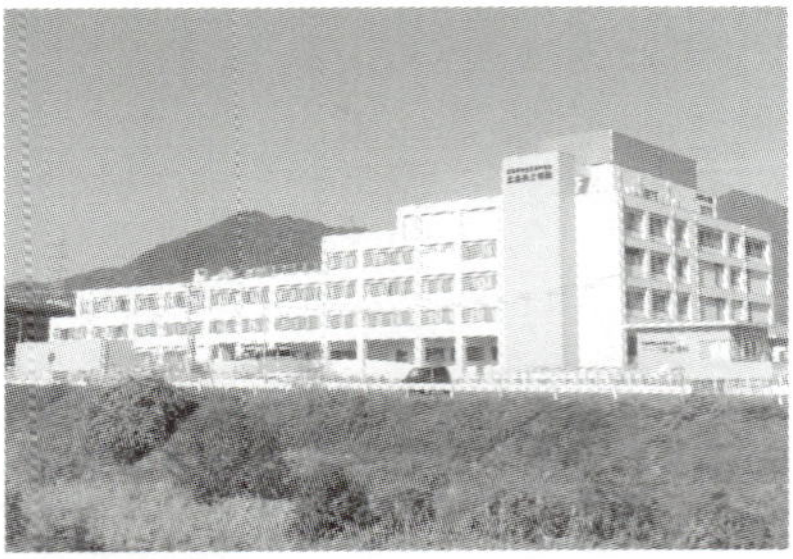

住　所　広島市安佐南区中須 2-20-20
ＴＥＬ　082-879-1111
ＨＰ　あり
駐車場　約 160 台

診療時間（※）	月	火	水	木	金	土	日
—	休診	休診	休診	休診	休診	休診	休診
14：00 ～ 16：30	休診	休診	休診	休診	○	休診	休診

※上記の表は脳神経外科の診療時間
＊祝日は休診　＊○印は脳神経外科医（広島大学病院）による予約制診療

病院の概要

●診療科目と領域

同院は、27の診療科、186床の入院病棟を備え、安佐南区で唯一の総合的な診療機能を持つ病院として地域の人々の健康を支えている。

●診療ポリシー

広島市内でも高齢者の増加が著しい安佐南区で地域医療を担いつつ、専門医療も提供する地域の中核拠点病院。地域で求められている医療を積極的に展開し、「"総合力"で地域のいのちを守る」病院として、各診療科が緊密に連携し、医療の質を高める努力をしている。

他医療機関との連携も重視し、地域の開業医クリニックからだけでなく、他地区の基幹病院からの紹介患者も多い。リハビリテーション科の吉川医師は脳神経外科専門医でもあり、脳卒中患者などの検査・診療の結果、同院では対応困難と判断した場合はただちに適切な医療機関へ紹介。また、障害を持った患者の社会復帰に向けての回復期リハビリに力を入れている。

病院データ

沿革	1977年開院
実績	回復期リハビリ患者数／約146人、MRI・MRA検査／約2220件（以上、年間）
連携病院	安佐市民病院、広島市民病院、広島大学病院、広島赤十字・原爆病院、呉共済病院、県立広島病院、谷川脳神経外科、梶川病院、荒木脳神経外科医院、岡山旭東病院、広島総合病院、土谷総合病院など

急性期の治療

●早期からのリハビリにつなげるために

同科の入院患者は、脳卒中と頭部外傷による患者が多数を占める。入院治療が必要な患者に対して、医師の指示のもと他職種が連携し、社会復帰に向けた早期からのリハビリテーション（以下、リハビリ）に取り組んでいる。必要があれば、栄養サポートチーム、褥瘡《じょくそう》（床ずれ）対策チームなども参加する。

リハビリにおける総合機能（脳血管リハ、呼吸器リハ、運動器リハ、心臓リハ）を持つ医療機関として、急性期から回復期、そして予防を含む生活期に至るまで、地域に密着した切れ目のないリハビリを提供することを心がけている。

●脳神経外科専門医による的確な診断に定評

リハビリ科は基本的に回復期病棟だが、吉川医師はリハビリ専門医であると同時に脳神経外科専門医でもある。

同院に脳卒中などの新患が来院した場合は、まず救急外来の担当医が診察し、ＭＲＩなどのデータを吉川医師もチェックする。入院中の患者の急変や、状態

診療科目	診療・検査内容
脳神経外科	診療／脳卒中（脳梗塞・脳出血）、けいれん、髄膜炎、脳炎、認知症、パーキンソン、頭痛、神経難病など 検査／血液検査、心電図、胸部レントゲン、CT、MRI、頸動脈・心エコー、脳血管造影など

が悪化した場合も同様で、同院での治療が可能と判断されてそのまま治療するケースもあるが、高度な治療が可能な脳神経外科・脳神経内科のある急性期総合病院へ紹介することもある。その場合に適切な判断ができるのは、吉川医師が豊富な臨床経験を積んできた脳神経外科専門医だからこそである。

安佐地域（安佐南区・安佐北区）は高齢者が多く、合併症のある患者が多い。そんな患者に対しては全身状態を考慮しながら対応を判断する必要がある。特に脳卒中に関しては注意が必要で、吉川医師はペースメーカー装着者やV―P（脳室～腹腔《ふくくう》）シャント手術を受けた患者に対しては頭部CTを、それ以外の患者には了承を得た上で、全例に頭部のMRI・MRA検査を実施する。

その画像を、脳神経外科専門医の目で診断し、慎重かつ迅速に今後の対応を判断。救急受け入れ要請の連絡が入った時点で、一刻も早い専門治療が必要と判断した場合は、そのまま急性期病院へ向かうように指示することもある。

また、同科には週1回、木村浩彰教授（広島大学病院リハビリテーション科）が、外来および総合的なリハビリの指導のために来院。定期的に新しい良質な情報に触れることができるのは、医師、リハビリスタッフ、看護師などのレベルアップにつながっている。そして、広島大学病院から脳神経外科専門医や脳神経内科専門医が来院して診療を行っている。

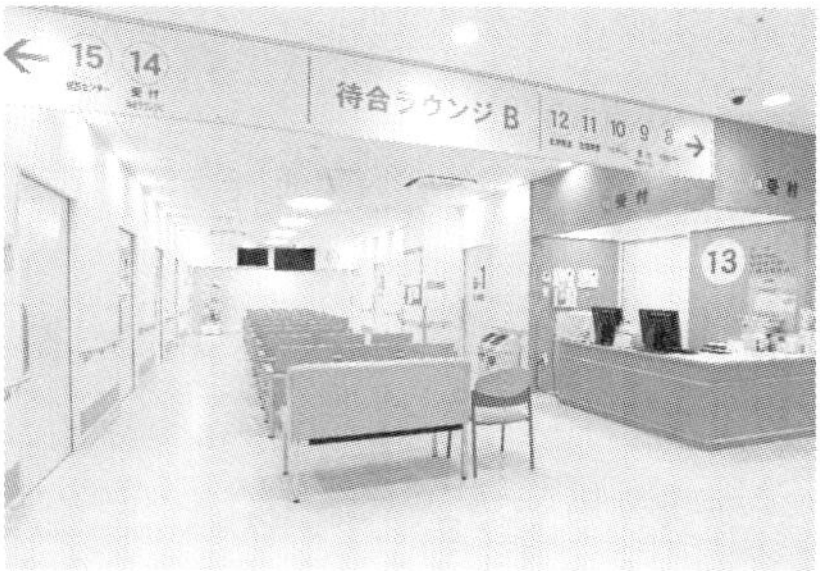

待合ラウンジ

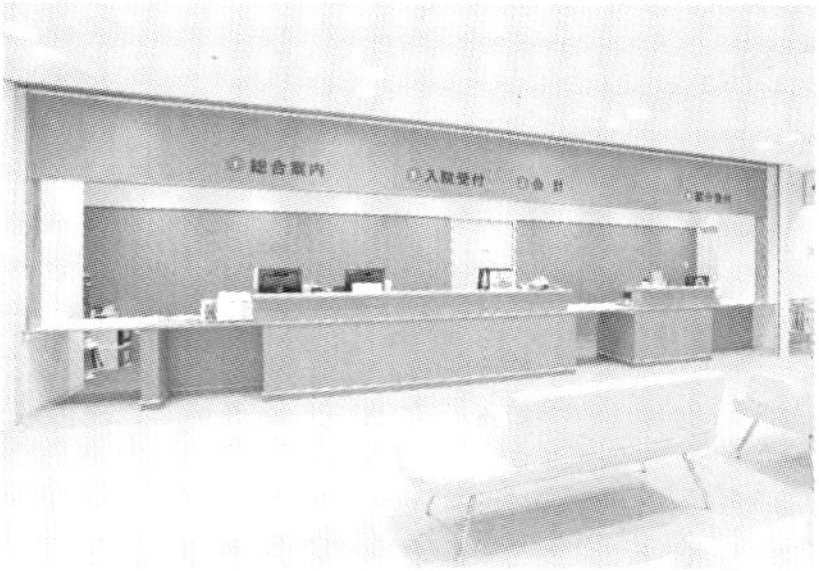

総合受付

回復期リハビリテーション

●「生きていて良かった」と感じてもらえる医療をめざす

回復期リハビリテーション（以下、リハビリ）病棟では、脳卒中・頭部外傷・脊髄《せきずい》損傷などの患者の在宅復帰や社会復帰をめざし、患者と家族の希望を聞いて、一人ひとりの患者の心身や家屋の状況などを総合的に判断して、リハビリを行う。脳卒中は、再発リスクのほかに誤嚥性《ごえんせい》肺炎や、けいれん発作などの合併症がいつ起こるか分からず、さらに高齢者は複数の疾患を抱えていることも多いため、細心の注意を払いながら全身的に診ていく必要がある。

同科では医師3人が病棟に常駐し、何かあればすぐに対応。1・5テスラMRIを用いた頭部MRI・MRA検査、手足の*錐体路《すいたいろ》を視覚化するトラクトグラフィー、機能的MRIによる脳機能の解析、歩行援助電気刺激装置などの先進機器による検査・治療機器なども取り入れている。筋肉の*痙縮《けいしゅく》に対するボツリヌス注射などの治療法も積極的に取り入れている。

「回復期リハビリ病棟で大切なことは、医療ばかりでなく、その患者さんとご家族の生活を第一に考えることです」と吉川医師は話す。リハビリメニュー

＊錐体路／脳から脊髄に伸びる運動を司る神経
＊痙縮／意思とは関係なく筋肉の緊張が高まり、手や足が勝手につっぱったり曲がってしまったりしてしまう状態

診療科目	診療・検査内容
リハビリテーション科	対象疾患／脳血管疾患・中枢神経系疾患（急性発症および術後）、神経疾患、慢性神経筋疾患、失語症、失認症、高次機能障害、パーキンソン、他リハビリを要する日常生活動作低下患者など 診療／理学療法、作業療法、言語聴覚療法。リハビリテーションにおける総合機能（脳血管リハ・呼吸器リハ・運動器リハ・心臓リハ）を保持

は、理学療法士・作業療法士・言語聴覚士を中心に、医師・看護師・医療ソーシャルワーカー・薬剤師・管理栄養士などがチームを組み、対象となる患者の状態を多角的に検討し、細かく軌道修正しながら目標達成をめざす。

アウトカム評価（結果・成果のこと。※基準を満たすと保険適用可）にも取り組んでいる。それぞれのスタッフが担当する個別療法以外に、看護師と協力して自主訓練の指導を行ったり、起立訓練やレクレーション活動などにも取り組んでいる。

「元の状態に戻って帰りたい、というのが患者さんとご家族の一番の願いですが、それが難しい場合もあります。患者さんが多くの人の援助を受け、そのことに感謝しながら、ご自分の持っている力でできるところまで回復し、最終的に〝生きていて良かった〟と思えるようにお手伝いさせていただきます」

退院が近くなれば、生活環境を整える目的の家屋調査を行ったり、外出や外泊を試したりする。スタッフだけでなく、ときには吉川医師自身が家屋調査に出向くこともあり、家の改修をアドバイスしたり、介護保険の申請や身体障害者手帳発行の手続きなど、一人の患者に対してできる限りの援助を行う。

●急性期病院やスタッフとの緊密な連携を重視

急性期の基幹病院に、十分な回復期病棟を併設するのは難しい現状で、同院

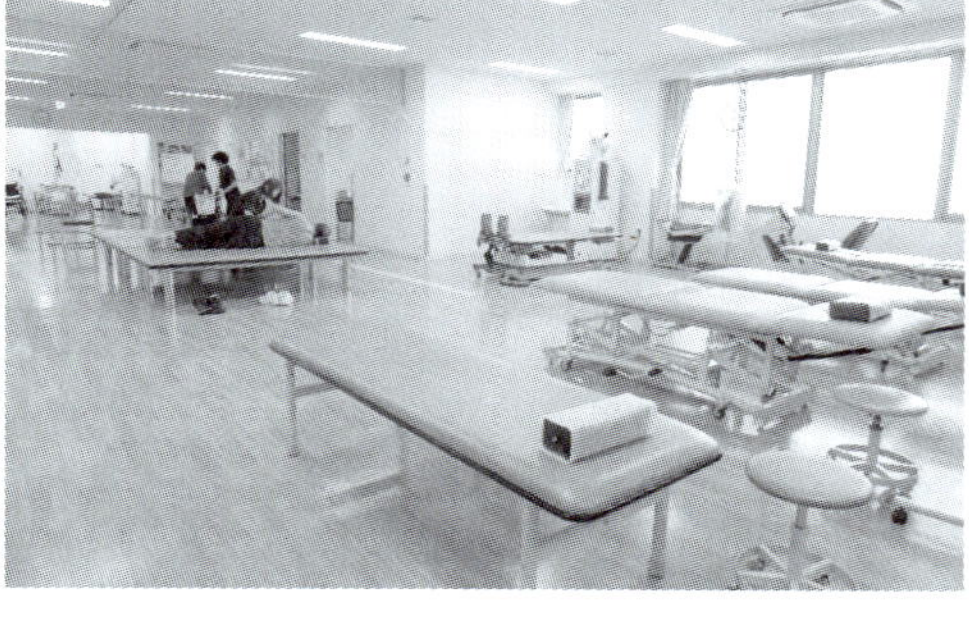

広々としたリハビリ室

のような回復期病棟の果たすべき役割は大きい。回復期病棟に脳神経外科専門医が常駐すれば、基幹病院にとっても患者さんを安心して紹介できる。その患者さんが再び急変した場合は、元の急性期病院に直ちに紹介することもある。吉川医師は、こうした緊密な連携を大切にしている。それが地域の人々に最善の医療を提供することになるため、急性期病院からの患者はできる限り速やかに受け入れる努力をしている。

「当院には、常勤・非常勤も含めてほぼ全診療科の医師がそろっており、併存疾患のある患者さんも含めて、さまざまな患者さんに対応できる体制が構築されています。"患者さん第一"“陰日向なく、一生懸命働く”“若い人を伸ばす"を理念に、地域に密着して最後まで診させていただく方針で力を尽くしています。それが患者さんと地域の開業医の先生方のお役に立つことになります」

２０１４年10月からは、緩和ケア病棟でのリハビリにも取り組んでいる。今後について、生活期・介護事業でのリハビリ（通院リハビリ・通所リハビリ）も充実させ、スタッフのチームワークをさらに深めて、情報を積極的に取り入れて神経科学を基盤としたリハビリを志したいと、意欲を見せる。

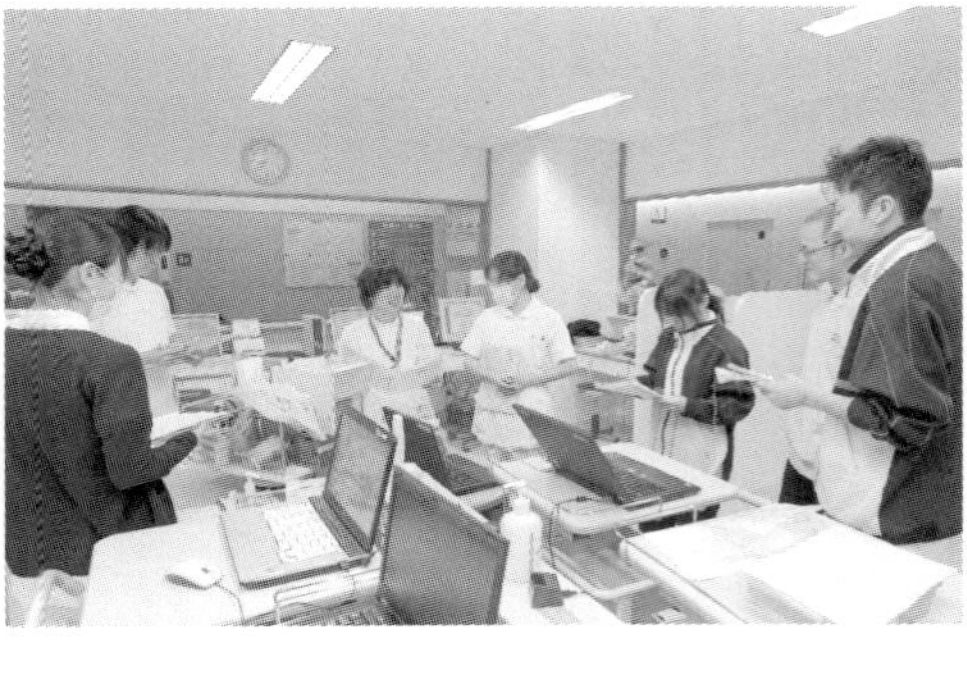

リハビリカンファレンスの様子

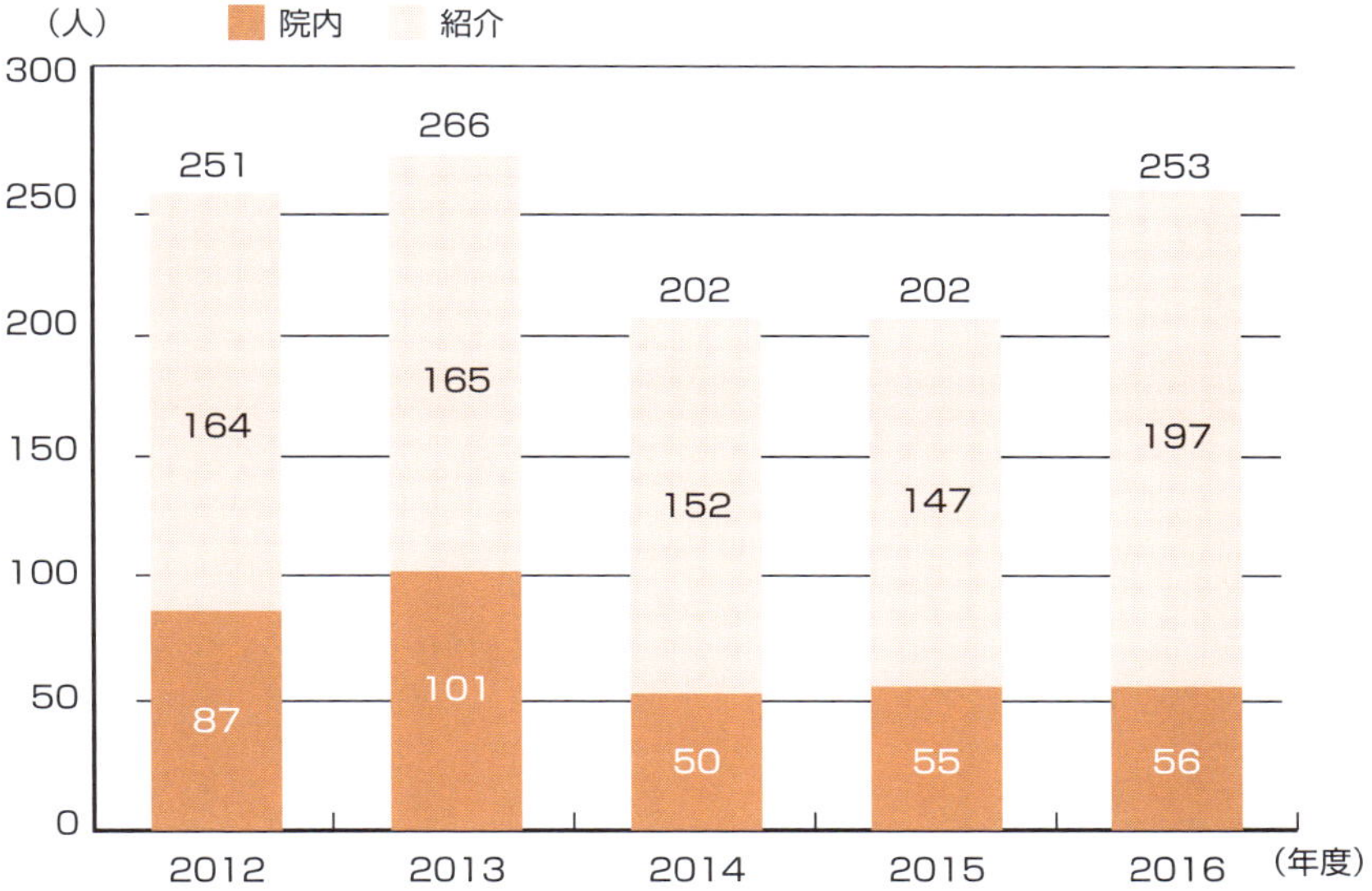

回復期リハビリテーション病棟入棟患者数

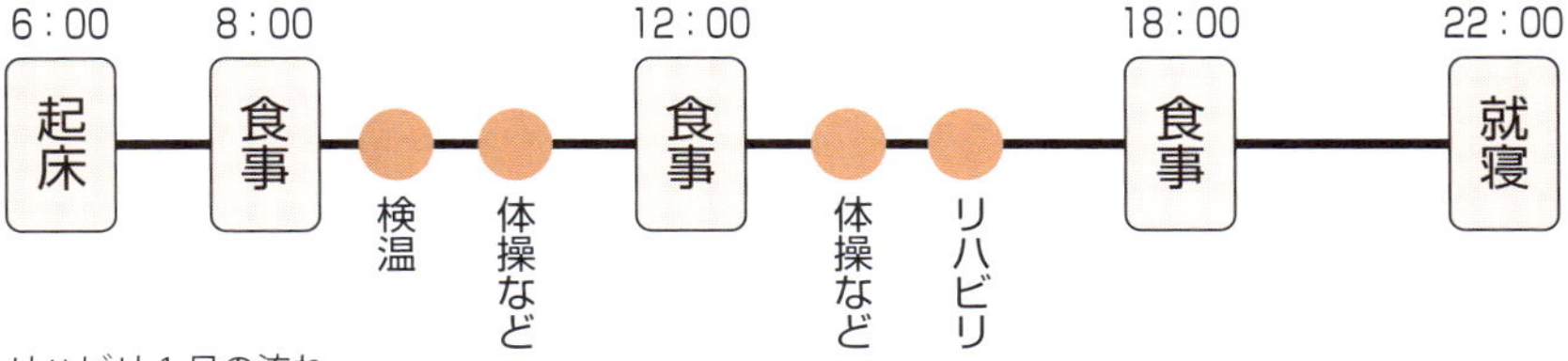

リハビリ 1 日の流れ

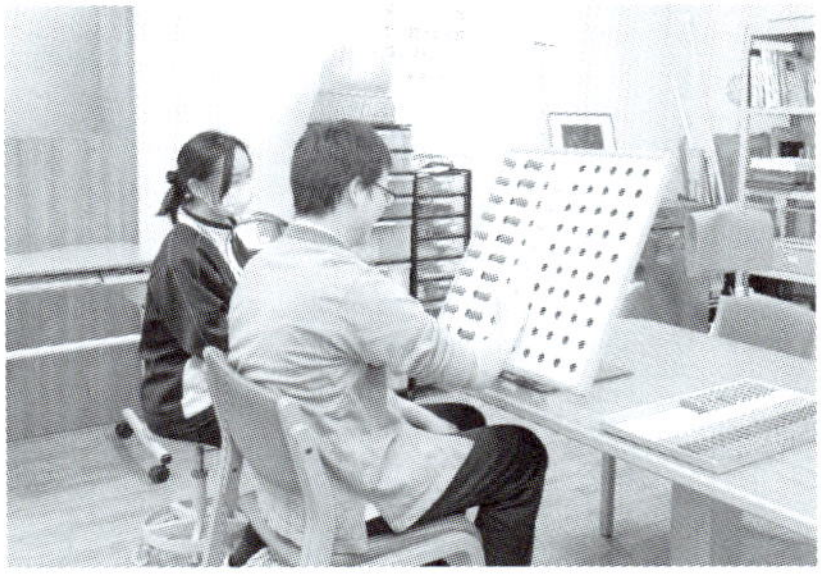
作業療法の様子

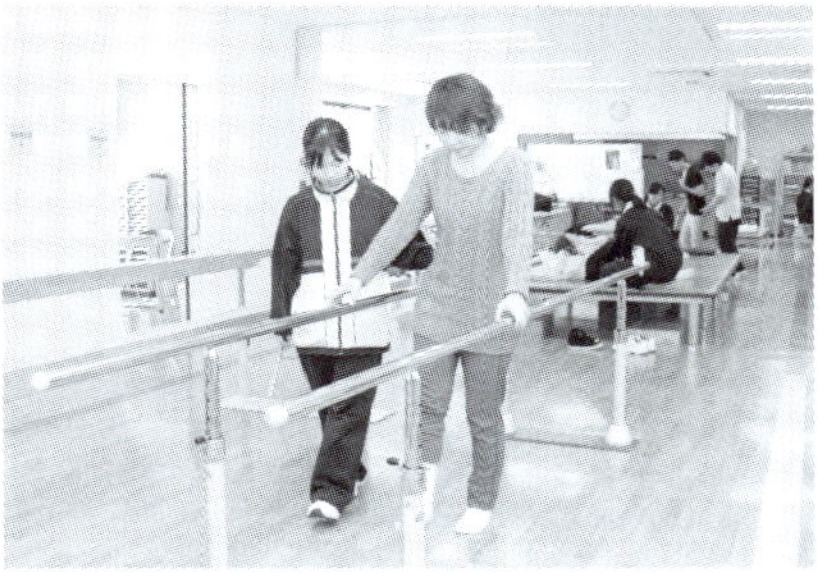
歩行訓練の様子

吉川 正三 リハビリテーション科医
（よしかわ・まさみ）

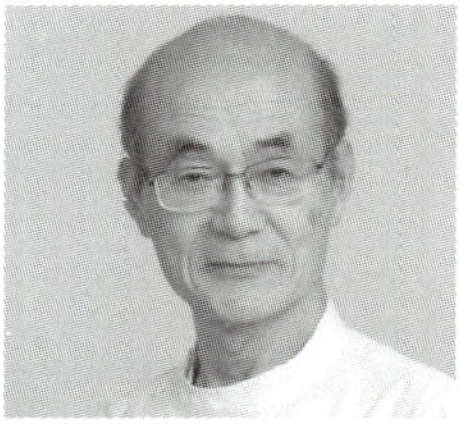

PROFILE

経歴	1952年群馬県前橋市生まれ。1987年広島大学医学部卒業。広島大学病院脳神経外科医員、松江赤十字病院脳神経外科、五日市記念病院脳神経外科、廿日市記念病院を経て、2016年に広島共立病院リハビリテーション科着任
資格・所属学会	日本脳神経外科学会専門医。日本脳卒中学会専門医。日本リハビリテーション学会専門医。医学博士
趣味・家族	犬の散歩 妻と愛犬1匹（ミニチュアシュナウザー 3歳）
モットー	機嫌良く働く。今現在、今いる場所が、最高。

●医師からのメッセージ

何事をするにも、最も適したときがあります。しかし、疾患を抱えていても、今からでも遅くありません。今がその時です。

また、ご家族の方々は、患者さんのことでいろいろ迷うことがあるかと思いますが、その時点で最適と思われることを行ってください。方針転換は問題ありません。人は努力する限り、迷います。

リハビリテーション科

●スタッフ／計 45 人

理学療法士／ 26 人・作業療法士／ 12 人・言語聴覚士／ 7 人

（※以上、2018 年 6 月現在）

澤 衣里子 リハビリテーション科医長
（さわ・えりこ）

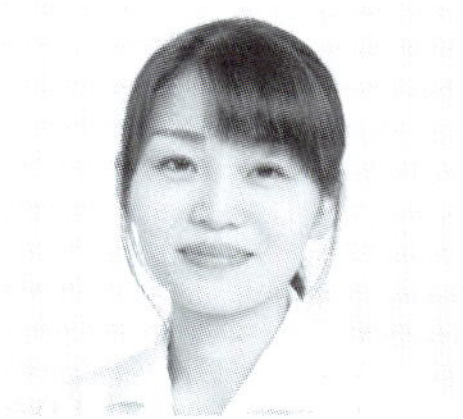

PROFILE

経　　歴	広島市生まれ。2009年川崎医科大学卒業。広島大学病院リハビリテーション科、広島市立リハビリテーション病院を経て、2018年より広島共立病院リハビリテーション科医長。脳血管疾患・運動器疾患を中心に診療
資　格・所属学会	日本リハビリテーション学会専門医
趣　味・家　　族	読書、旅行 夫、長女、長男の４人暮らし
モットー	「人間万事塞翁が馬」

●医師からのメッセージ

リハビリテーション（以下リハビリ）には、疾患や障害を抱えながらの生活をより良くできる力があります。ご自身にどのようなリハビリが必要か、情報収集をしてみてください。

また、ご家族の方々は患者さんを中心としたリハビリチームの大事な一員と考えています。ぜひ、積極的にリハビリ場面に参加してみてください。

廣川 慎一 リハビリテーション科医
（ひろかわ・しんいち）

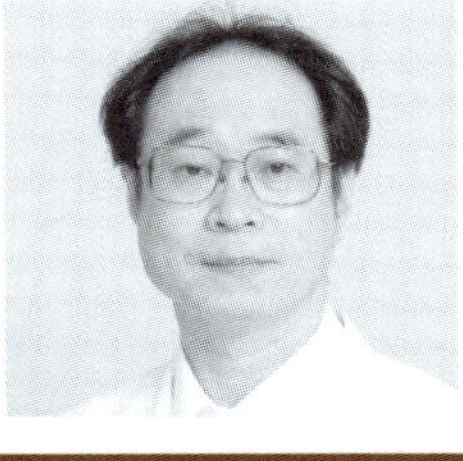

PROFILE

経　　歴	1967年広島市生まれ。2011年新潟大学医学部卒業。2015年より同院で研修中
所属学会	日本リハビリテーション学会

内科・リハビリテーション科

広島市安佐南区

総合診療と最新理論に基づくリハビリを提供

メリィホスピタル

倉岡 敏彦 院長　**上田 健人** 医師

特色

・さまざまな専門医による総合診療
・質の高いリハビリテーションのため大学と連携
・患者に寄り添う「おもてなし」の医療

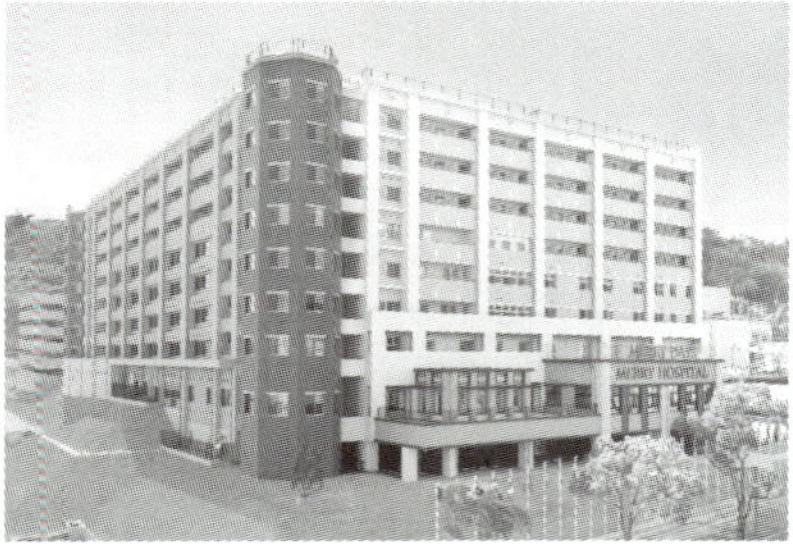

住　所　広島市安佐南区大塚西3-1-20
ＴＥＬ　082-849-2300
ＨＰ　あり
駐車場　238台

＊診療について／メリィハウス、メリィデイズの入居者の訪問診療や往診が中心。一般外来の受付はしていない（一部の紹介患者を除く）

病院の概要

●診療科目と領域

同院の標榜診療科は内科・リハビリテーション科で、内科（呼吸器、糖尿病、消化器）、消化器外科、循環器科、神経内科、リハビリ科、精神科を専門とする常勤医師9人が入院を担当し、非常勤医師10人以上が外来を担当。幅広い分野の医師が集まり総合診療を行っている。回復期（回復期リハ病棟・地域包括ケア病棟）、慢性期（医療療養病棟）の医療機能を持ち、病院の上階にサービス付き高齢者住宅を併設。同院近くで老人ホームも運営している。外来（訪問診療・往診）は施設入居者を対象としている。

●診療ポリシー

「おもてなしの心」を大切にし、患者や入居者に寄り添う医療をめざしている。近隣の急性期病院と連携を取り、急性期治療を終えた患者（ポストアキュート）を受け入れ、さらに施設で急変した患者（サブアキュート）にも対応し、在宅復帰に向けた医療を提供できることが同院の強みである。

診療科目	診療・検査内容
内科・ リハビリテーション科	対象疾患／脳血管疾患・中枢神経系疾患（急性発症および術後の後遺症）、神経疾患、認知症、失語症、高次脳機能障害、パーキンソン病、他リハビリを要する日常生活動作低下患者 診療／理学療法、作業療法、言語聴覚療法

回復期リハビリテーション

●回復期リハビリから看取りまで

同院は、2018年4月に広島市北西部の西風新都で開院した。同じ医療法人社団が運営する療養型病院の八千代病院の、511床のうち199床を移したもので、回復期リハビリテーション（以下、リハビリ）病棟、地域包括ケア病棟、医療療養病棟を備える。新築された9階建ての建物は、低層階が病院、高層階がサービス付き高齢者住宅（メリィデイズ）となっている。

同院の外来は、基本的にメリィデイズとメリィハウス（同院近くに建つ老人ホーム）の計664室の入居者と紹介患者が対象となっている。

病棟では、広島市内や浜田自動道で結ばれた島根県浜田市・益田市などの急性期病院から患者を受け入れ、さらに近隣の診療所・施設と連携し、必要があればすぐに入院できる体制を整えて、回復期・療養期を支え、在宅復帰をサポートしている。各病棟ともケアとリハビリを行い、医療療養病棟では看取りまで行う。医療と介護の新しい連携の形である。

病院データ

沿革	八千代病院（511床、医療法人社団八千代会が運営）より療養病床199床を移し、2018年4月開院
実績	総入院患者数／192人、病床利用率／96.5%、回復期リハビリテーション病棟病床利用率／95.9%（以上、2018年9月1日現在）
連携病院	安佐市民病院、広島市民病院、広島大学病院、県立広島病院、広島赤十字・原爆病院など（※山陰〈浜田、益田周辺〉からの紹介も多い）

●さまざまな専門医による総合診療を提供

回復期リハビリ病棟は、脳血管疾患や骨折などの急性期治療を終えた患者に対して、日常生活を送る力を付けたり、寝たきりにならないために集中的なリハビリを行う専門病棟である。同院では、外科手術や肺炎後に寝たきりになり、体や頭の働きが低下した患者（廃用症候群）も受け入れている。

常勤医師（入院担当）が9人、非常勤医師（外来担当）が十数人と多くの医師が在籍しており、倉岡院長（呼吸器内科）を筆頭に、消化器外科内科、循環器科、神経内科、リハビリ科、精神科、糖尿病、血液内科、整形外科など、さまざまな科の専門医がそろっている。そのため、総合医療的な診療が可能で、高齢者に多い合併症への対応も行っている。

「さまざまな疾病を抱えている高齢者に対して、各診療科の専門医がお互いに連携を取り、相談したりしながら、トータルで良い医療を提供しています」

同院は、無料で車による患者の送り迎えをしている。通常は、急性期病院からの搬送は介護タクシーを使うことが多いが、入院の連絡が地域連携室に入ると、必要な場合には看護師も同乗して、病院の車で急性期病院まで患者を迎えに行く。患者や入居者に寄り添う医療をめざす、同院の「おもてなしの心」の

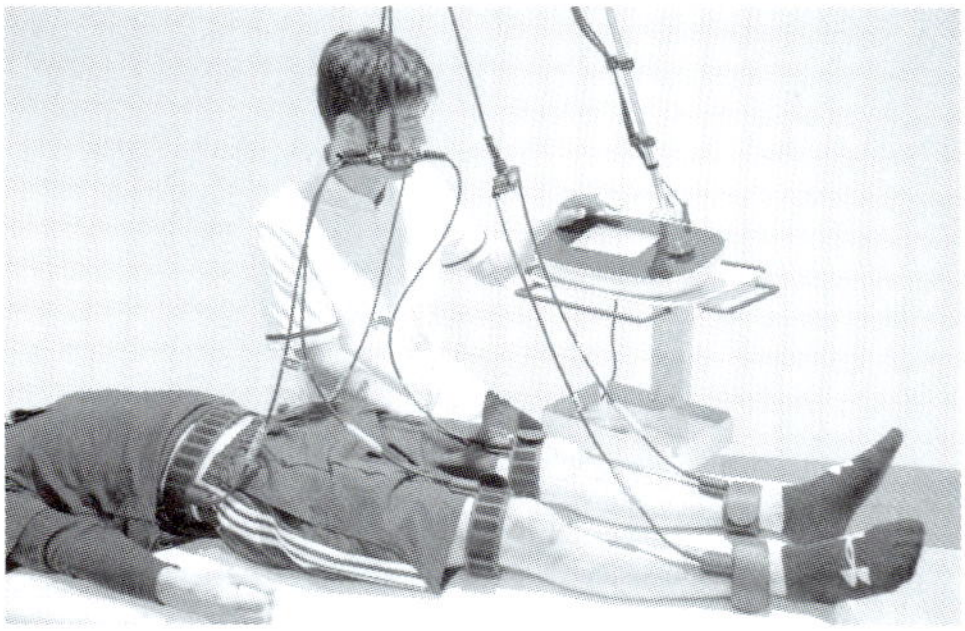

リハビリの様子（理学療法）

表れの一つだが、患者や家族の負担が軽減されると好評で、紹介率にもつながっている。

●口から食べることの大切さとは

急性期病院から送られて来る患者には、気管切開（気管カニューレ装着）したり、誤嚥《ごえん》で口から食べられないなどの患者も多い。そんな患者にも、治療と同時進行で積極的にリハビリを行う。

長く寝たきりの姿勢でいると肺炎を起こしやすく、また、いったん肺炎になると繰り返す患者は多い。同院では、肺炎防止のために医師とスタッフが連携し、何かトラブルがあればすぐに対応できる体制を整えた上で、本人が可能な範囲でリハビリを行う。バイタルサイン（生命兆候）を確認しながら、できるだけ体を起こしたり、姿勢を変えたりして、食事も嚥下《えんげ》内視鏡検査や嚥下造影検査をして、食べられる範囲でできる限り口から食べてもらっている。

「食べない期間が長くなると、食べたり飲み込んだりする機能も廃用を起こします。きちんと状態を評価して、そのときの状態に見合った食べる練習をしていけば、多くの患者さんは食べられるようになります。口の中に物が入ると、唾液《だえき》が出ます。唾液には殺菌作用があり、肺炎予防にもなります。口腔《こうくう》内環境

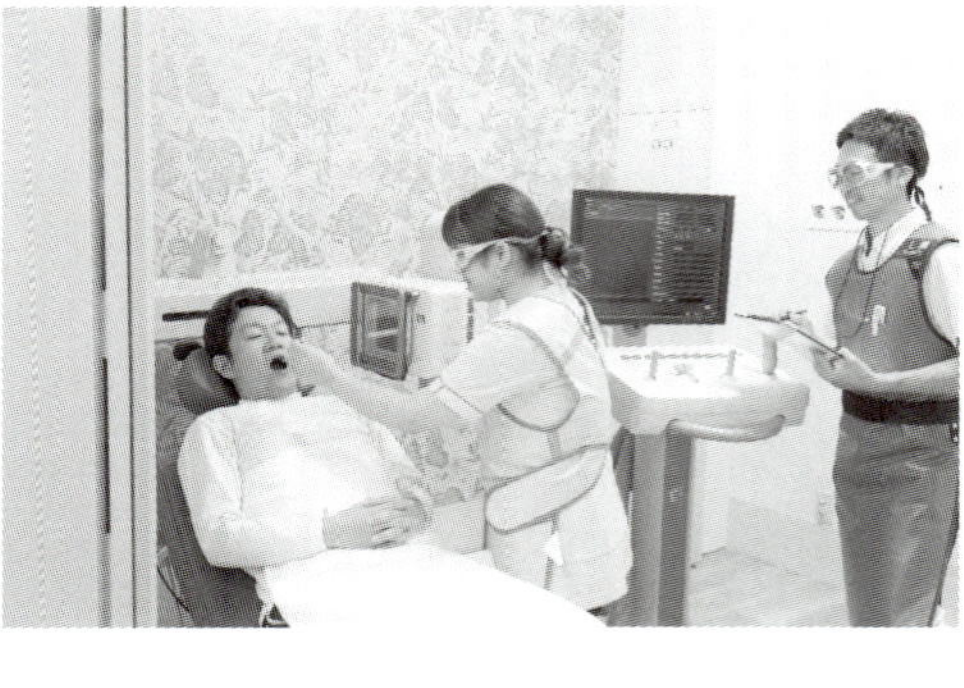

リハビリの様子（嚥下造影検査）

を維持するためにも口で食べることは大切です」と上田医師は話す。上田医師は理学療法士の免許も持っており、リハビリを専門とする医師である。

回復期病棟のリハビリスタッフ（理学療法士・作業療法士・言語聴覚士）は49人で、そのうち嚥下に対応する言語聴覚士が9人と多いのも同院の特徴。

「彼らが細かいところまで見逃すことなく、きちんと嚥下機能を評価してリハビリに取り組んでいるおかげで、食べられなかった患者さんの多くが、次第に3食とも食べられるようになります」

急性期病院から同院へ来たときに、経鼻栄養や胃瘻《いろう》（経管による栄養）を造設していた患者が、2018年4月の開院から5か月間で3人が胃瘻が取れ、また経鼻栄養は高い確率で取れ、口から食べられるようになって退院している。

●質の高いリハビリの提供を掲げる

上田医師は開院に先がけて、各地のさまざまな最先端のリハビリ施設を見学し、さまざまな優れた方法などを同院に取り入れている。また、開院後は週に一度、木村浩彰教授と三上幸夫助教（広島大学病院リハビリテーション科）がサポートと指導に来院。広島大学と一体となって綿密な訓練を行いながら、スタッフがチームワーク良く取り組み、知識・技術のレベルアップに努めている。

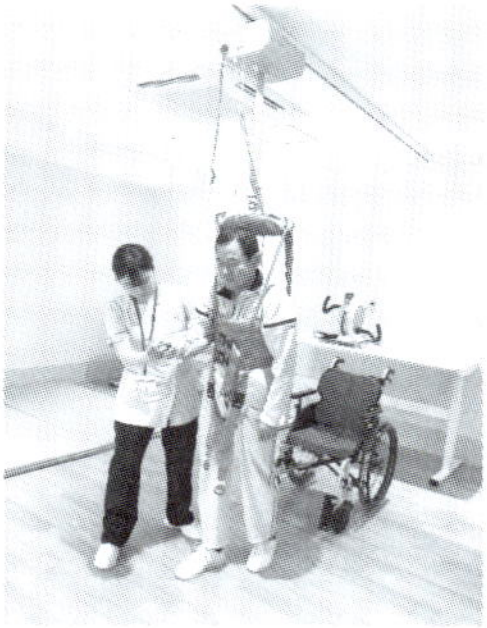

リハビリの様子（歩行訓練）

脳血管疾患の回復期リハビリは、1日に3時間まで行える。同院では、リハビリ以外の時間も、患者には日中は極力起きて過ごしてもらうようにしている。最新設備を備えたリハビリ室は、決められた毎日のリハビリ時間以外でもトレーニングに使用することが可能。個別の自主トレメニューを作ってもらい、空いた時間に自発的にトレーニングを行う患者もいるという。

毎日午後2時からは、病棟の患者が「立ち上がり訓練」を行う。廊下に出て、イスから立ったり、座ったりを100回、患者各々のペースや方法で行うリハビリである。医師が患者の状態を個別に判断して、方法などを指導し、それをリハビリスタッフや看護師が共有する。

そのほかに、認知症の患者が食堂に集まって軽作業を行う訓練など、在宅に戻って生活することを目標に、効果的なリハビリを行っている。

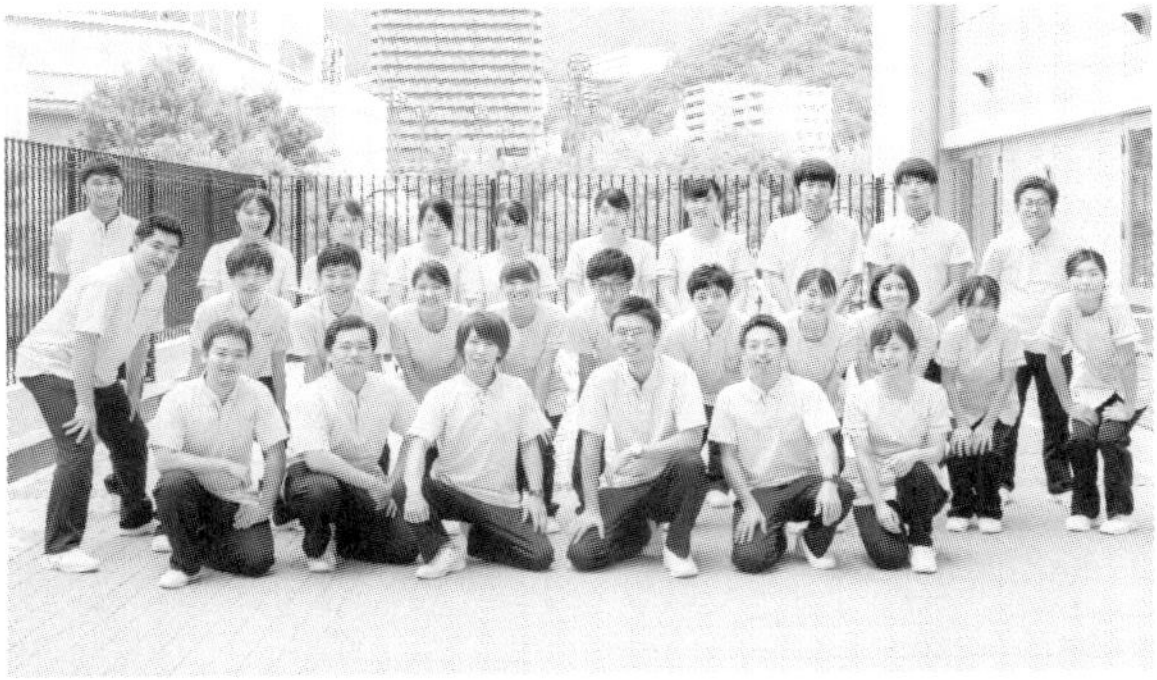
同院のリハビリスタッフ／明るく丁寧な対応を心がけている

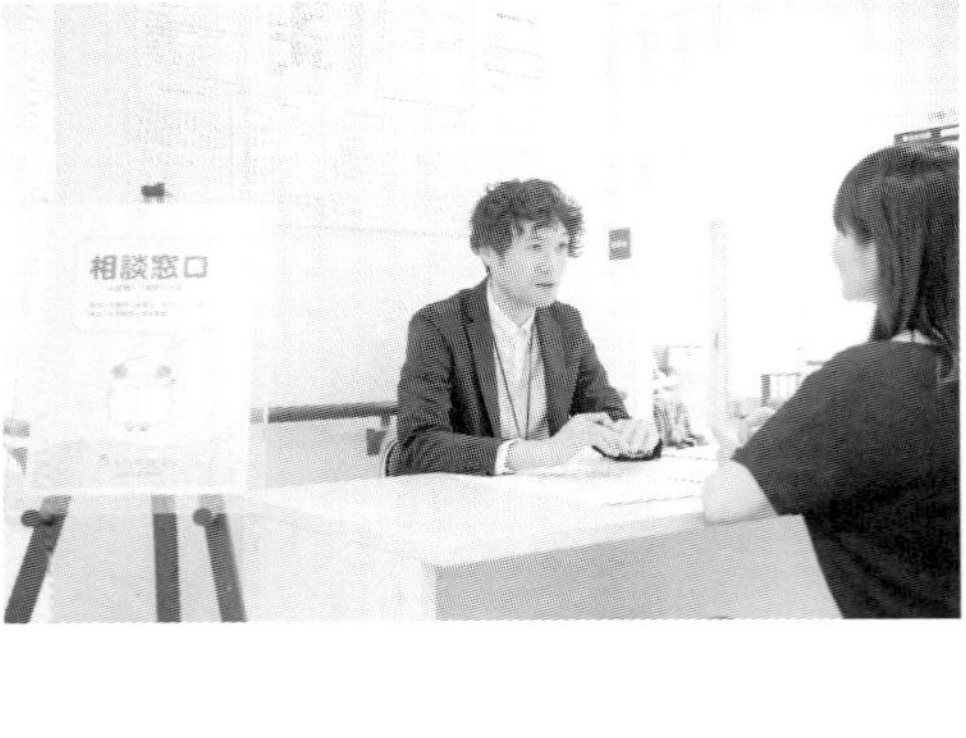

同院の相談窓口／
詳しく丁寧に話を伺っている

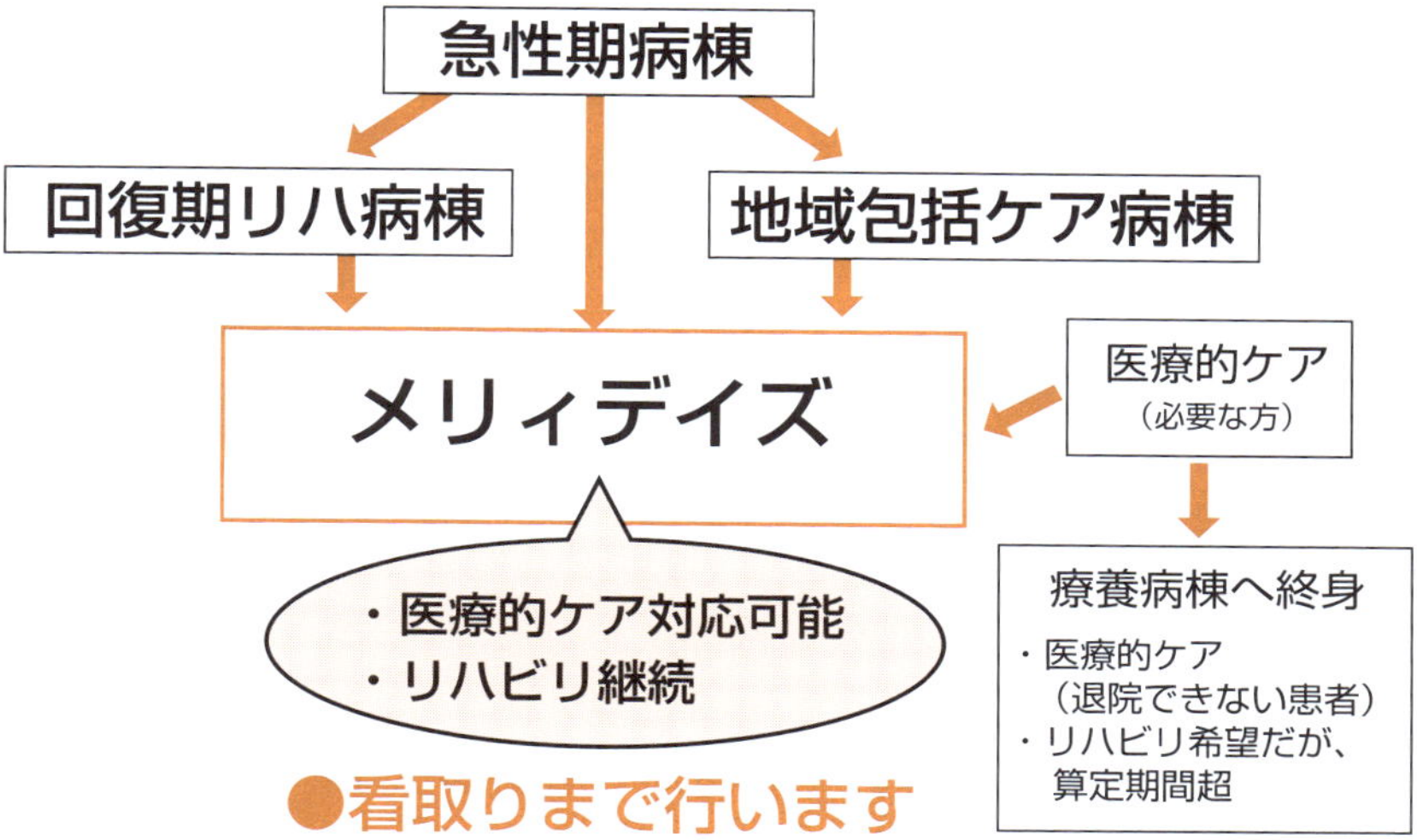

同院の診療モデル

空床状況	病棟／定員	入院患者数	病床利用率
2	回復期リハビリ　（2階）／49床	47人	95.9%
1	地域包括ケア　（3階）／50床	49人	98.0%
1	医療療養　（4階）／50床	49人	96.0%
3	医療療養　（5階）／50床	47人	
11	全体／199床	192人	96.5%

同院の入院実績（2018 年 9 月 1 日現在）

倉岡 敏彦 院長
（くらおか・としひこ）

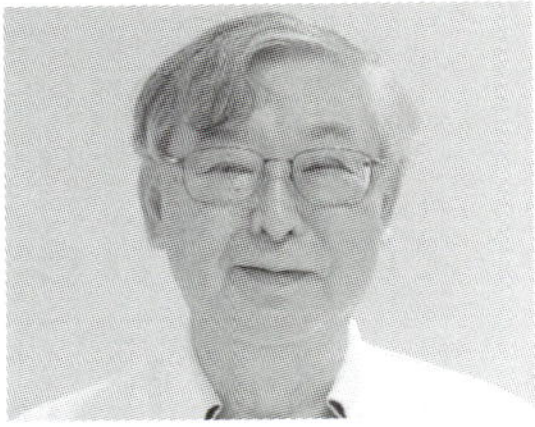

PROFILE

経　歴	1946年呉市生まれ。1971年広島大学医学部卒業。1977～2011年吉島病院にて呼吸器センター設立に尽力（1998年院長に就任、2011年退職、2016年名誉院長に就任）。1985年呼吸リハビリテーション研修（米国、3か月）。2017年叙勲「瑞宝小授賞」受賞。2018年4月より現職
資格・所属学会	日本呼吸ケア・リハビリテーション学会功労会員。日本結核病学会功労会員。呼吸器学会（前）指導医。広島大学医学部臨床教授（2000～10年）など
趣　味	バードウオッチング（日本野鳥の会広島県支部幹事）、風景写真
モットー	「一生勉強、一生青春」「生きているうち、はたらけるうち、日のくれぬうち」（相田みつお）

●院長からのメッセージ

当院は、老人ホーム470人・サービス付き高齢者住宅216人を有する、高齢者向けの病院（199床、2018年4月開設）です。地域包括ケア病棟50床、療養病棟100床に加えて、回復期病棟49床があります。地域包括ケアシステムの中で、広島市中心部から県北地域、浜田市などの島根県の一部の高齢者医療を担っています。

また、急性期病院での治療を終えた高齢者の、亜急性期から在宅までを支える役割を果たすべく、広島大学病院リハビリテーション科とも緊密な連携を取っています。常勤医（入院担当）は9人在籍し、リハビリ科以外にも内科（呼吸器、消化器、神経内科、糖尿病内科、循環器）、消化器外科などの医師がそろっており、多くの合併症を有する高齢者に対する総合診療が強みです。

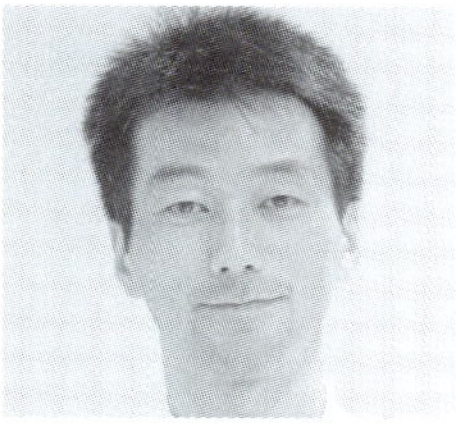

上田 健人 リハビリテーション科医
（うえだ・たけひと）

PROFILE

経　歴	1976年愛媛県内子町生まれ。1999年広島大学医学部保健学科理学療法学卒業後、同大大学院進学。2001年から理学療法士としてリハビリテーションに従事。2013年島根大学医学部卒業。広島市立リハビリテーション病院、広島大学病院リハビリテーション科を経て、2018年4月より現職。日本リハビリテーション医学会所属
趣　味	映画鑑賞、読書、空手　　モットー　「知っている」と思えば進歩は止まる

●医師からのメッセージ

リハビリテーションは、英語では「rehabilitation」と書きます。この単語は、「re」と「habilitation」に分けることができ、re は「再び」という意味で、habilitation は「器用な、できる」です。

ですので、リハビリテーションとは「再びできるようになる」つまり、「再びその人らしく生活できるようになる」ことです。回復期リハビリテーション病棟は、退院後のその人らしい、尊厳のある生活への橋渡しの場所です。

スタッフ紹介

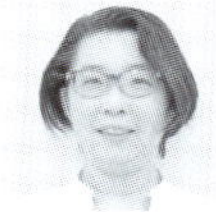

山本 聡美
役職／看護師長
職種／看護師
モットー／時は金なり

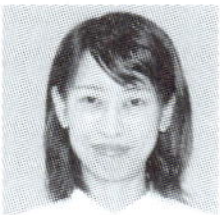

吉田 阿矢
職種／医療ソーシャルワーカー
モットー／雲外蒼天

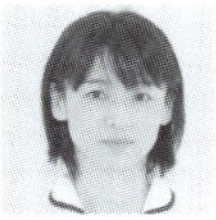

川上 真由美
職種／管理栄養士
モットー／日々精進

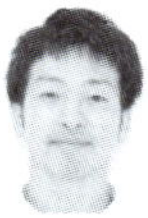

児玉 努
役職／主任
職種／作業療法士
モットー／初心忘るべからず

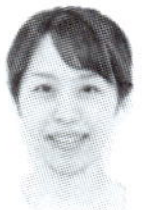

兒玉 沙弥香
役職／副主任
職種／理学療法士
モットー／日進月歩

内科・神経科・リハビリテーション科など

廿日市市丸石

多職種連携の充実したリハビリと療養病床で地域貢献

大野浦病院

曽根喬 院長　西本武史 医師　五郎水敦 ST＊

＊ST／言語聴覚士

特色

・24時間生活リハビリテーションを実践
・食事ケア・口腔ケアが地域で高評価
・多職種チームで患者一人ひとりを支える

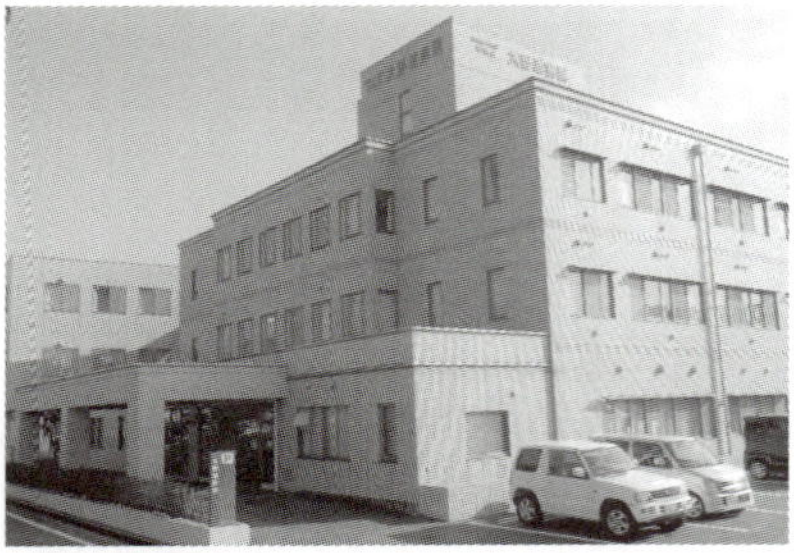

住　所　廿日市市丸石 2-3-35
ＴＥＬ　0829-54-2426
ＨＰ　あり
駐車場　30 台

診療時間	月	火	水	木	金	土	日
9:00 ～ 12:00	○	○	○	○	○	休診	休診
13:30 ～ 17:00	○	○	○	○	○	休診	休診

＊祝日は休診

病院の概要

●診療科目と領域

同院は、内科・神経科・リハビリテーション（以下、リハビリ）科・整形外科の診療を行うほか、もの忘れ予防外来・睡眠外来・嚥下《えんげ》外来（飲み込み外来）・禁煙外来・小児の言語療法外来を開設。主に、広島県西部（廿日市市、大竹市など）の患者を中心に診療を行っている。脳血管障害や骨折などに対して集中的にリハビリを行う回復期リハビリ病棟（29床）と、急性期治療後の患者に継続治療とリハビリ、看取りまで行う医療療養病床（91床）を設置している。

●診療ポリシー

医療はサービス業と認識し、ホスピタリティを意識した高品質の医療サービスを提供。地域で特に必要とされる「地域一番」をめざしている。また、家族との連携を基本理念の中に掲げ、家族も一緒になって、多職種でつくるチームで患者の在宅復帰を支えている。訪問診療、訪問看護、訪問リハビリなども実施しており、関連施設にはグループホームやサービス付高齢者向け住宅がある。

診療科目	診療・検査内容
内科・神経科・ リハビリテーション科	リハビリテーションを要する日常生活動作低下患者に対する診療 対象疾患／脳血管疾患・中枢神経系疾患の後遺症、認知症、失語症、嚥下障害、高次脳機能障害、パーキンソン病関連疾患 診療／理学療法、作業療法、言語聴覚療法

回復期リハビリテーション

●急性期病院と緊密に連携

高齢者に本当に求められる病院をめざし、高齢化が進む地域のために1994年に開設された同院は、広島県下初の療養型病床群としてスタートした。

本格的な高齢社会を迎え、医療技術の高度・細分化が進み、一つの病院で治療を行う「病院完結型」医療から、患者の住む地域全体で治療しながら支える「地域完結型」の医療へと変わってきている。急性期病院での入院期間が短縮化される中、特に脳血管障害の患者は、急性期の治療後も引き続き入院医療が必要な人が少なくない。

同院の近隣には、JA広島総合病院（廿日市市）、広島西医療センター（大竹市）、さらに西には岩国医療センター（山口県岩国市）がある。いずれも地域の急性期医療を担う総合病院である。同院の回復期リハビリテーション（以下、リハビリ）病棟はこれらの急性期病院と緊密な連携を取り、急性期治療を終えた患者を受け入れ、医師を中心とした多職種がチームとして一人ひとりに合ったリハビリを実践し、医療・看護・介護・心のケアまで対応している。

病院データ

沿革	1994 年開院。2008 年回復期リハビリテーション病棟開設。2018 年介護療養病床を医療療養病床へ転換
実績	入院患者数／113 人、外来患者数／約 50 人（以上、日平均）、回復期リハビリテーション在宅復帰率／80.3%（2017 年度）
連携病院	JA 広島総合病院、広島西医療センター、岩国医療センター、広島赤十字・原爆病院、県立広島病院など

●24時間生活リハビリテーションを実践

回復期リハビリ病棟で行う脳血管障害のリハビリは、一日3時間までと診療報酬で定められている。この3時間のリハビリでは、まず患者本人や家族と十分に話し合って到達目標を設定。医師や看護師などと連携し、理学療法士（PT）・作業療法士（OT）・言語聴覚士（ST）が、一人ひとりに合ったリハビリを体調や状態なども考慮しながら集中的に行う。

一日の残りの21時間についても、院内のさまざまな専門職が連携して患者の生活を支えている。退院までの病棟生活をどのように送ってもらうか、残った機能で何ができるかを多職種のチームで話し合い、看護師や介護士がそれを共有しながら関わっていく。

在宅生活を目標に、安全性を最優先にしながら、日中はロビーでそれぞれの生きがいや習慣に合わせた作業活動や環境（編み物、クロスワード、新聞、雑誌、カフェコーナーなど）の提供を行い、自分らしく選択する力をサポートしている。

夜間も生活スタイルを考慮し、温かい飲み物を飲んで寝る人、夜も歩いてトイレに行く人、朝はラジオ体操をする人など、自宅での生活につながる24時間のリハビリを行っている。患者がその人らしく生きるための生活リハビリの実践である。

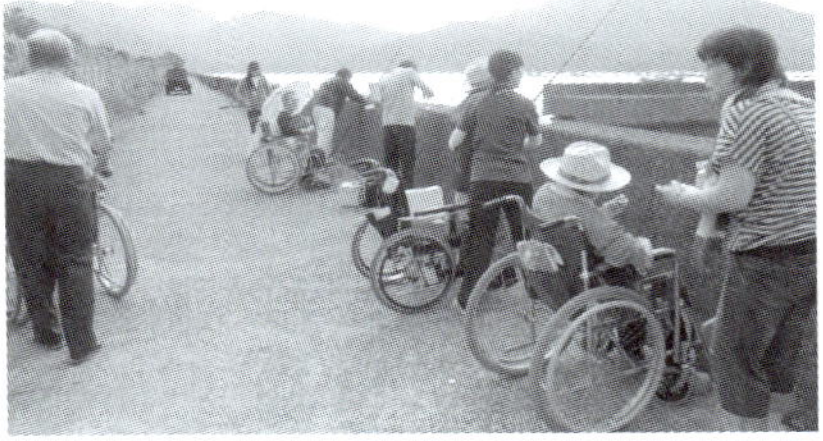

外出訓練（釣り）の様子

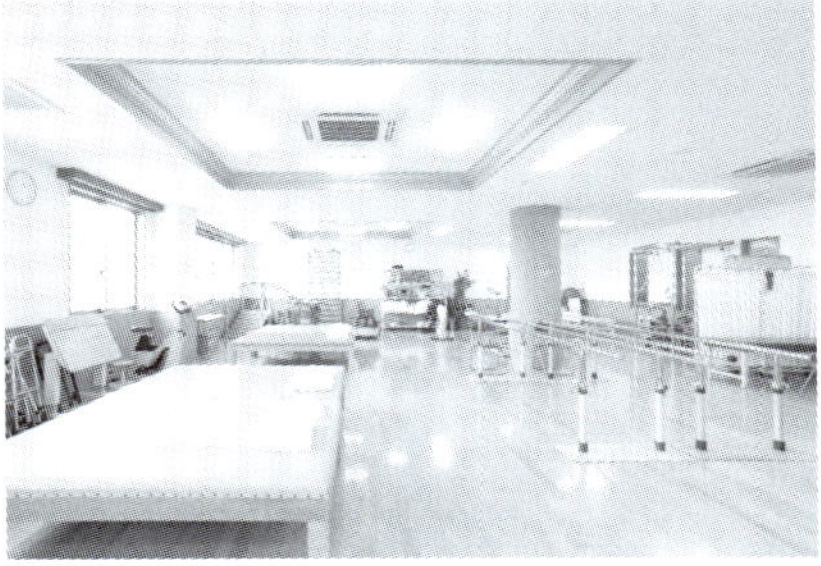

リハビリ室

入院の場合には、まずはリハビリスタッフと医療ソーシャルワーカーが2週間以内に患者の自宅を訪問し、退院後の生活について確認・検討する。入院中も、患者本人と家族が同行して自宅へ戻る外出訓練を行い、家族はその際に介助技術を実践的に学ぶことができる。

また、外出訓練の一環として釣りに行くなど、その人に合わせたメニューを取り入れることもある。こうした実践の訓練を重ねることで、患者も家族も退院後の生活をイメージができ、リハビリのモチベーションが上がるのである。

●食事ケアが地域で高評価

同院の特徴の一つとして、早くから「食事ケアでは広島県西部でナンバー1（一番改善できる病院）になろう」と取り組んできたことがあげられる。

開院5年目に導入し始めた3人のセラピストのうち1人は、その当時はまだ珍しい言語聴覚士（ST）だった。高齢で一日のほとんどを寝て過ごす患者は、肺炎を繰り返すことが多いため、それを予防し、口の機能を維持・向上するためには、口の中を清潔に保つ口腔《こうくう》ケアが大切である。

同院では、注目を集める以前から口腔ケアの重要性を認識し、STをいち早く導入した。リハビリの中でも「食べること」で特徴を出すため、その後もS

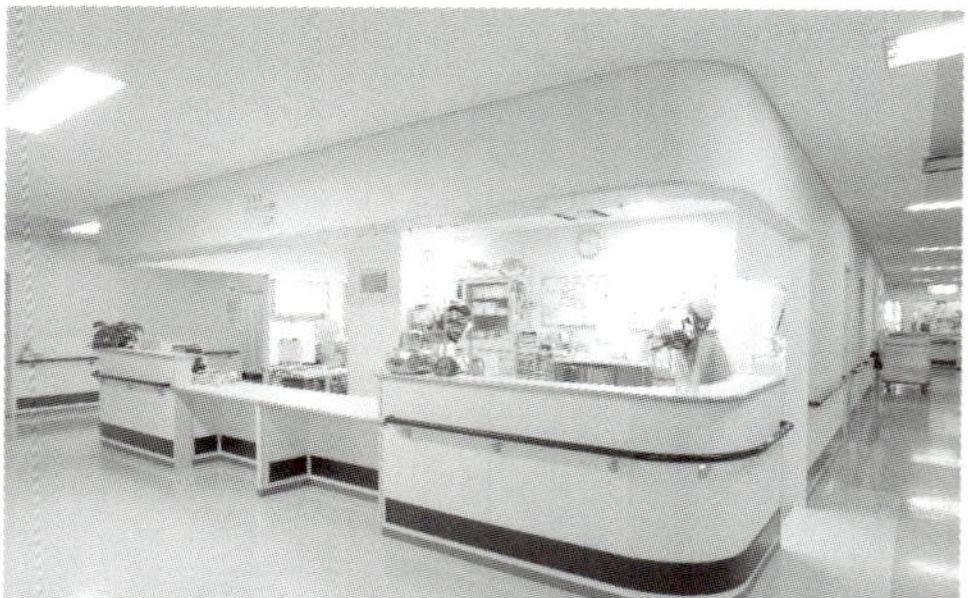

スタッフステーション

Tを増やしてきた。現在、全120病床に対してセラピストは37人が在籍しており、うちSTが11人と充実している。

現在は摂食嚥下《えんげ》訓練、姿勢を整える訓練、口腔体操による口腔の筋肉のトレーニングなどに力を入れており、入院時に経口摂取*が困難で、朝昼夕全て経管栄養だった患者の43%が、口から食べられるようになって退院している（2017年度実績）。

「食べるという行為には、実は多くの職種が関わっています。食事ケアだけでなく栄養、排泄《はいせつ》、睡眠まで関係しており、栄養士や薬剤師など多くの職種が関わります。その中で、各々の職種が自分の力を発揮しようとしてきたことが、在宅復帰に向けてのほかのケアにも生きています。それらの積み重ねで今のチームがあります」と、自身もSTの五郎水リハビリテーション部長は話す。

同院では、患者によりおいしく、喜んで食べてもらえるように、食べる訓練、内容、栄養価に至るまで医師が指示を出し、ときには季節の行事食や広島カープにちなんだカープご飯などを提供している（下写真）。そうした実績を積み重ねてきた結果、今や同院の食への取り組みは周辺地域で高く評価されている。

2011年から、介護職員を対象とした独自の認定資格「口腔ケアマスター」制度を発足。今年度は20人がマスターと認められ、口腔ケアの現場で活躍している。ほかにも「接遇マスター」「認知症ケアマスター」の認定資格制度があり、これら

＊経口摂取／食べ物を口から食べる

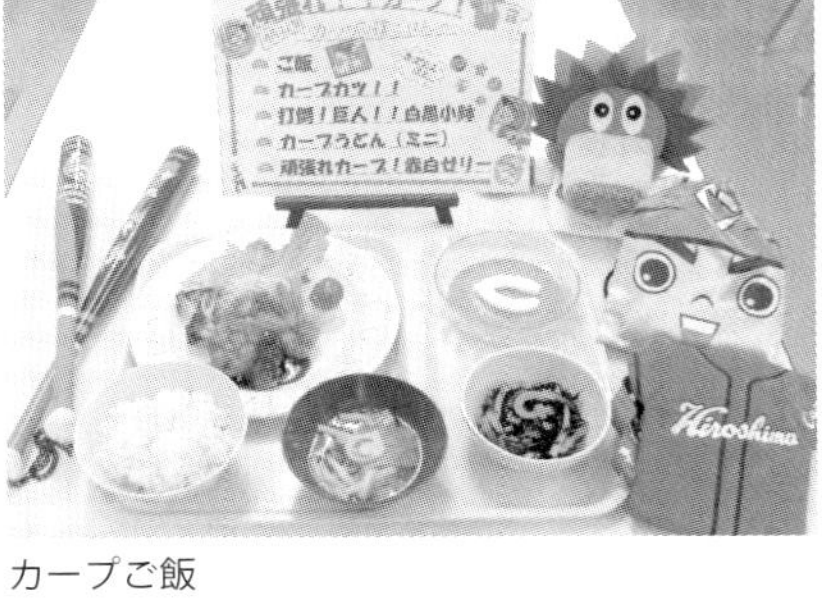
頑張れ！！カープ！
ご飯
カープカツ！！
打倒！巨人！！白星小鉢
カープうどん（ミニ）
頑張れカープ！赤白ゼリー
Hiroshima
カープご飯

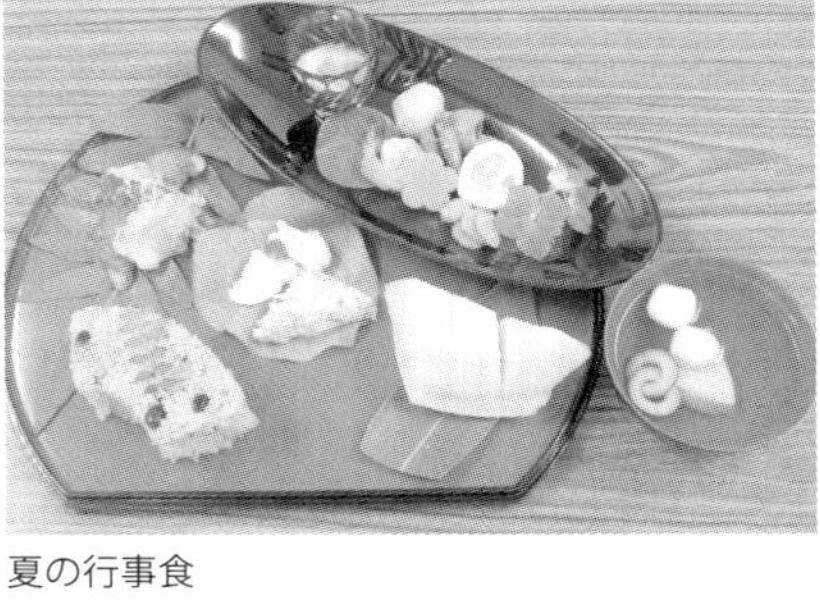
夏の行事食

の取り組みが職員への刺激となり、職員全体のレベルが向上し患者にも好評である。

●「安全・安心・快適」の3階建てサービス

「専門職として最新技術を身に付けることで安全を担保し、接遇マナーを磨いて患者さんに安心を与え、個別ケアを実施することで快適を提供する。当院は、この『安全・安心・快適』の3階建てサービスの提供に努め、ホスピタリティの精神を常に意識して、地域で必要とされる『地域一番』の病院をめざしています」と曽根院長は話す。

回復期リハビリ病棟から家に帰った維持期の患者に対しては、通所リハビリや訪問リハビリで継続的にフォローしている。老老介護や独居者も多いため、退院の3～6か月後にはスタッフが家庭訪問を行い、生活の状況を確認する。訪問診療や訪問看護も実施しており、援助の必要な高齢者の受け皿としてサービス付高齢者向け住宅、軽度認知症患者のためのグループホームも運営している。

２０１７年４月に回復期リハビリ病棟へ赴任してきた西本医師は、脳神経外科専門医。同医師が加わったことで、連携する急性期病院からの信頼はさらに強まり、連携もより緊密になった。また、専門医の目で脳血管障害の患者を診ることができるようになり、患者の安心感にもつながっている。

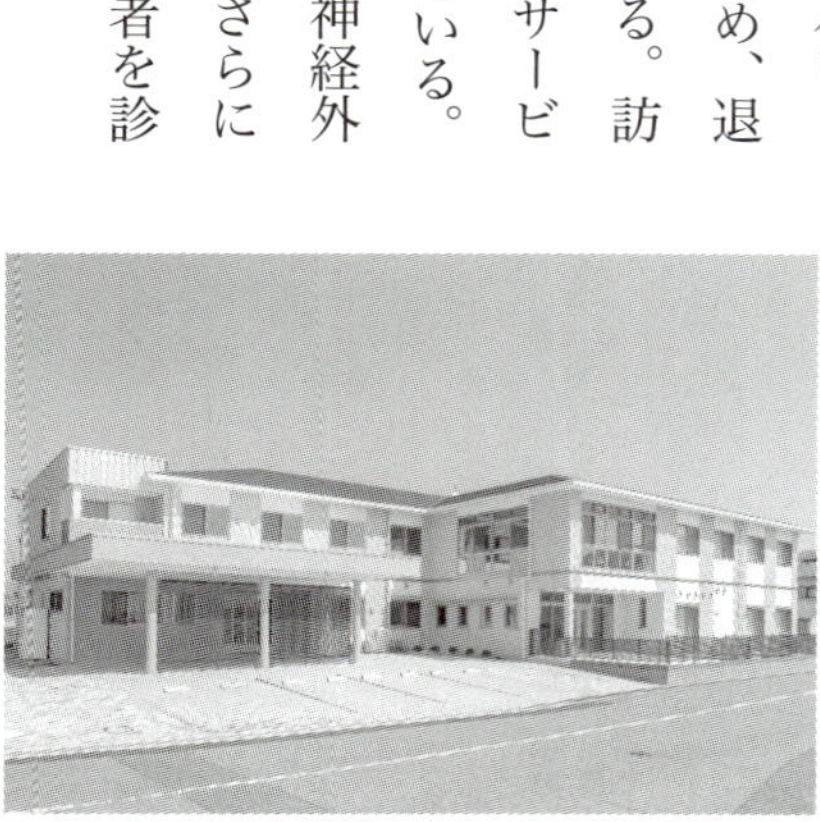

さくらす大野（サービス付き高齢者向け住宅）

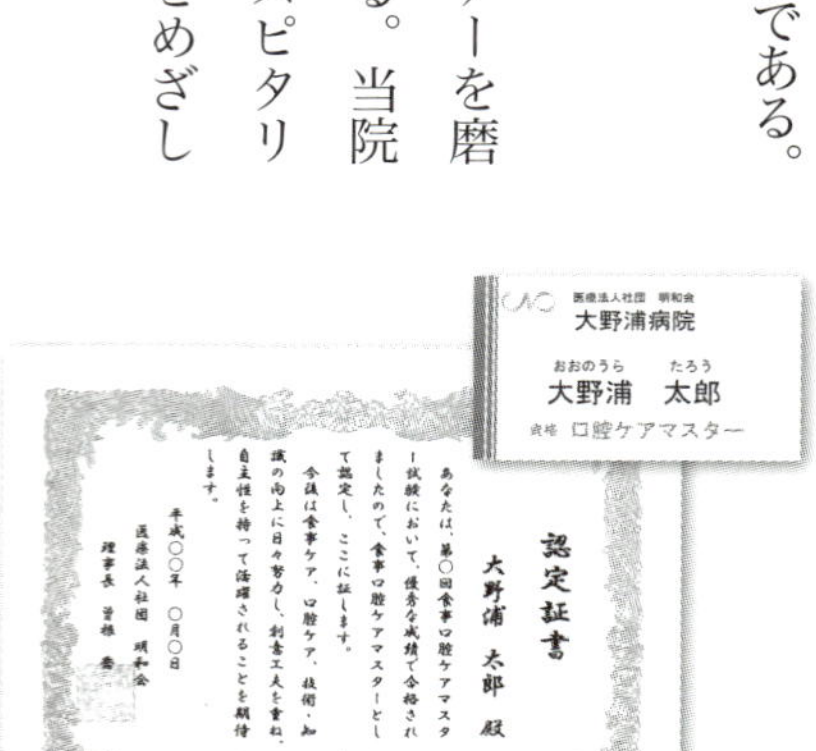

ケアマスター認定証

同院の外来について

●飲み込み外来（嚥下外来）

医師による診察や言語聴覚士による評価を行い、生活の中で工夫する点などを提案しています。評価の結果、治療が必要な場合は、治療方針などを医師より伝えています。

●睡眠外来

「眠れない」と悩んでおられたり、眠気が非常に強い患者さんのご相談に応じています。

●物忘れ予防外来

人間は、ある程度は年齢とともにもの覚えが悪くなるものです。「最近、もの忘れをするようになった」とお悩みの患者さんのご相談に応じています。

●禁煙外来

禁煙補助薬を使用して、タバコを止めるための支援を行っています。禁煙指導をご希望の患者さんは、外来受付で予約が可能です。

●小児外来（言語療法）

言語発達や摂食機能に遅れ・障害が見られる子どもを対象に、ご家族と面談を行い、共通の認識を持ちながら、子どもの発達状況に合わせて訓練を進めていきます。

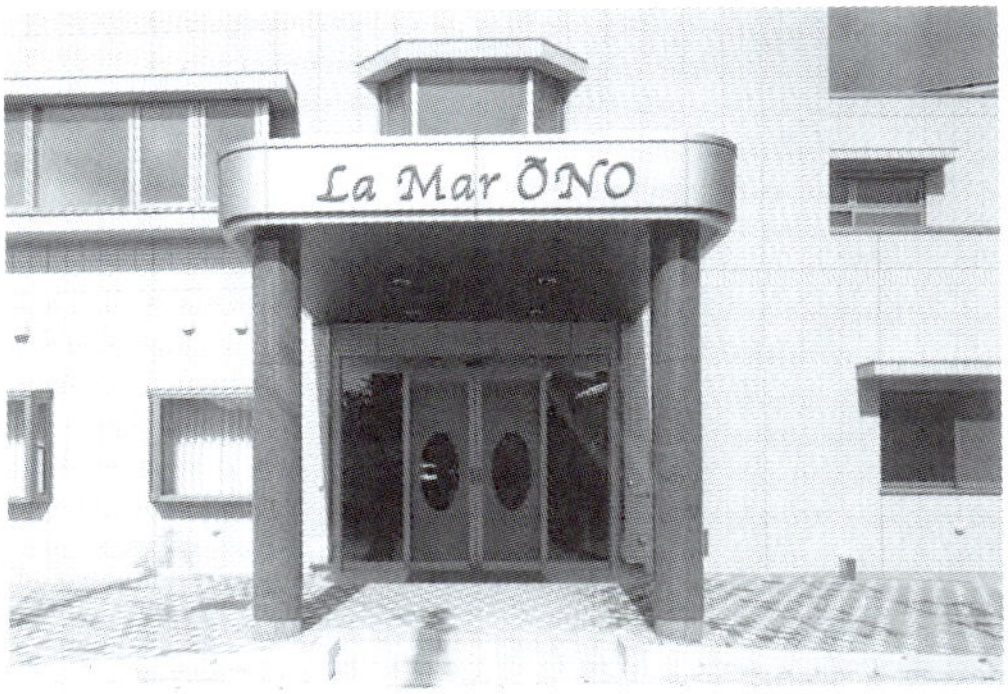

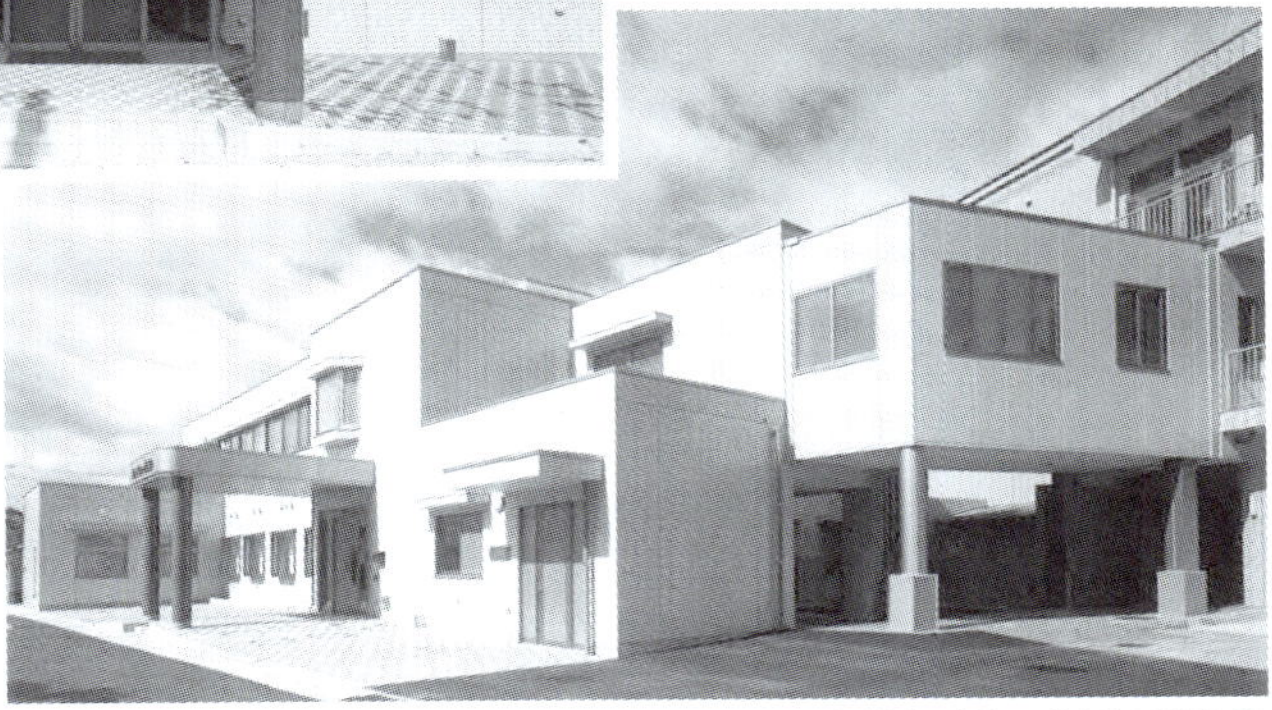

グループホーム「ラ・メール大野」／認知症対応型共同生活介護施設

曽根 喬 院長
（そね・たかし）

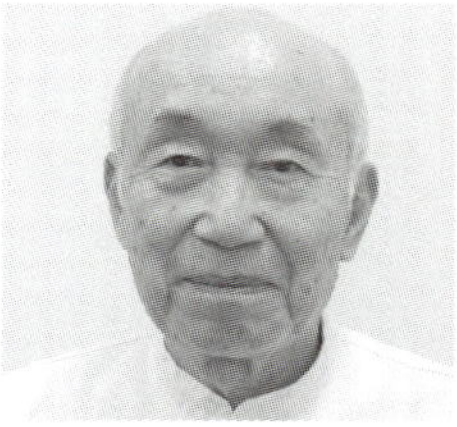

PROFILE

経　　歴	1946年呉市生まれ。1971年広島大学医学部医学科卒業。広島大学病院、賀茂精神医療センター、竹原病院（院長）などを経て、1994年より現職。専門領域は一般内科、心療内科、リハビリテーション科。認知症・うつに精通
所属学会など	日本老年医学会。日本精神神経学会
趣　　味	若い頃はスポーツを何でも。卓球、ソフトボール、ボウリング、テニス、ゴルフ、麻雀など
モットー	利用者が主役です。代打には立てませんが、サポートさせていただきます

●院長からのメッセージ

　多職種が連携して、その人らしく過ごせるようにお手伝いします。すぐにはお役に立てないこともありますが、何でもご相談ください。

スタッフ紹介

医師（常勤４人、非常勤４人）、看護師45人、准看護師11人、理学療法士16人、作業療法士10人、言語聴覚士11人、薬剤師３人、介護福祉士43人、介護士25人、歯科衛生士１人、管理栄養士２人、介護支援専門員５人、社会福祉士４人

（主な職種・職員数、2018年９月１日現在）

西本 武史 脳神経外科医
（にしもと・たけし）

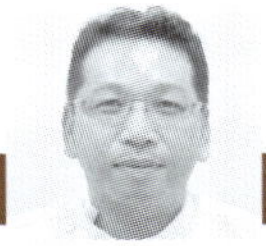

PROFILE

経　　歴	1973年呉市生まれ。国立呉病院(現呉医療センター)、国立療養所広島病院(現東広島医療センター)、JA尾道総合病院、広島大学病院など各地域急性期病院で20年間勤務（うち2年半は国立がんセンター研究所で悪性腫瘍遺伝子治療研究）。2017年同院着任
所属学会など	2009年博士号取得。脳神経外科専門医。脳卒中認定医
趣　　味	テニス、ゴルフ
モットー	夢と勇気とsome money

●医師からのメッセージ

自分と上手に付き合いながら、最善を尽くして生きて、生活していきましょう。ご家族の方は、まず自分自身の健康・時間・お金を優先した上で、お互いが協力し合って生活していきましょう。私と病棟看護師長、社会福祉士の３人で、親介護に不安を持つ世代を応援するための「介活応援団」を結成し、脳卒中や介護保険などについて講演しています。

五郎水 敦 リハビリテーション部長
（ごろうみず・あつし）

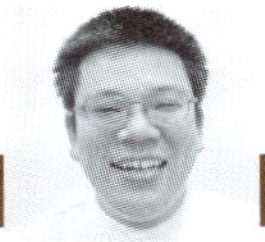

PROFILE

経　　歴	1978年大竹市生まれ。1999年広島県立保健福祉短期大学（現県立広島大学三原キャンパス）言語聴覚療法学科卒業。誠愛リハビリテーション病院（福岡県）を経て、2002年同院着任。2011年より現職。得意分野は摂食嚥下リハビリテーションと言語発達に遅れがある子への支援
所属学会など	広島県言語聴覚士会理事（事業局長）
趣味など	読書、妻と2人の息子
モットー	Never give up

●部長からのメッセージ

脳血管疾患になると、リハビリが重要になります。生活の中で行えるリハビリもたくさんあります。一緒に生活の工夫を考えて、少しでも皆さんの生活が円滑になるようにしていきたいと考えています。脳血管疾患は、ご家族にとっても突然のことで大変ですが、悩みを抱え込まずに専門家や地域の方にぜひ相談してください。

脳神経外科・神経内科・整形外科など

呉市中通

急性期から回復期、慢性期まで脳疾患に幅広く対応

呉中通病院

岡崎 慎哉 院長

特色

・回復期リハビリテーションを中心に尽力
・多職種の連携によるチーム医療を推進
・退院後の生活を見据えた積極的な橋渡し

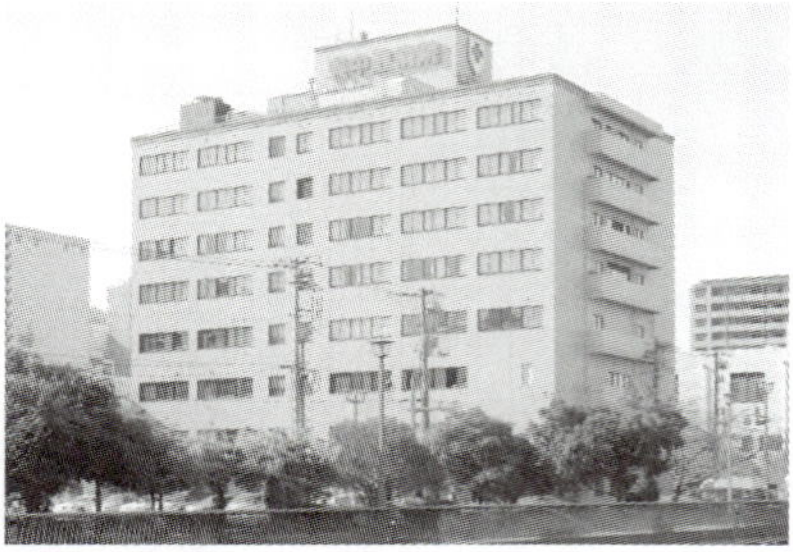

住　所　呉市中通 1-3-8
T E L　0823-22-2510
H　P　あり
駐車場　23 台（※患者は無料）

診療時間	月	火	水	木	金	土	日
9：00 ～ 12：30	○	○	○	○	○	○	休診
14：00 ～ 18：00	○	○	○	休診	○	休診	休診

＊祝日は休診

病院の概要

●診療科目と領域

同院は、脳神経疾患や運動器疾患の専門性に基づいた診療を、急性期から慢性期に至るまで幅広く行っている。呉市・江田島市からなる呉二次医療圏で、最も信頼される回復期を担う病院の一つである。病床数は123床で、このうち回復期リハビリテーション病棟が60床を占めている。安心と対話を重視し、専門医が的確な診察を行っており、リハビリでは熟練のスタッフが幅広く対応している。

●診療ポリシー

「地域社会から信頼される開かれた病院として、思いやりを大切にし、誠実な医療をめざす」ことを基本理念としている。具体的には①人的資源を充実させ、患者が満足する質量ともに充実したリハビリの提供、②患者を中心とした多職種の連携によるチーム医療を推進することで、安全で質の高い医療を提供、③地域の医療・介護・福祉サービスと連携し、退院後の生活への橋渡しを行い地域に貢献すること、をめざすべき姿としている。

診療科目	対象疾患
脳神経外科	脳卒中（脳梗塞、脳出血、くも膜下出血）、頭部外傷など
神経内科	脳卒中、てんかん、パーキンソン病など
整形外科	首・腰・手足・関節の痛み、関節リウマチ、骨折、骨粗しょう症など
内科	糖尿病・高血圧などの生活習慣病

急性期の治療

●各ステージで地域のかかりつけ医に

同院は、二つの病院（中川脳神経外科病院・中川病院）が統合合併し、2007年8月に開院した。両院が担っていた機能（急性期、慢性期）に加え、地元で求められている回復期リハビリの機能を中心とした診療を提供している。

そして、「急性期・回復期・慢性期まで、全てのステージで切れ目なく診療しているのが当院の最大の特長です」と岡崎院長は強調する。あくまでも回復期リハビリが中心だが、急性期の要素も忘れずに、回復期後のかかりつけ医としてのニーズも満たすように努力を重ねている。

●充実の検査と対話を重視した安心の診療

現在、呉二次医療圏で地域連携を図る動きの中で、それぞれの医療機関が垣根を越えて枠組み作りをしている。同院は回復期が中心だが、急性期や一般病院としての外来、再診患者に対しても積極的に対応している。

病院データ

沿革	1950 年中川外科医院開院（呉市宮原通り 5 丁目）、1951 年中川外科病院開院（呉市中通 1 丁目）、1977 年第二中川病院開院、1986 年中川脳神経外科病院開院、1987 年中川病院開院（第二中川病院統合）、2007 年呉中通病院開院（中川病院・中川脳神経外科病院・統合）
実績	回復期リハビリ患者数／ 21621 人（延べ患者数）、入院患者数／ 603 人、MRI ／ 2788 件（外来 2201 件、入院 587 件）（以上、年間）
連携病院	呉共済病院、呉医療センター、中国労災病院など

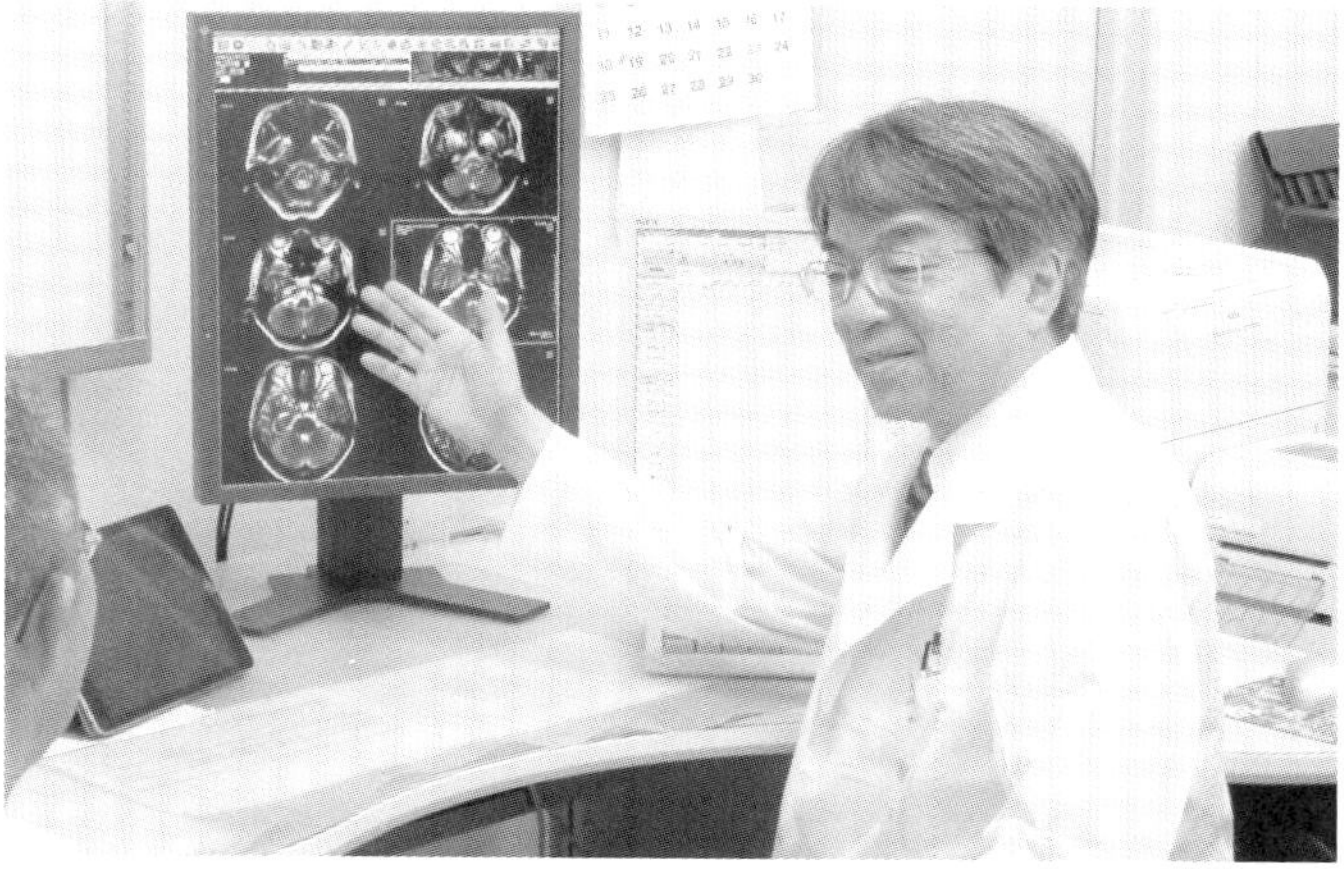

院長の診察の様子／患者に親身に寄り添う

同院は、安心と対話を重視した的確な診療の提供がモットー。ＭＲＩ（１・５テスラ）のほかマルチスライスＣＴ、Ｘ線、心電図、超音波、脳波、血液化学検査などを行い、迅速で確実な診療をめざしている。また、予約をしなくても当日に検査が可能で、結果もすぐに分かる。地域のかかりつけ医として信頼支持されるため、急性期の診療の充実を今後も図っていくつもりである。

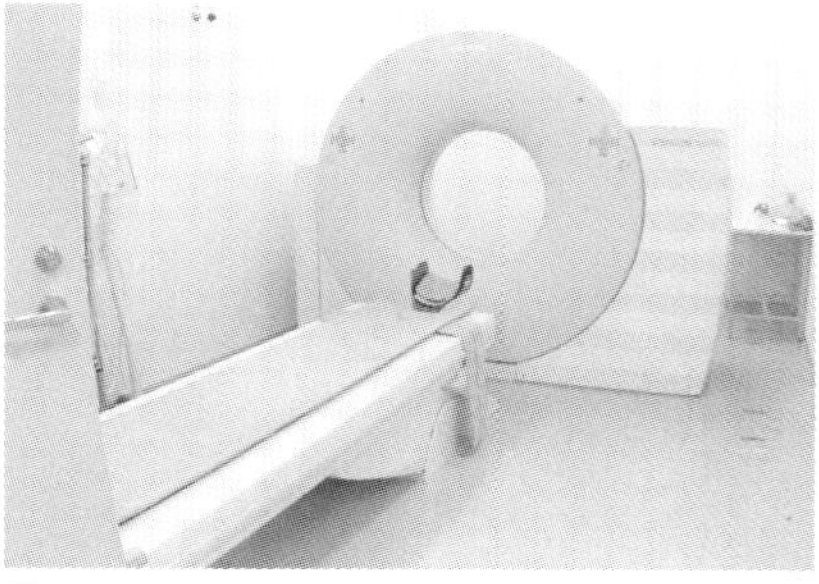

CT

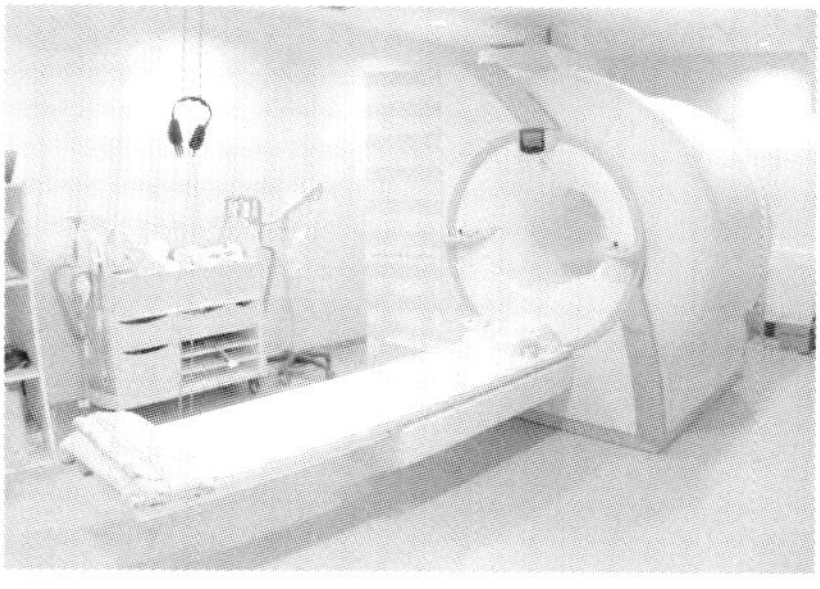

MRI

回復期リハビリテーション

●質・量ともに充実した回復期リハビリ

同院の回復期リハビリの大きな特徴は以下の四つである。

①疾患の状態・年齢・生活環境など、患者ごとの状態に適したリハビリプログラムを作成していること。

②理学療法士・作業療法士・言語聴覚士が患者ごとの担当制を取っているため、患者の日々の変化が把握可能で、きめ細やかなリハビリを提供できること。

③リハビリ訓練時間以外でも、着替え・整容・食事・トイレ・入浴など入院中の生活について、病棟スタッフがサポートしながら患者の在宅復帰に向けて支援していること。

④必要に応じて屋外歩行や買い物、バスの乗車など、社会復帰に向けたリハビリを行っていること。

同院の専門スタッフは、理学療法士42人・作業療法士14人・言語聴覚士8人など合計で60人以上の陣容で、20年以上のベテランから新人まで幅広い世代で構成されており、お互いに意見を交換しながらチーム医療を支えている。

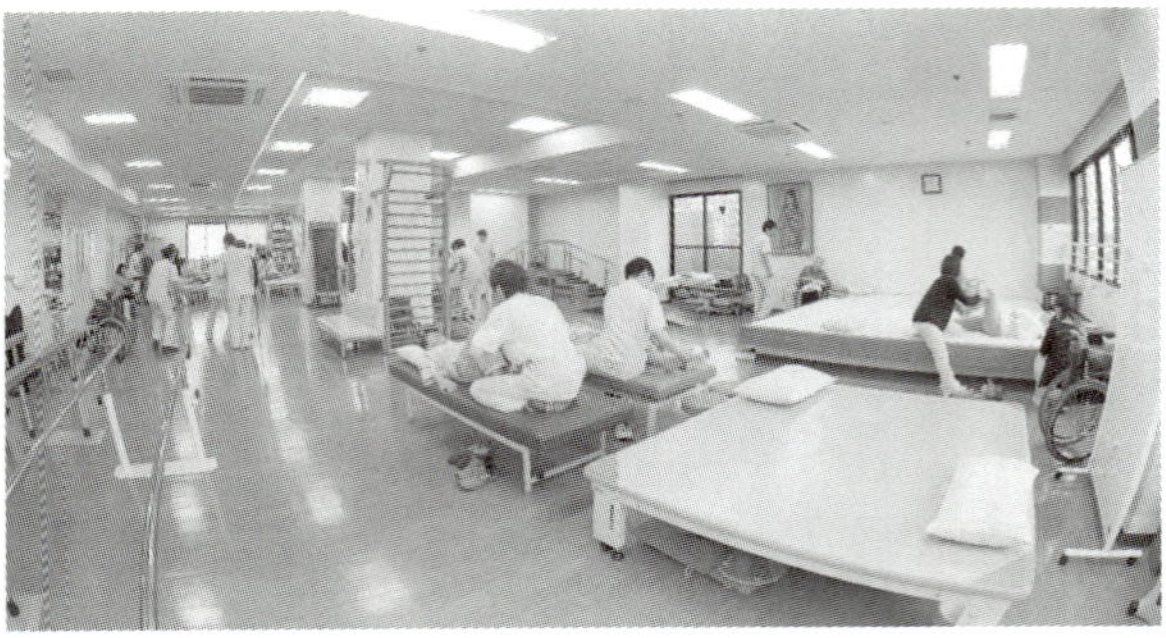

リハビリ室の様子

リハビリセンターは、3階に作業療法スペース（ADL室も含む）と言語療法室（4室）、4階には理学療法スペースと言語療法室（1室）などを配置し、早期の家庭復帰や社会復帰をめざす質の高いリハビリを提供している。

理学療法士は、運動療法・物理療法などを駆使して機能回復の可能性を広げている。作業療法士は、日常生活動作の訓練を行い退院後のADL（日常生活動作）の改善をめざしている。言語聴覚士は、失語症や構音障害などのコミュニケーションの改善、嚥下《えんげ》障害に対する訓練に力を入れている。

また、病院としての重要な取り組みの一つに、多職種から構成される「リハビリみらいプロジェクト」がある。活動としては、定期的に多部署が集まり、カンファレンス在り方検討会、入退院支援検討会、退院後在り方検討会など8つの分科会を開催し、多職種連携による専門チームの活動を推進している。

●生活期リハビリの拡充を図る

患者の中には、リハビリを受けて自宅や施設に戻った後、次第に日常生活動作が低下する場合もあるという。そこで「介護リハビリに加えて、医療が関与した生活期（維持期）のリハビリもあります。現在の急性期・回復期リハビリの改善・充実の後に、生活期リハビリも広げていきたいですね」と院長は語る。

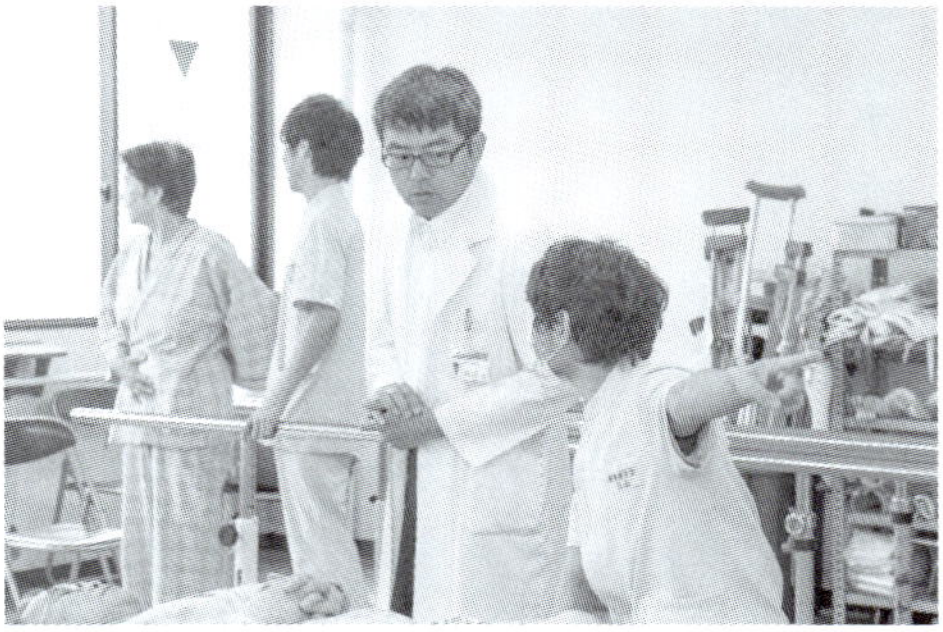

スタッフ間の緊密な連携で
チーム医療を提供している

今後も引き続き、患者の退院後を見据えて病院全体で力を注いでいく項目として、以下の三つがあげられる。

①患者が急性期治療を終えた病院から早期に回復期リハビリを受けられるよう、転入院を円滑に進める。

②同院に入院後は今後の生活のために何が必要かを、医師・看護師・社会福祉士・リハビリスタッフと定期的に問題点・目標・介入計画を立案するカンファレンスを行い、リハビリを受けた後に一人でも多くの患者が住み慣れた自宅へと退院できるように、制度やサービスの調整・検討を行う。

③家庭の受け入れ体制や病気による障害の程度によっては、自宅に復帰できない場合にも、ほかにどんな方法や選択肢があるかを提示しながら、一緒に考える。

「地域に開かれた病院としては、まだ道半ばであるとはいえ、地域の皆さまへの貢献が微力ながら可能になったのではないかと考えています」

一人暮らしの高齢者や要介護高齢者の増加などの社会情勢の変化を見ると、今後はさらにリハビリの重要性が増すとともに、医療・介護にまたがる地域住民への柔軟な対応が一層求められてくる。急性期・慢性期への双方向の関わりを質量ともにさらに強化し、地域の医療・介護・福祉サービスと連携を図り、退院後の生活への橋渡しを行い地域に貢献する方針である。

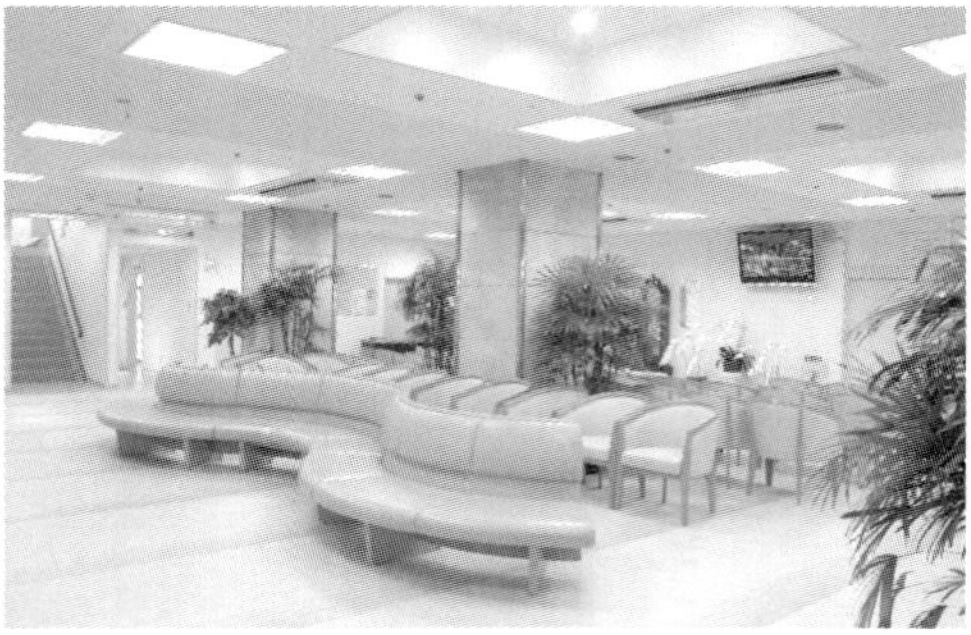
待合スペース

回復期リハビリテーションの特徴

①オーダーメイドのプログラムで丁寧に対応

各患者の目標・目的に沿ったリハビリテーション(以下、リハビリ)プログラムを作成しています。

②専門スタッフが患者ごとの担当制

理学療法士・作業療法士・言語聴覚士が患者一人ひとりの担当制のため、患者の日々の変化が把握でき、きめ細やかなリハビリが提供できます。

③生活動作もサポート

リハビリ訓練時間以外でも、着替え・整容・食事・トイレ・入浴など入院中の生活動作を病棟スタッフ(看護職員・介護福祉士・看護補助者など)がサポートし、患者の在宅復帰に向けて支援しています。

④社会復帰へ向けたリハビリも可能

必要に応じて、屋外歩行・買い物・バスの乗降など、社会復帰に向けてのリハビリを行っています。

⑤栄養サポートチームによる適切な栄養管理

管理栄養士が中心となり、低栄養状態の患者に積極的な栄養サポートの実施・改善を行っています。

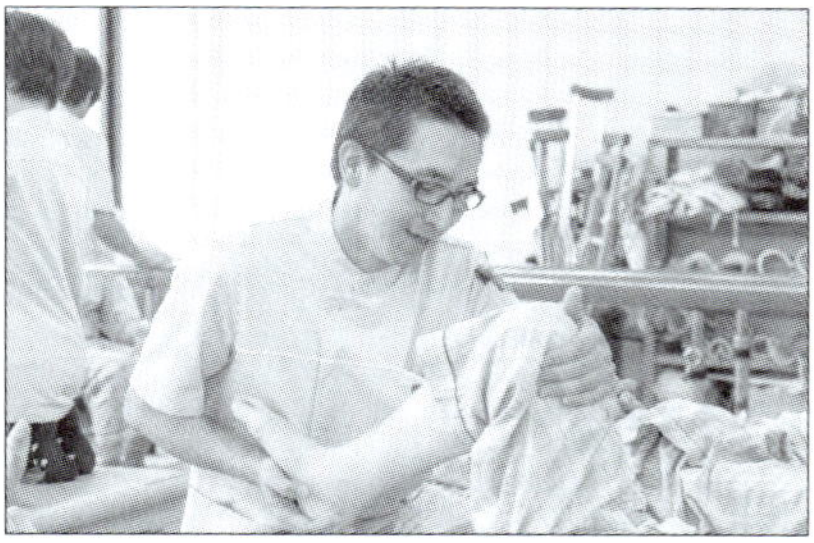

リハビリの様子（理学療法）

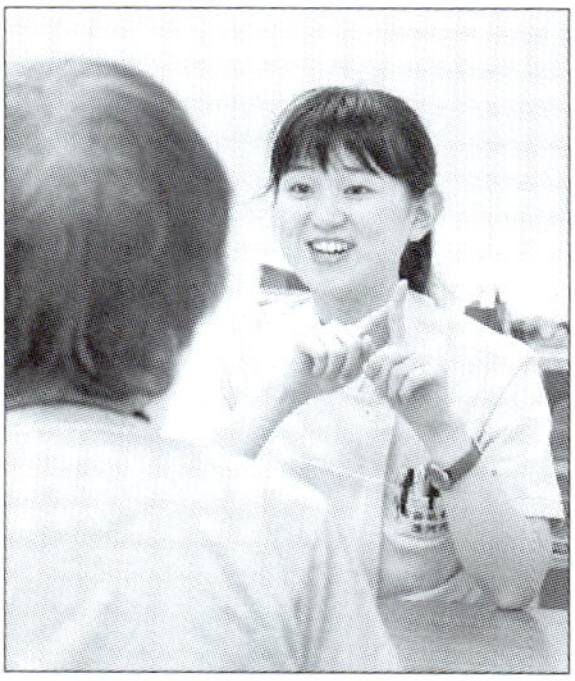

リハビリの様子（言語療法）

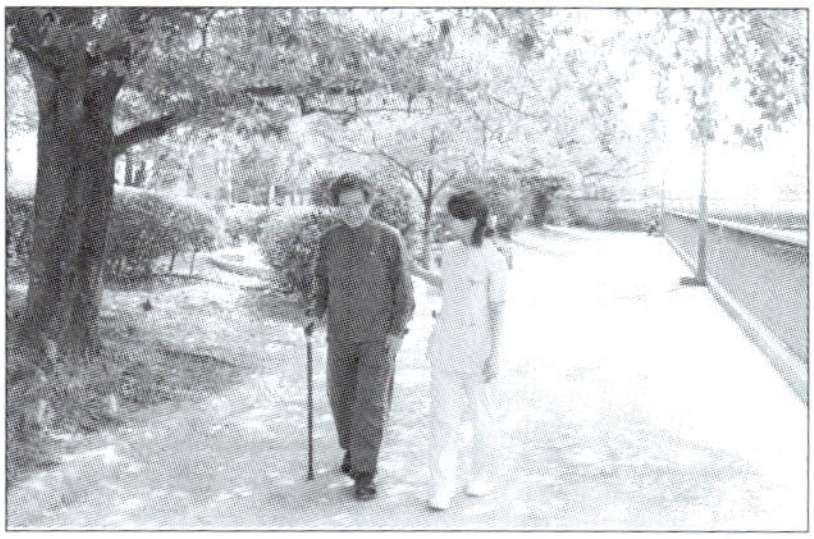

屋外歩行訓練

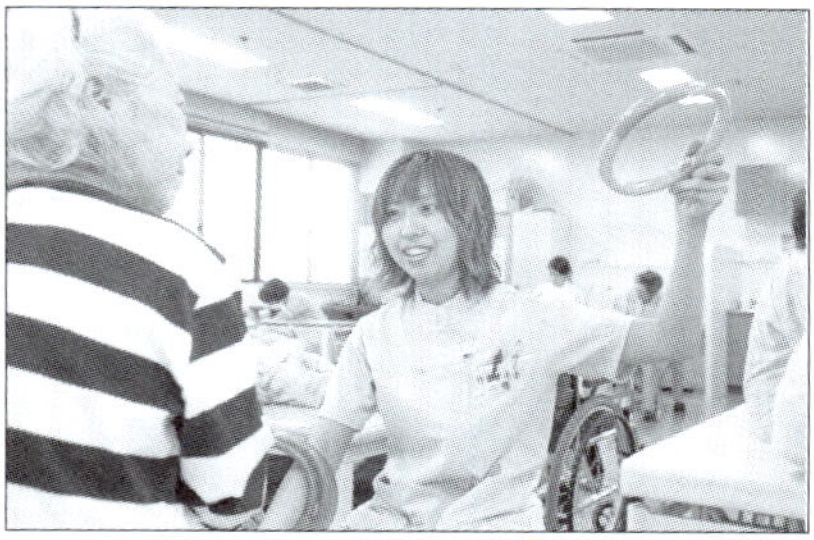

リハビリの様子（作業療法）

岡崎 慎哉 院長
（おかざき・しんや）

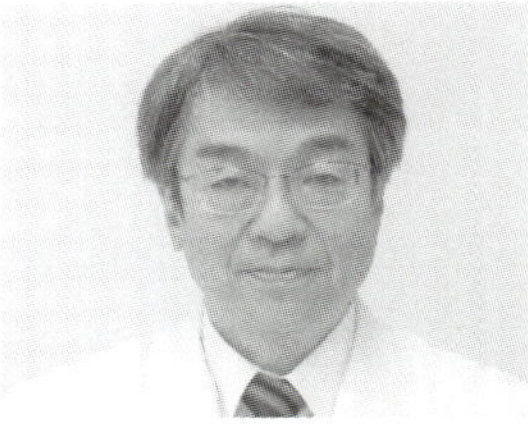

PROFILE

経　　歴	1956年札幌市生まれ。1981年旭川医科大学卒業。同大・九州大で研修後、北見小林病院、旭川赤十字病院、とかち病院など北海道内の病院に勤務。1992年4月中川脳神経科病院副院長着任。呉中通病院副院長を経て、2011年から現職
資　　格	日本脳神経外科専門医
趣　味・ 家　　族	楽器演奏（ピアノやクラリネットなど）、スキー、食べ歩き、料理 妻と娘３人
モットー	患者さんにやさしく、患者さんの目線に立って

●院長の横顔

大学受験の際、現役時には工学部を受験したが失敗し、今後どうしたらいいか暗中模索していたとき、医師であった伯父（中川俊文統括院長、左P）から医業の素晴らしさを教えられ、次の目標として自身のレベルアップのためにも医師に挑戦することにした。

脳外科を選択したのは、学生時代に伯父から脳外科の手術を見せてもらったのがきっかけ。最終的には、大学病院で尊敬できる非常に面白い脳外科医に出会ったことが決め手になった。北海道の勤務医時代には、脳外科手術に明け暮れた。

●院長からのメッセージ

当院は急性期医療に加えて、回復期リハビリテーションを重点的に提供する方針を掲げ、質の高い医療の提供とサービスの向上に取り組んでいます。

急性期治療後の回復期リハビリテーションの重要性については、超高齢社会を迎え、ますます明らかになっています。今後も地域社会に支持され続ける病院をめざして努力していきます。頭が少し痛くて心配だけど、どうしたらいいかよくわからない方など、気になる症状があったら、まずは医療機関を受診することをお勧めします。

医師紹介

脳神経外科

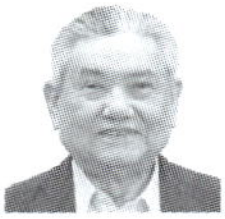

中川 俊文（なかがわ・としふみ）中川会統括院長

●経歴／1935年呉市生まれ。広島大学出身。国立呉病院脳神経外科医長、第二中川病院院長、中川脳神経外科病院院長、呉中通病院院長を経て、2011年より現職

●資格／日本脳神経外科学会専門医・日本外科学会専門医

●趣味／チェロ、山登り、ウォーキング。いずれも未完なので、生涯続けていきたい

●健康のために気をつけていること／ウォーキング（距離、高低差）を楽しむ

●医師を志した理由／高校生の頃。命とは何か？

●医師からのメッセージ／医師は患者の一人

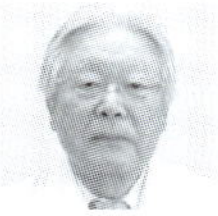

児玉 安紀（こだま・やすのり）脳神経外科顧問

●経歴／1942年広島市生まれ。広島大学出身。広島大学医学部助手、国立病院機構東広島医療センター院長・名誉院長を経て、2010年より現職

●資格／日本脳神経外科学会専門医

●趣味／渓流釣り・鮎釣り、神楽鑑賞、読書

●健康のために気をつけていること／休日の田舎での畑仕事、森林浴。そして、少量の晩酌

●医師を志した理由／田舎の開業医であった父の影響が大きい。決心したのは、高校生の頃

●医師からのメッセージ／地域の医療機関と連携し、活力のある病院をめざしていきます

神経内科

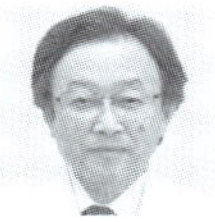

山田 淳夫（やまだ・あつお）神経内科顧問

●経歴／1953年広島市生まれ。大阪大学出身。大阪大学医学部付属病院、香川医科大学講師、国立病院機構呉医療センター神経内科医長を経て、2011年より現職

●資格／日本神経学会認定神経内科専門医・日本老年医学会認定老年病専門医・日本脳卒中学会認定脳卒中専門医・日本内科学会認定内科医

●趣味／スポーツ観戦、読書

●健康のために気をつけていること／息抜きの時間をつくること

●医師を志した理由／高校生の頃、人の役に立つ仕事と考えた

●医師からのメッセージ／今後もよろしくお願いします

脳神経外科・脳神経内科・リハビリ科など

福山市沖野上町

脳血管疾患・脳神経疾患診療の県東部の中心施設

脳神経センター大田記念病院

郡山 達男 院長

特色

・脳血管疾患・脳神経疾患の専門病院
・備後地域唯一の難病医療拠点病院
・急性期、回復期、生活期のリハビリに対応

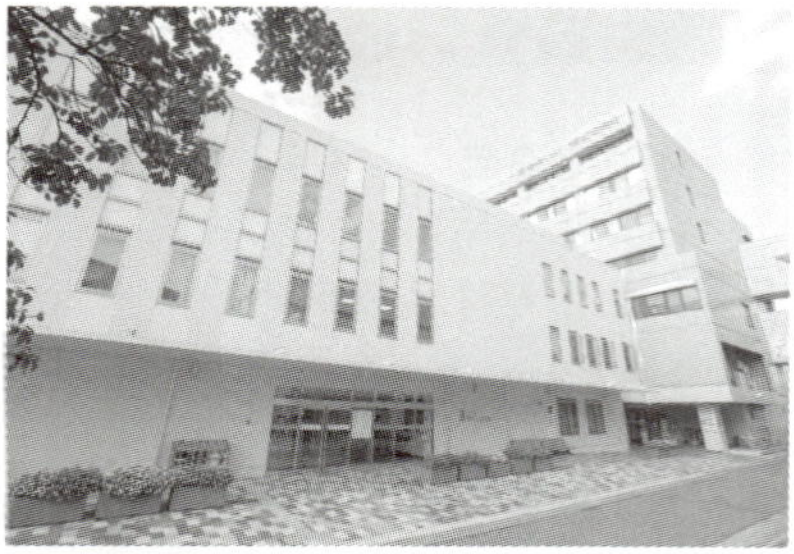

住　所　福山市沖野上町 3-6-28
T E L　084-931-8650
H　P　あり
駐車場　171 台

診療時間	月	火	水	木	金	土	日
8：30 ～ 10：30	○	○	○	○	○	◎	休診
13：30 ～ 16：00	○	○	○	○	○	休診	休診

＊祝日は休診　＊上記表は新患・予約のない患者用　◎土曜午前は11:00まで診療を受付
＊再診（予約制）／平日8:00 ～ 16:00、土曜午前8:00 ～ 11:00

病院の概要

●診療科目と領域

同院は、脳血管治療・脳神経診療を中心に、全身の血管病に対して専門性の高い医療を提供しており、広島県東部・岡山県西部の拠点病院である。また、脳神経疾患に関わる多くの診療科（計14科）を持ち、地域における救急医療と在宅医療サービスにも力を注いでいる。

●診療ポリシー

同院の理念は「Small & Beautiful Hospital／コンパクトで誠実で信頼される脳神経センターをめざす」。２１３の病床と14の診療科を持ち、約５００人のスタッフが、24時間体制で日々の診療にあたっている。「断らない医療」の実践により、救急車搬入台数は年間約３０００件を数え、そのうちの25％は脳卒中患者で、福山市における脳卒中患者の約８割が同院に送られている。地域を支える救急医療のみならず、地域包括ケアシステム構築に積極的に取り組むため、郡山院長就任（２０１８年４月）と同時に回復期リハビリ病棟が新設された。

診療科目	診療・検査内容
脳神経外科	脳梗塞、くも膜下出血・脳出血、脳腫瘍、水頭症、頭部外傷など
脳神経内科	脳血管障害、認知症、神経難病（パーキンソン病・筋萎縮症側索硬化症・脊髄小脳変性症など）、神経免疫疾患（多発性硬化症、重症筋無力症など）、頭痛、めまい、てんかん治療
リハビリテーション科	脳卒中患者の急性期入院リハビリ、回復期リハビリ、外来リハビリ、通所リハビリ

急性期の治療

●急性期脳卒中における基幹病院の役目を果たす

脳血管障害に24時間対応している同院には、福山市内だけでなく、尾道市・三原市（広島県）・井原市・笠岡市（岡山県）などの周辺地域から、年間約1200人の急性期脳卒中（脳梗塞《のうこうそく》・脳出血・くも膜下出血）の患者が入院している。中でも、脳の血管が詰まる脳梗塞の患者は約60％と多く、平均年齢は70歳を超えて年々高齢化の傾向にある。いずれの病型の患者も在院日数は年々短縮されており、脳梗塞の場合には平均2週間程度となっている。

脳卒中が疑われる場合には、できるだけ早期に治療を受けて脳のダメージを抑えることが重要となる。同院では、脳神経内科・脳神経外科の連携により、患者にどの治療が有効かを検討し、最良の治療を提供している。

特に、脳梗塞の治療は時間との勝負で、発症から治療開始までの時間が短いと実施できる治療法の幅も広がる。発症から4・5時間以内の急性期脳梗塞には、血栓《けっせん》を溶かす薬を使う血栓溶解療法（t－PA療法）が標準的である。t－PA療法で症状の改善が見られない場合や、治療の適応外の症例には、8時間以内

病院データ

沿革	1976年開院。1979年「医療法人社団 大田病院」に法人化。2009年「社会医療法人 祥和会」に認定。2016年新外来棟開設。2018年新リハビリ棟開設。2018年回復期リハビリテーション病棟開設
実績	【脳卒中入院患者数】脳梗塞843例（うち、t-PA療法49例）、脳出血249例、くも膜下出血71例（以上、2017年度）
連携病院	福山リハビリテーション病院、福山記念病院、水永リハビリテーション病院、島谷病院、福山第一病院、山陽病院、福山医療センター、中国中央病院など

であれば血栓回収療法（カテーテル〈細い管〉からステントという網のような機器を挿入し、血の塊を除去して血管の詰まりを解消）という血管内治療が行われており、再開率の高さや後遺症が残りにくいため多くなっているという。

また、最初に搬入された病院でｔ－ＰＡ療法を行いながら、可能であれば血管内治療のために同院に搬送されてくる患者の例もある。備後地域の急性期脳卒中の基幹病院として、他院からの患者搬送も積極的に受け入れている。

●最新・最善の治療を24時間の救急体制で行う

同院では、脳血管障害に対する24時間対応の救急体制を取っており、脳神経外科は脳神経内科と連携し、脳梗塞に対するｔ－ＰＡ療法や血管内治療による血栓回収術、脳出血に対する緊急開頭術、くも膜下出血に対するコイル塞栓術《そくせんじゅつ》や緊急開頭術が可能な体制が構築されている。

脳血管障害に対する治療法では、開頭手術か脳血管内治療を選択できる。脳動脈瘤《りゅう》には、開頭によるクリッピング術もしくは、血管内にカテーテルを通して行う血管塞栓術など、患者の状態に合わせた適切な治療を選択している。

脳腫瘍《しゅよう》や脳動静脈奇形などの治療が可能な「ガンマナイフ（定位放射線治療装置）」も導入している。これは頭部疾患専用の放射線治療装置で、備後地域

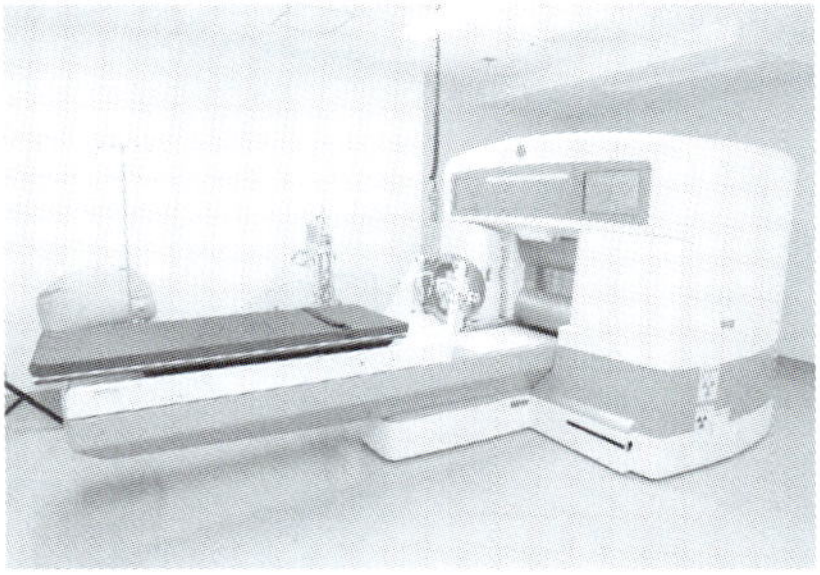

ガンマナイフ装置

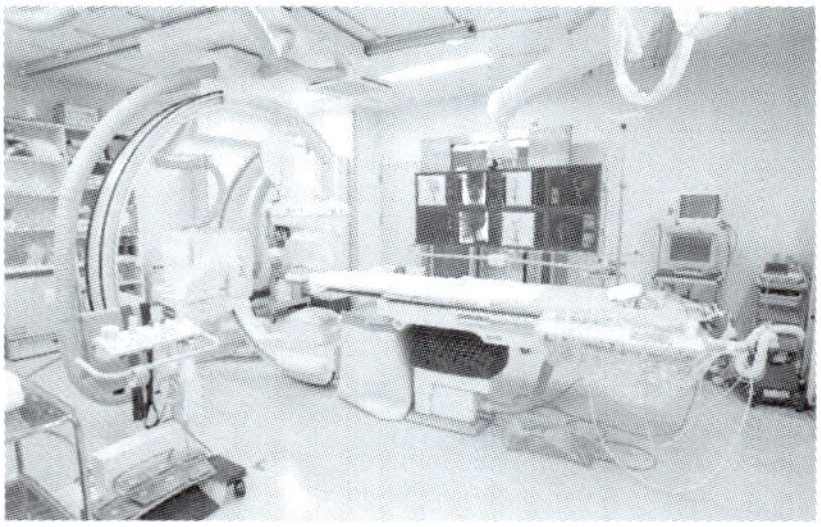

脳血管造影室／2室設置。脳疾患・心疾患ともに、カテーテル治療を実施している

で唯一同院に設置されており、年間約２００例の治療実績を持つ。また、「治療可能な認知症」として取り上げられている、特発性正常圧水頭症（歩行障害・認知機能障害・排尿障害の三つの症状が重なって現れるのが特徴）の診療にも注力している。ＭＲＩなどの脳画像検査と髄液タップテストによって診断し、その後は髄液シャント術（シャントバルブを埋め込む手術）を行っている。

●急性期リハビリに３６５日で取り組む

現在では、脳卒中発症直後から急性期リハビリテーション（以下、リハビリ）を始めるのが主流となっている。そのため、72時間以内にリハビリを始めるのが重要とされている。同院では、脳卒中発症から24～48時間以内に、超急性期のＳＣＵ（発症直後の適切な治療とリハビリを組織的・計画的に行う脳卒中専用の治療病棟）でのリハビリを開始している。

理学療法士が基本動作的訓練（寝返り・起き上がり・歩くなど）を、作業療法士は応用的動作（風呂に入る・トイレに行く・着がえなどの日常動作）を、言語聴覚療法士は失語症などの言語障害の訓練・嚥下《えんげ》障害の訓練などのほか、高次脳機能障害に対する訓練も行っている。祝祭日も休むことなく、３６５日のリハビリを行って患者の社会復帰をサポートしている。

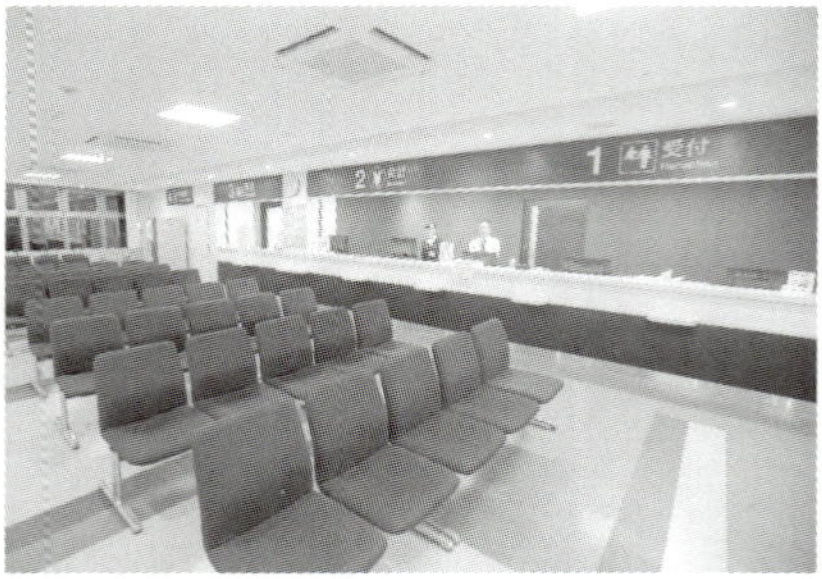
受付・会計（外来棟）

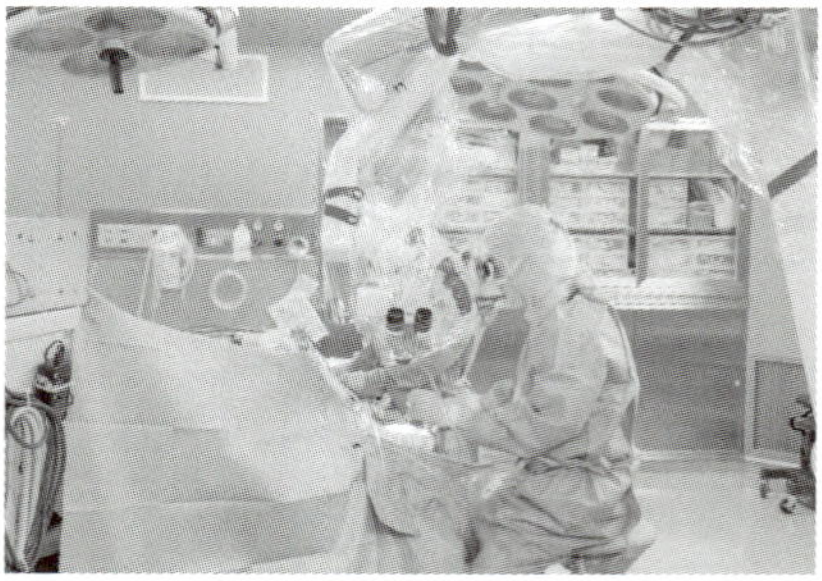
手術の様子

回復期リハビリテーション

●患者の人生に向き合った回復期リハビリ

地域包括ケアシステムの構築が求められている昨今、同院では、2018年4月に50床の回復期リハビリ病棟を開設した。

院内の急性期・回復期のリハビリが連携し、また、近隣の回復期リハビリ病棟を持つ病院とも連携しながら患者の回復に尽力している。また、作業療法士・理学療法士・言語聴覚療法士が協力して、入院患者の専門的な集中リハビリ（3時間目標）を行い、患者の早期の社会復帰をサポートしている。

同院は「回復期病床は障害と生活、そして人生に向き合っている」という考えのもと、「リハビリとは単なる機能訓練ではなく、地域における生活を再構築し、社会活動や社会参加を支援し、生きる力を与えることである」という視点で、退院後の生活を見据えて退院調整を行い、在宅療養への移行を支援している。

●「ケア・サイクル」で万全なフォローアップ

地域包括ケアの基本的な考え方として、「2025年の医療・介護の在り方は、

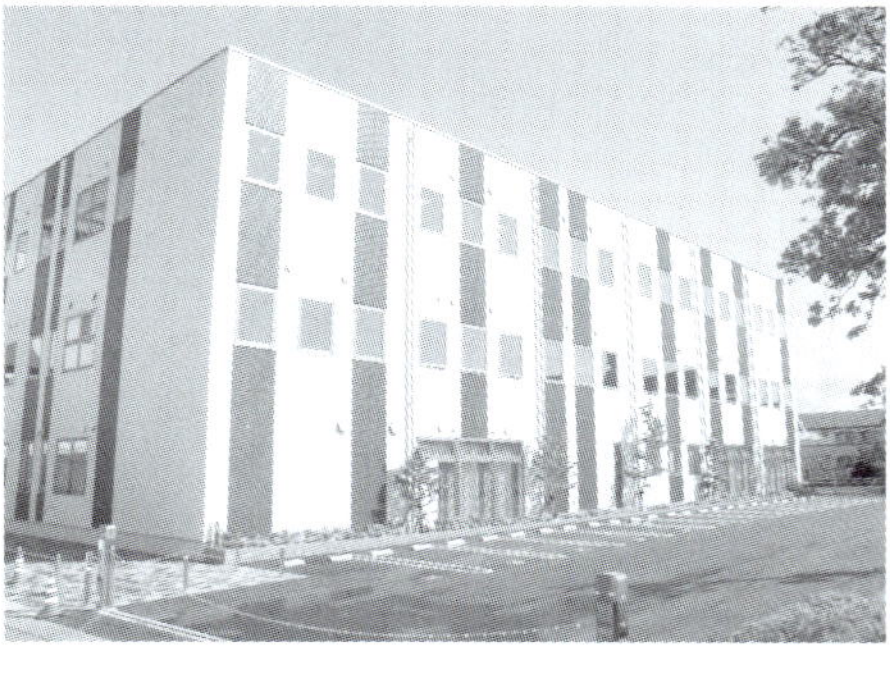

2018年春竣工のリハビリ棟／
189坪のリハビリテーションセンター（3F）、
50床の回復期リハビリテーション病棟（2F）、
通所リハビリテーション（1F）で構成される

ときどき入院、ほぼ在宅です」と郡山院長は話す。そのため、同院では患者の退院後のフォローアップを重要と捉え、さまざまな取り組みを行っている。

以下に代表的なものを紹介しよう。

①リハビリテーション科／外来でのリハビリ診療を行っており、リハビリテーションセンターには多くの種類の装具を用意し、患者一人ひとりの状態に合った選択が可能。

②虹の会訪問看護ステーション／要介護となった患者だけでなく、難病や重度障害、末期の悪性腫瘍、精神疾患を持つ患者など、医療ニーズの高い患者への訪問看護や訪問リハビリを行っている。

③通所リハビリテーション／介護保険で要支援・要介護の認定を受けた患者が対象で、QOL（生活の質）の維持向上、身体機能の維持向上、認知症の進行予防を目的としたリハビリを日帰りで行っている。ここでは、1日コース・短時間リハビリコース・短時間フィットネス型コースなどのコースが設けられ、要望に応じて選択できるようになっている。

このように、同院ではリハビリ専門病棟を持ち、急性期・回復期・生活期の医療や介護サービスを一貫して支える体制「ケア・サイクル」の構築に力を注いでいる。

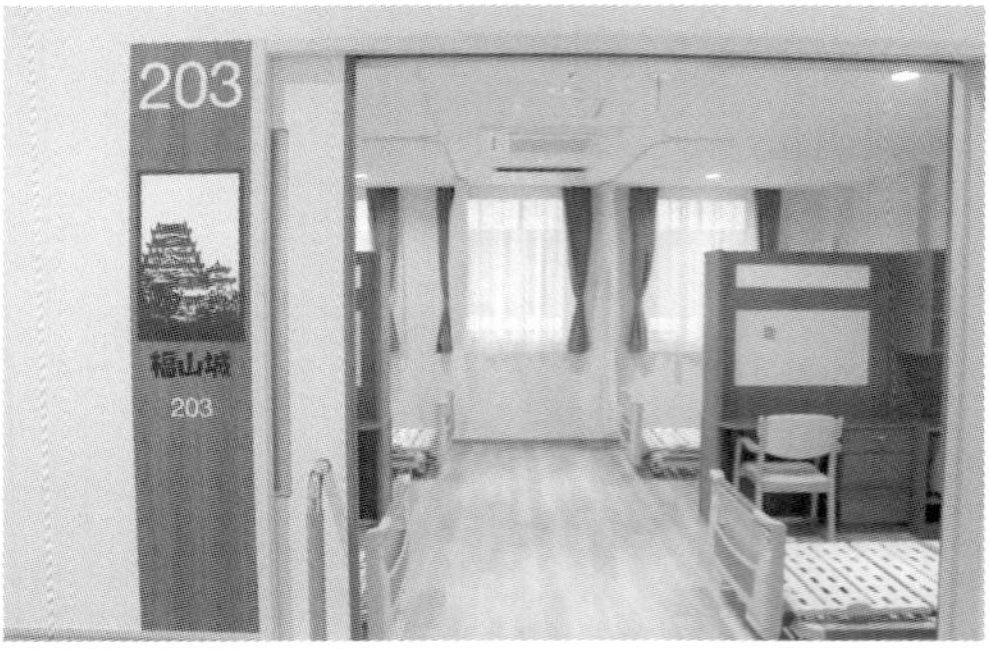

回復期リハビリ病棟／部屋番号に地元にちなんだ絵柄を入れ、言語障害の患者に配慮

●独自の食生活改善の取り組みとは

開院40周年記念行事として、２０１６年にはレシピ本『大田記念病院が心をこめて贈る91のレシピ(啓文社刊)』を発刊。また、原料にこだわり、加塩・加糖をしていないだしパック「大田記念病院が考えただしパック(株)カネソ22)」も発売した。

これらは、脳卒中の治療を行う中で、病気の背景にある生活習慣病(高血圧症・脂質異常症・糖尿病など)は食生活が影響していることが多いため、その改善を目的に同院が主導で取り組んだものである。

同院の給食は、最大の特徴として、基本的に「食べられないものはない」という考えに基づいて献立が作られている。制限ばかりのメニューではなく、調理法や量を考えて「入院時の食生活が楽しくなるように」との思いで調理が行われている。野菜を中心に、「減塩・減糖・減油脂」と「計量」を大切にする料理作りを、広く一般にも普及させたいとの思いから実現された。地域住民に対して、食生活の改善を促す一助となっている。

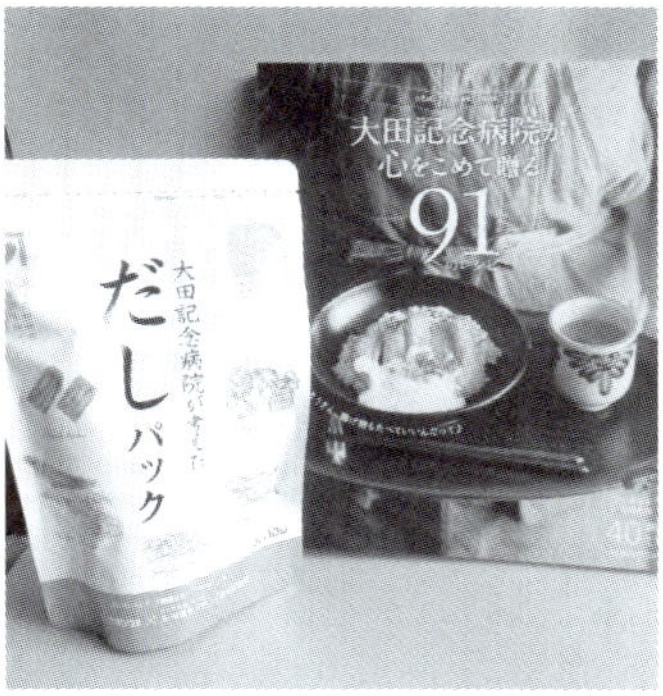

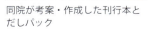

同院が考案・作成した刊行本とだしパック

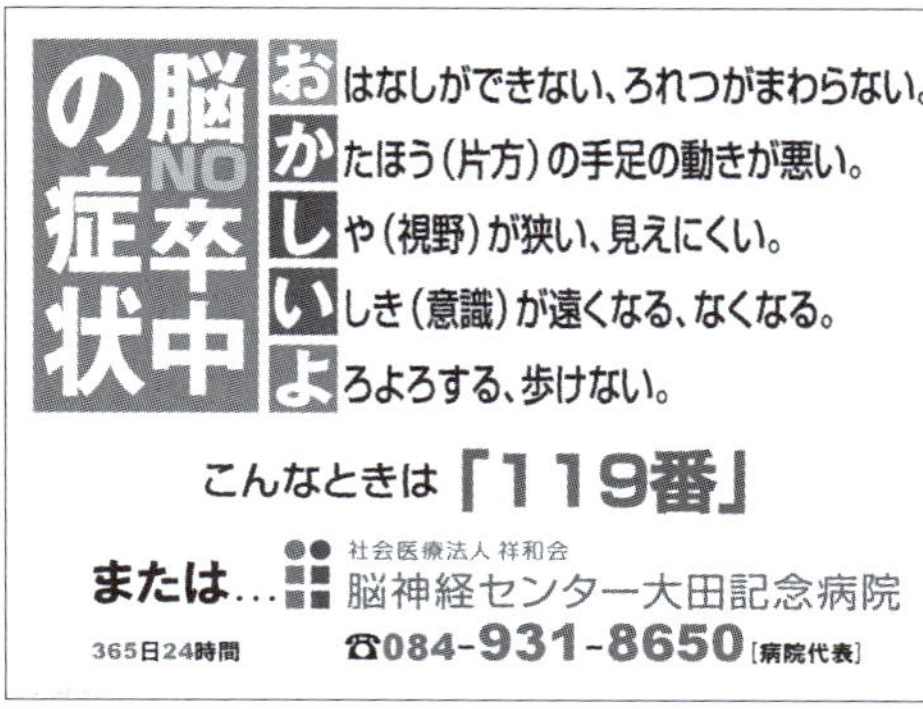

同院が広めている
脳卒中の初期症状をまとめた「おかしいよ」

● t-PA療法と血管内治療の併用は減少するも、血管内治療は過去最大の8.7%に

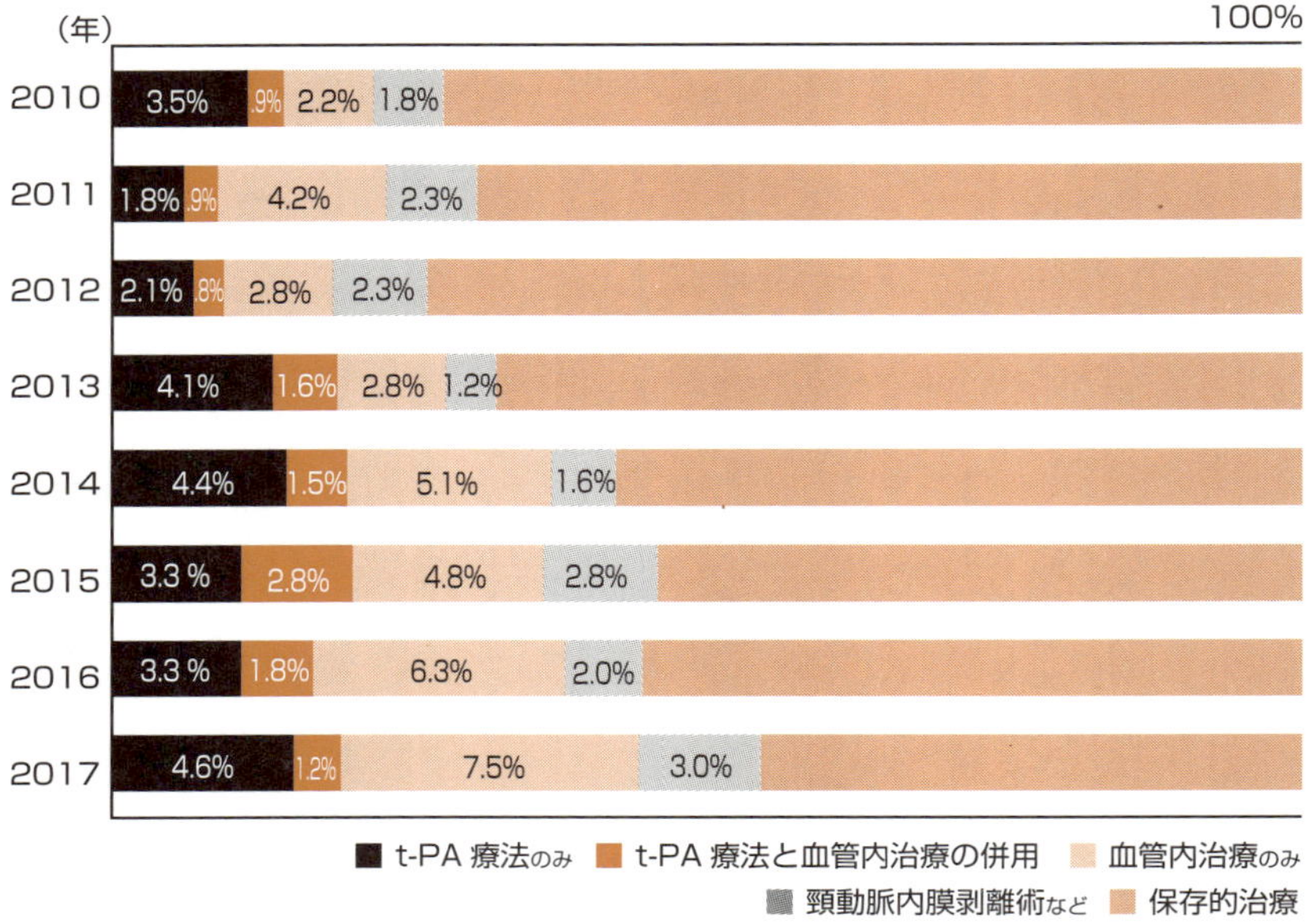

同院の脳梗塞治療の内容

● いずれの病型も、前年より短縮

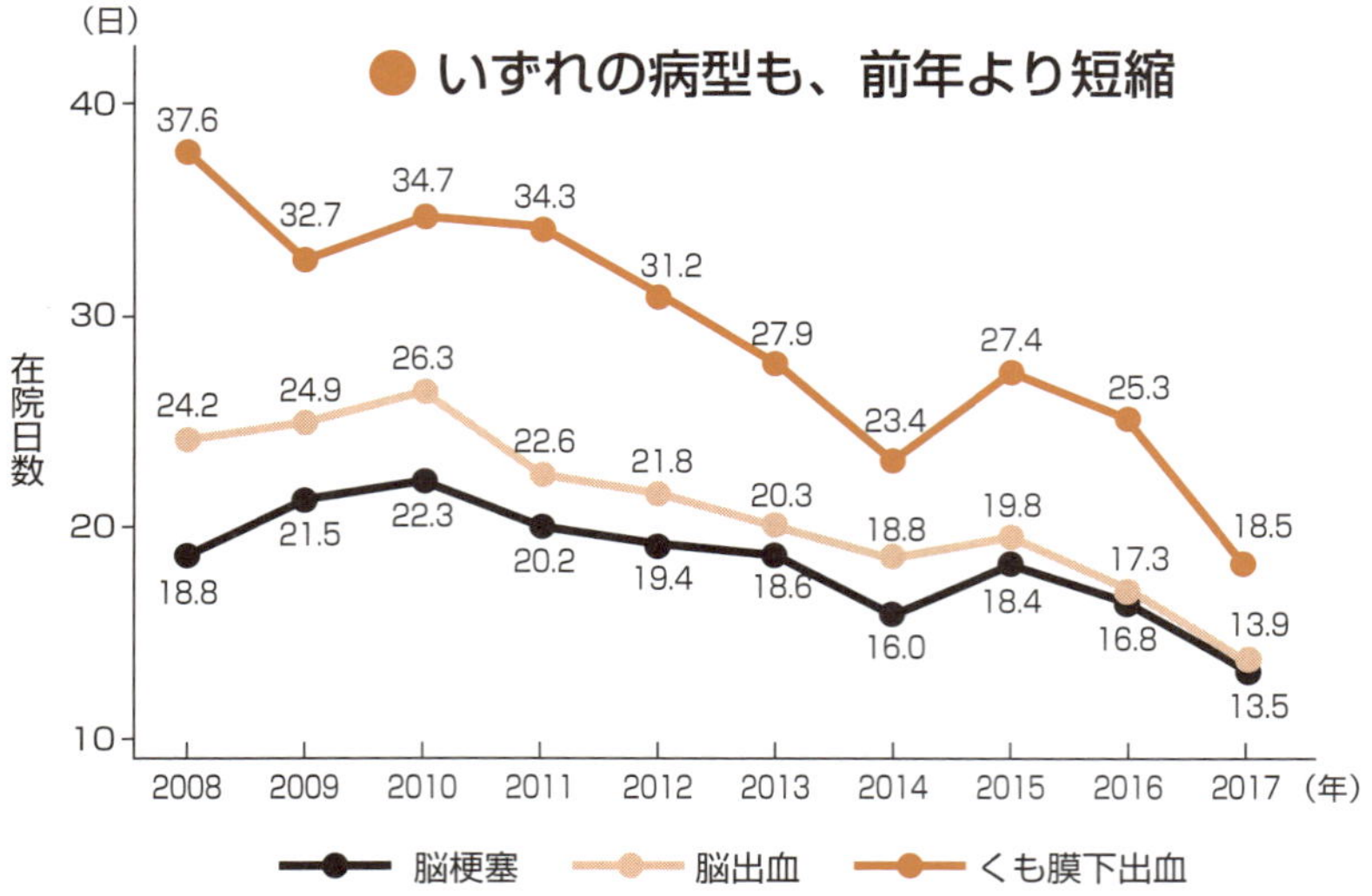

同院の在院日数の実績

郡山 達男 院長
（こおりやま・たつお）

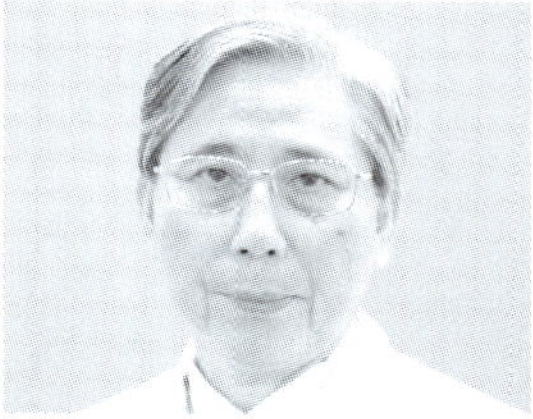

PROFILE

経　　歴	1952年鹿児島市生まれ。1978年鹿児島大学医学部卒業、同第3内科入局。東京都立神経病院神経内科、イェール大学医学部神経内科（米国）、広島大学医学部内科第三助手、同大大学院歯薬学総合研究科・脳神経内科学助教授・准教授、広島市民病院神経内科主任部長・副院長、広島市立リハビリテーション病院院長を経て、2018年4月より現職
資　格・所属学会	医学博士。日本神経学会認定神経内科専門医。日本脳卒中学会認定脳卒中専門医。日本内科学会認定内科医。日本医師会認定産業医。身体障害者福祉法指定医。
趣　味・家　　族	硬式テニス・ゴルフ・高校時代はボート部 内科医の妻と2人の息子
モットー	正しい診断に基づいた、根拠に基づいた治療を行う。診断と治療が正しくなければ、病気は良くならない。

●院長の横顔

理数系が得意で、高校２年までは工学部志望だったというが、次第に「地元で地域と社会に役立ち、人に関わる仕事がしたい」と思い、医学部に進学。

「脳神経内科は、診察・検査を行い、病変部位はどこでどういう病態でというふうに、診断が論理的な面が気に入って選択しました。また、地元で医者をしようと思っていましたし、一生のうちに国内・海外留学をしたかったので、脳神経内科はそれが許されたことも理由の一つです」と話す。

●院長からのメッセージ

当院は、脳卒中を発症して初めてお越しになる患者さんが多く、「事前の兆候が分かれば予防できたのではないか」と思うことがあります。日常生活の中で、頭痛・めまい・しびれなどの気になる症状があるときは、まずはかかりつけ医を受診してください。

また、当院では脳ドックを実施しております。脳腫瘍・脳動脈瘤・脳梗塞の兆候を探すには良い手段です。心配が解消できればと思います。

脳神経内科・リハビリテーション科など

三次市山家町

高齢者や神経難病医療における県北地域の拠点病院

ビハーラ花の里病院

大谷 道倫 院長　**織田 雅也** 脳神経内科部長

特色

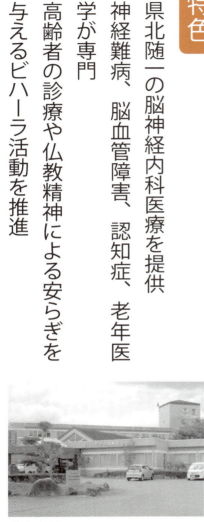

・県北随一の脳神経内科医療を提供
・神経難病、脳血管障害、認知症、老年医学が専門
・高齢者の診療や仏教精神による安らぎを与えるビハーラ活動を推進

住　所　三次市山家町 605-20
TEL　0824-62-7700
HP　あり
駐車場　60 台

診療時間	月	火	水	木	金	土	日
9：00 ～ 12：00	○	○	○	○	○	休診	休診
14：00 ～ 17：00	○	○	○	○	○	休診	休診

＊祝日は休診

病院の概要

●診療科目と領域

同院の専門領域は神経難病・脳血管障害・老年医学で、医療療養型施設を基本スタイルとしている。300床の入院病床数を持ち、予約外来を主に診療を行っている。そのため、他の病院や施設などからの紹介で訪れる患者が多いという。入院患者については、県北地区（三次市・庄原市）の患者が全体の86％で、平均年齢は86・8歳と高い。

そして、同じ医療法人微風会の三次神経内科クリニック花の里や、関連施設である社会福祉法人慈照会の各施設と連携しながら診療にあたっている。内科・歯科の医師を含めて5人の常勤医師が在籍。また、非常勤医師（18人）・看護師・介護職員・理学療法士・作業療法士などのスタッフ合計230人の体制で、患者や家族が安心して療養生活が送れるように、チーム医療を推進している。

スタッフには「患者さんが何を求めているのかを考えながら寄り添い、共感して日々の仕事に臨んでほしい」との思いから、各種研修なども積極的に行っている。また、入院時カンファレンス（打ち合わせ、話し合い）やリハビリカ

病院データ

沿革	1990年「社会福祉法人慈照会」関連施設として開院。1994年「医療法人微風会」設立
実績	外来総患者数／7092人、入院患者数／287人（月平均）、MRI／76件、CT／377件（以上、年間）
連携病院	市立三次中央病院、三次地区医療センターなど

ンファレンスなどは多職種参加型で実施し、臨床研究など学術活動に関しても積極的に取り組んでいる。

●診療ポリシー

織田脳神経内科部長は、体や健康について興味を持ち医師をめざしたという。

「学生時代に脳神経内科をめざす医師は少なかったですが、患者さんの全身を診ることができるため、とても興味を持ちました。脳や神経の病気は難解なイメージがあるかと思いますので、常に分かりやすい説明を心がけています」

同院の脳神経内科の患者の約3割は認知症患者で、頭痛・めまい・しびれ・パーキンソン病・神経障害・脊椎《せきつい》の病気など多岐にわたる。また、神経難病に対する医療にも力を入れており、神経難病患者は在宅療養が困難なことも多いため、特殊疾患病棟を設置して長期入院加療を受け入れやすい体制を整えている。

「脳神経内科の患者さんは、症状が進行していく中で完治しない病気も多く、日々診療の難しさを感じている」というが、患者のQOL（生活の質）向上にどう寄り添えるか、日々心を砕いている。

診療科目	診療・検査内容
脳神経内科	診療／脳卒中（脳梗塞・脳内出血）、けいれん、髄膜炎、脳炎、認知症、パーキンソン病、頭痛、神経難病、てんかん、めまいなど 検査／血液検査、心電図、胸部レントゲン、CT、MRIなど
リハビリテーション科	診療／理学療法士・作業療法士・言語聴覚士による、身体機能やADL能力の改善・向上を図るためのリハビリを提供

診療の特色と内容

●短期から長期まで入院診療に尽力

同院は、訪問看護ステーションと協力して神経内科疾患の患者の在宅医療を行いながら、神経難病の専門病棟を保有している。在宅療養が困難になった患者の短期入院の受け入れや、長期入院治療も積極的に行っている。

筋《きん》萎《い》縮《しゅく》性《せい》側《そく》索《さく》硬《こう》化《か》症《しょう》患者の短期入院では、患者の状態を精査し、薬物治療・個別リハビリテーション（以下、リハビリ）・アロマテラピーなども取り入れている。また、パーキンソン病患者の短期集中リハビリテーション入院も行っており、4週間の入院では個別リハビリのほか、3～4人のパーキンソン病患者が同時に入院して集団レクリエーション（以下、レク）も取り入れ、患者同士の盛り上がりにより治療効果が上がっているという。

●パーキンソン病を乗り越えて明るい人生を

ここでは、具体的な症例紹介を通じて、ある患者（70歳代男性・パーキンソン病）が再び社会へ活動の場を広げていった事例を紹介しよう。

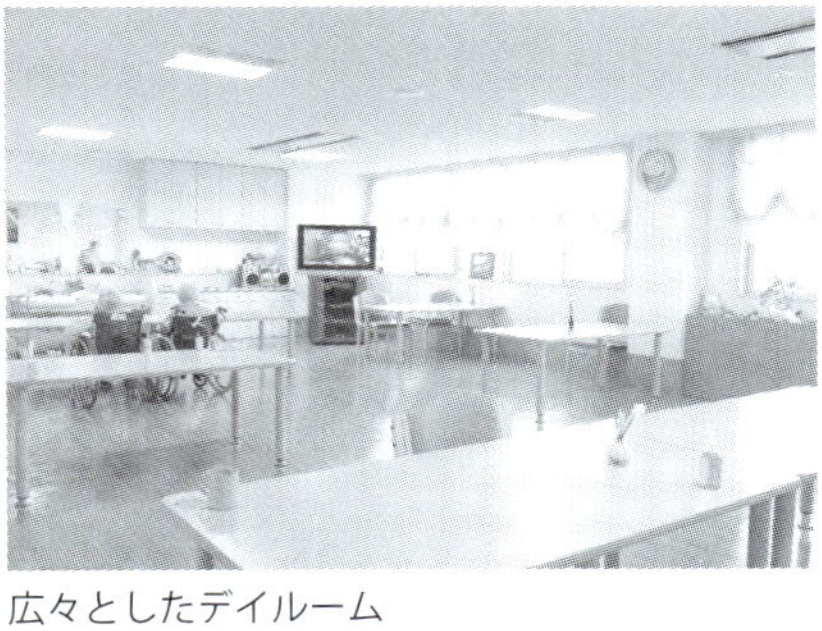
広々としたデイルーム

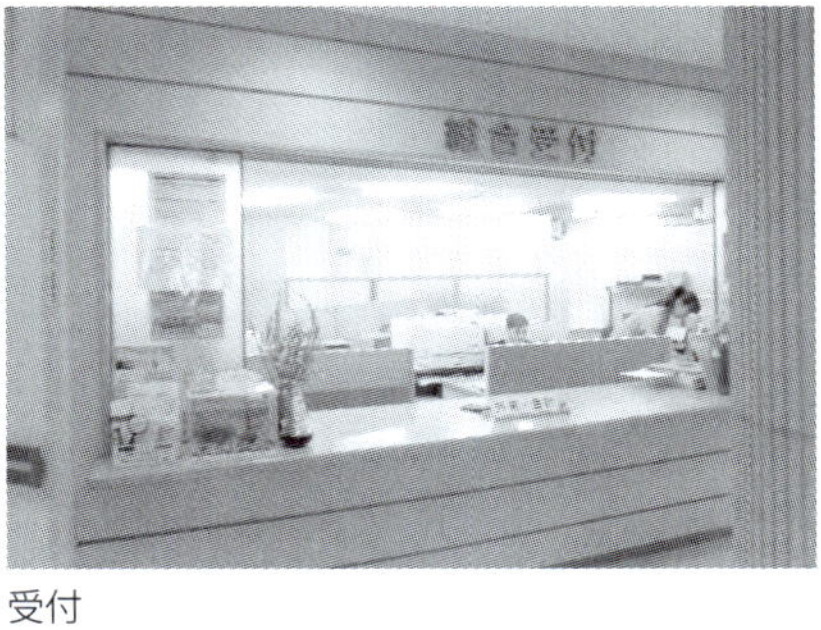

受付

①在宅で日常生活動作は自立しているが、座位や立位時に体が右側に傾くことを気にして、外出や地域活動への参加は消極的であった。

②家族に迷惑をかけたくないとの思いから、短期リハビリテーション入院を利用。個別リハビリ（1日に理学療法40分、作業療法40分）、レク要素を取り入れた集団活動、マシーントレーニング（週1回・デイケア施設にて）を実施した。個別リハビリでは、主に姿勢改善を目的に介入を行い、4週間の入院で姿勢の改善が見られた。退院後には、デイケアへ週2回参加することを自発的に決める。

③その後、3か月に1回の頻度で継続して、計7回短期入院を利用。入院期間中は意見交換を緊密に行い、患者自身の主体性を引き出しながら介入を行った。その結果、退院後の自宅での自主練習、その他外来リハビリの利用、定期的な短期入院の利用によりリハビリ効果が継続し、姿勢の改善・保持が実現していった。身体的変化により自主性・活動性が向上し、7回目の短期入院後には遠方へ家族旅行に出かけるまでに至った。

④こうした結果、病気をきっかけに活動範囲が極端に狭くなっていたこのパーキンソン病患者は、約2年間に及び短期集中リハビリ入院を繰り返し利用し、活動範囲の拡大を獲得していった。

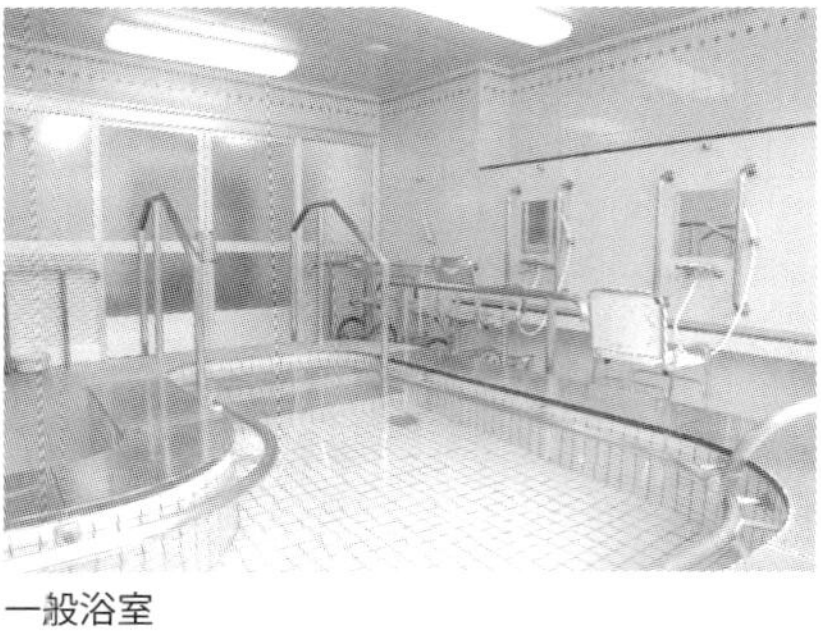

一般浴室

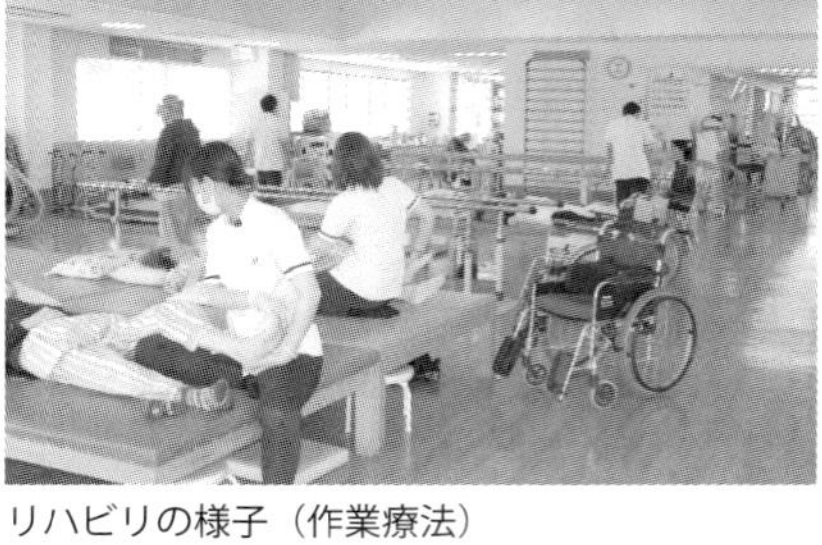

リハビリの様子（作業療法）

大谷 道倫 院長
（おおたに・みちのり）

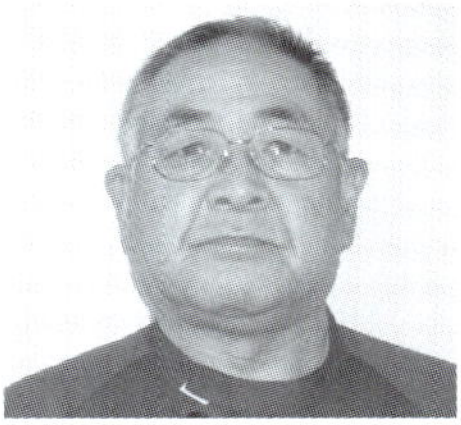

PROFILE

経　　歴	1948年三次市生まれ。1972年日本医科大学卒業、広島大学麻酔科入局。県立広島病院、宇和島社会保険病院、中国労災病院、大谷外科（開業）などを経て、2014年より現職。麻酔科、一般外科、整形外科が専門

●院長からのメッセージ

当院は、長期療養が必要な患者さんが多く、長年にわたって高齢者や難病患者さんに寄り添いながら、見守り緩和ケアを心を込めて実践しています。

織田 雅也 脳神経内科部長
（おだ・まさや）

PROFILE

経　　歴	1973年広島市生まれ。1997年広島大学医学部卒業。2002年広島大学大学院医学研究科内科系専攻（神経内科学）卒業。一般財団法人住友病院神経内科などを経て、2008年7月ビハーラ花の里病院着任。2009年4月より現職。
資格・所属学会	医学博士。日本神経学会神経内科専門医・指導医。日本内科学会認定内科医・総合内科専門医。日本老年医学会老年病専門医。日本認知症学会専門医・指導医・代議員
モットー	「人間万事塞翁が馬」

●医師からのメッセージ

脳神経内科の病気は進行するものが多く、医師としてどう寄り添うか悩みながらの日々です。重い介護状態にあるご家族の方は、お一人で頑張らずに、公的サービスを上手に活用していただきたいです。症状があれば早めに専門医に受診していただき、一緒に考えていきましょう。

医療法人微風会のご紹介

●地域の「心のよりどころ」をめざして

ビハーラ花の里病院は、和泉慧雲《いずみえうん》法師（浄土真宗本願寺派法正寺第18世住職）の「病みて悩めるひとびとの 安らぐ家とならむかな」という思いに沿って設立され、老人ホームとしてからスタートした。

「病気に伴う精神的な苦しみが少なくなるよう、四季を通して花に囲まれた療養生活を送れる”心のよりどころ“となれるように」との思いから、四季折々の花々や実が患者の心を和ませるように配慮されている。

病院名に付けられているビハーラは、サンスクリット語で「僧院、寺院」あるいは「安住、休養の場所」を意味し、現代では末期患者に対する仏教ホスピス、または苦痛緩和の癒しの支援活動を指すそうだ。

敷地内には、80床の老人保健施設（ナーシングホーム沙羅）や訪問看護ステーション、福利厚生施設も併設されている。各々の患者がどのような診療を受けるのが良いのかを検討し、関連機関の社会福祉法人慈照会の各施設と連携しながら診療にあたっている。

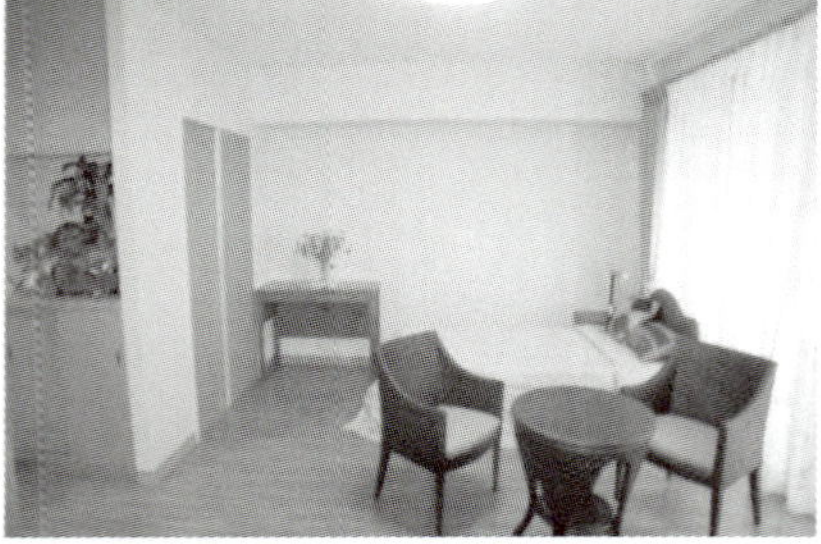

居室の様子（サービス付き高齢者住宅 迦葉）

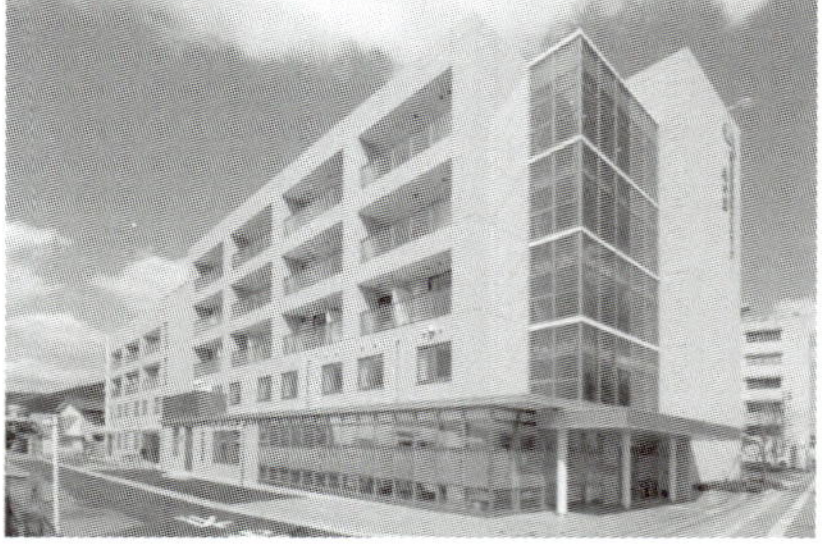

普賢ビルの外観

また、僧籍を持つ職員が４人在籍しており、仏間もある。毎週水曜には「ビハーラ活動」の一環として、僧侶による法話会が開催され、入院患者だけでなく外部からの参加者も多い。

県北仏婦ビハーラ活動の会（約３００人）は、ボランティアとして患者のケアやリハビリの援助を行っている。院内では法話会のほか、お釈迦様の花まつり、入院されて亡くなった方の初盆法要、職員の手作りによるビハーラ祭りなど、精神的肉体的苦痛を和らげたいとの思いで、さまざまな実践活動が行われている。

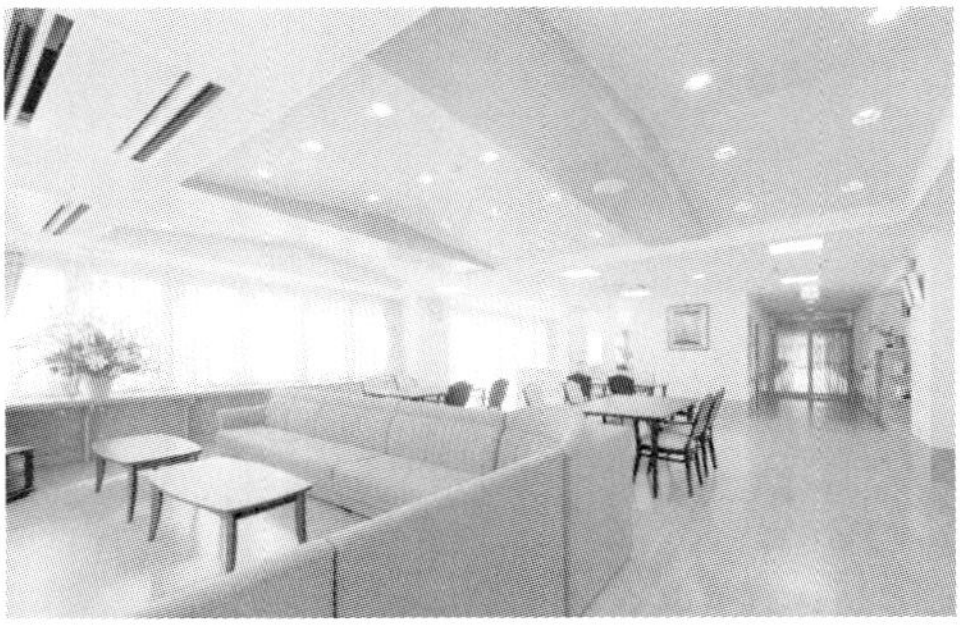
食堂・談話室（サービス付き高齢者住宅 迦葉、５階）

同院は三次市中心部から離れた自然環境に恵まれた場所に立地しているため、患者の利便性を考えて、関連施設である三次神経内科クリニック花の里が入る普賢ビルを市内に建設し、一般の外来患者を受け入れている。同ビルにはクリニックに加え、関連施設であるショートステイ花の里やサービス付き高齢者住宅迦葉《かしょう》なども入っており、地域住民に安心感を与えている。

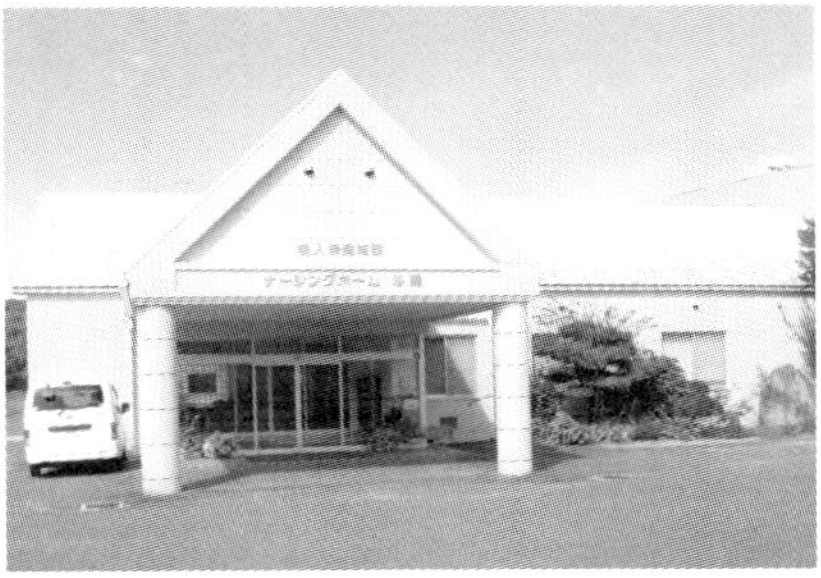
老人保健施設 ナーシングホーム沙羅

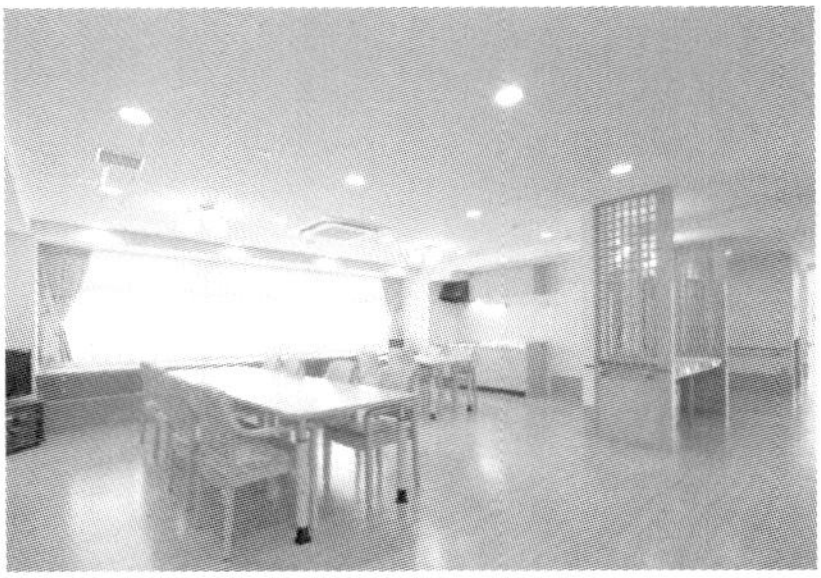
共同生活室（ショートステイ 花の里、２階）

パート4

クリニック編

——頼れるかかりつけ医・11施設

脳神経内科・内科・物忘れ（認知症）外来

広島市東区

「幸せな認知症医療」のエキスパート

井門ゆかり脳神経内科クリニック

井門 ゆかり 院長

特色

・認知機能低下の早期発見に役立つ「井門式簡易認知機能スクリーニング検査」を開発
・パーキンソン病や重い頭痛の受診で経過良好な患者多数
・風邪や高血圧などの一般内科にも対応

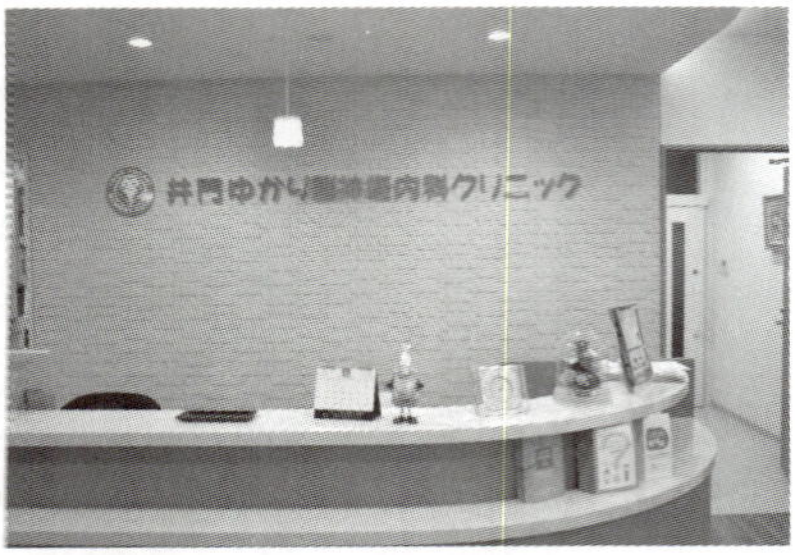

住　所　広島市東区牛田本町 6-1-27
うしたみらいビル 5F
（1F はフレスタ）
T E L　082-511-2388
H　P　あり
駐車場　うしたみらいビル 2 ～ 4F
（共用駐車場・150 台）

診療時間	月	火	水	木	金	土	日
9：00 ～ 12：30	○	○	○	○	○	○	休診
14：00 ～ 17：30	○	○	○	休診	○	休診	休診

＊祝日は休診　＊受付は診療終了30分前まで

クリニックの概要

●診療科目と領域

同院は、認知症やパーキンソン病、頭痛などの脳神経内科の疾患だけでなく、風邪や高血圧、糖尿病などの一般的な内科疾患の診療にも対応しており、体のことで気になる症状があればなんでも気軽に相談が可能。

井門院長は、広島県西部認知症疾患医療センターでセンター長を8年間務めていた経験もあり、特に認知症の早期発見と適切な治療に定評がある。認知症患者は、認知症地域支援推進員やケアマネージャーなどからの紹介が多い。

●診療ポリシー

院長は認知症治療のエキスパートで、「幸せな認知症医療」をテーマにした講演会を全国各地で行ったり、認知症カフェの開催やカウンセリングなどで患者と家族を多方面でサポートしている。「認知症をはじめ神経内科の病気は、長く付き合っていくものが多いです。完治は難しくても、一人ひとりに適切な対応をしていくことでＱＯＬ（生活の質）を向上させることはできます」

診療科目	診療・検査内容
脳神経内科	認知症、パーキンソン病、頭痛、脳梗塞後遺症、めまい、しびれ、ふらつきなど 認知症専門医による物忘れ外来、認知症専門外来、頭痛外来を実施
内科	風邪、高血圧、高脂血症、糖尿病など

診療の特色・内容

●「井門式簡易認知機能スクリーニング検査」を独自に開発

認知症は現在でも完治の方法はないが、適切な治療やリハビリなどで進行を抑制することは可能である。軽度の場合では、早い時期に治療を始めると良い経過を得られる可能性が非常に高いという。そのため、少しでも物忘れが気になったら年のせいと放置せず、すぐに受診することが望ましい。しかし忙しさや面倒などと、病院での検査を先延ばしにしている人も多いのではないだろうか。

そんな中、院長が研究・開発した「井門式簡易認知機能スクリーニング検査（ICIS／イシス）」（認知機能低下の有無や程度を見分けるための検査、P161）は大いに役立つ。所要時間は約3分、特別な道具も必要がなく、時間や場所を問わず気軽にできるのが特徴。ぜひ、活用してみてほしい。

そして認知症の予防と進行抑制には、活動的な生活を送ることが良いという。「スポーツや楽しいコミュニケーションで、体と脳に刺激を与えましょう」

●丁寧な問診と的確な診断を心がける

同院で認知症以外に多い訴えには、パーキンソン病やめまい、頭痛などがあ

クリニックデータ

沿革	2018年4月18日開院
実績	認知症疾患医療センター（認知症疾患医療センター・地域包括支援センターの合併型センター）初代センター長／8年間、「井門式簡易認知機能スクリーニング検査（ICIS）」を独自に開発／2013年（※その他、全国各地で認知症に関する講演会や研修会の講師を務める）
連携病院	JR広島病院、広島市民病院、県立広島病院、広島赤十字・原爆病院、安佐市民病院、新本整形外科クリニック（同クリニックモール内、MRIを依頼）など

井門式簡易認知機能スクリーニング検査
(Imon Cognitive Impairment Screening Test:ICIS)

氏名　　　　　　　生年月日 T・S　年　月　日　歳

検査日　年　月　日(　)　検査者

<table>
<tr><th colspan="3">設問</th><th>評価</th></tr>
<tr><td rowspan="5">1. 今日の日付を教えてください。
(1つ正答につき1点、計4点)</td><td colspan="2" rowspan="5">年　月　日　曜日</td><td>4</td></tr>
<tr><td>3</td></tr>
<tr><td>2</td></tr>
<tr><td>1</td></tr>
<tr><td>0</td></tr>
<tr><td rowspan="4">2. 今から言う3つの言葉を覚えてください。後でまた聞きますからよく覚えておいて下さい。
(教示のみ)</td><td>1. りんご　牛　自動車</td><td colspan="2">5. スイカ　猫　船</td></tr>
<tr><td>2. みかん　豚　飛行機</td><td colspan="2">6. イチゴ　猿　自転車</td></tr>
<tr><td>3. バナナ　馬　電車</td><td colspan="2">7. ブドウ　やぎ　トラック</td></tr>
<tr><td>4. メロン　犬　バス</td><td colspan="2">8. レモン　熊　タクシー</td></tr>
<tr><td rowspan="5">3. 私の真似をしてください。
※麻痺のある場合は実施せず。
(A,B 各1点、計2点)
A
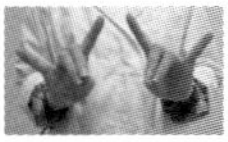
B
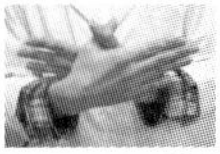</td><td colspan="2" rowspan="5">A キツネ(左右の手)
※最初につくった形で評価
両手ともに正答=1点
片手のみ正答=0.5点
両手ともできない=0点
B ハト(1点か0.5点か迷うときは1点とする)
迷わずできた=1点
試行錯誤しながらできた=0.5点
できない=0点</td><td>2</td></tr>
<tr><td>1.5</td></tr>
<tr><td>1</td></tr>
<tr><td>0.5</td></tr>
<tr><td>0</td></tr>
<tr><td rowspan="4">4. ‘か’で始まる言葉を、できるだけたくさん言ってください。ただし、人の名前や固有名詞は除きます。(1分間)
※同じ単語の繰り返しや変形(傘、傘の柄)、人の名前。固有名詞は正答としない。(計3点)</td><td rowspan="4"></td><td>10語以上</td><td>3</td></tr>
<tr><td>6〜9語</td><td>2</td></tr>
<tr><td>3〜5語</td><td>1</td></tr>
<tr><td>2語以下</td><td>0</td></tr>
<tr><td colspan="4">5. 先ほど覚えてもらった言葉を教えてください。(計3点)</td></tr>
<tr><td colspan="3" rowspan="4"></td><td>3</td></tr>
<tr><td>2</td></tr>
<tr><td>1</td></tr>
<tr><td>0</td></tr>
<tr><td colspan="3">合計得点
12点満点　9点以下は軽度認知障害(MCI)の疑い　7点以下は認知症の疑い
(麻痺などで手指模倣ができない場合は、3番以外の項目の10点満点で採点。
その場合、6点以下は認知症の疑い)</td><td></td></tr>
</table>

ICIS検査用紙

る。パーキンソン病は症状がかなり幅広く、根気強い治療が必要。また、レビー小体型認知症（パーキンソン症状が現れる認知症）は薬の調整が非常に難しいそうだが、同院を受診して調子が良くなった患者は多いという。「重要なのは、患者さんの訴えを十分にお聞きすることです。当院では、一人ひとりの診療に時間をかけるようにしています」

めまいでは、まず脳に疾患があるか鑑別するためのMRI検査を、同ビル内にある整形外科に依頼。脳疾患がなければ、再び同院で点滴や内服治療などをして経過を診る。また、頭痛は重い症状の人が意外と多いそうで、小学生から高齢者まで年代は幅広い。「ある高齢の女性患者さんが、いろんな病院を受診したけど頭痛が治らない、と話されて来院されました。漢方薬を処方したところ、みるみる症状が良くなり、今では外出も楽しまれています」

これら神経内科系の病気は、長く付き合っていくものが多い。そのため、院長は「患者さんとご家族が笑顔になるような診療をしていくこと」を心がけているという。「治癒が難しい病気でも、早く診断がつけばその後の経過が格段に良くなります。もしかすると、将来はiPS細胞や再生医療などが進歩して、完治が可能になるかもしれません。希望は持ち続けたいですね」

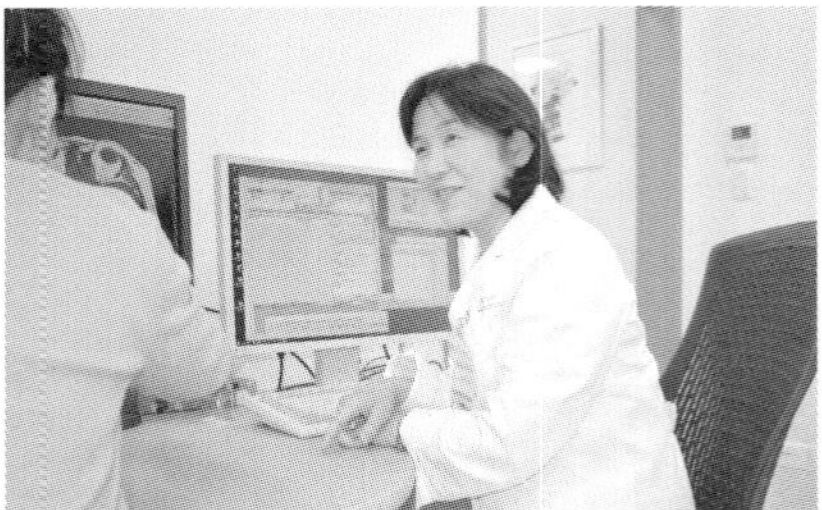
「一人ひとり丁寧な問診を心がけています」

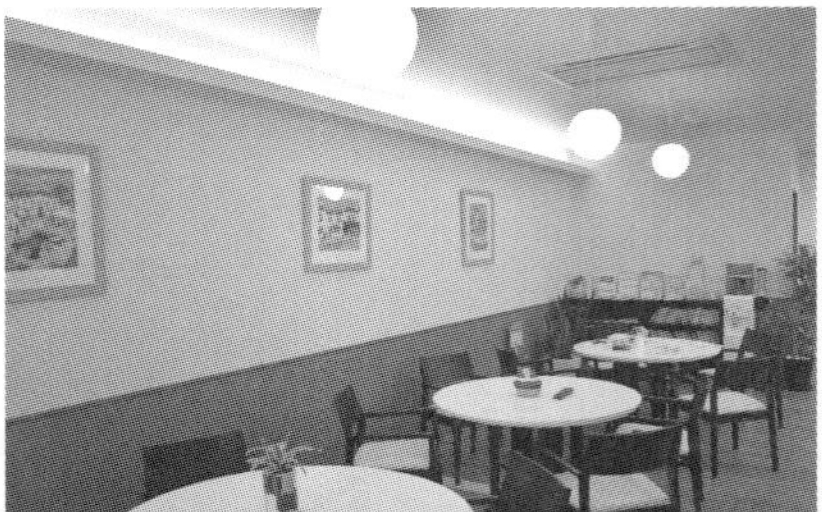
待合スペース

井門 ゆかり 院長
（いもん・ゆかり）

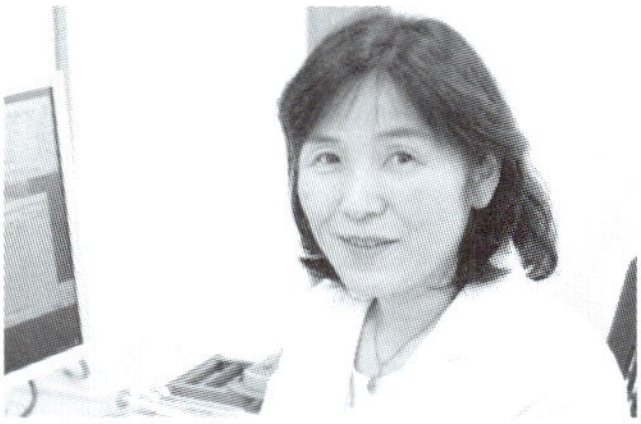

PROFILE

経　　歴	広島市生まれ。1990年広島大学医学部卒業。1996年広島大学大学院修了、医学博士取得。広島大学病院、東京医科大学高齢総合医学科、草津病院、広島医療保健専門学校神経内科部長、メープルヒル病院神経内科部長、広島県西部認知症疾患医療センター長などを経て、2018年4月より現職。得意分野は認知症の診断と治療。広島精神神経学会奨励賞受賞（2016年）
資　格・ 所属学会	医学博士、脳神経内科専門医、総合内科専門医、老年病専門医、認知症専門医など 日本神経学会、日本内科学会、日本老年医学会、日本認知症学会など
趣　味・ 家　　族	読書、旅行 耳鼻科医の夫と息子2人（長男は今年から研修医、次男は医学部在学中）
モットー	10年後に後悔しない生き方をする

●院長の横顔

「人の役に立ち、女性が自立できる仕事に就きたい」と思い、医師を志す。脳神経内科を選んだのは「人の脳の働きに興味を持っていたから」だという。

プライベートではクイズ番組の出場経験が多数あり、「クイズ＄ミリオネア」では250万円を獲得。「パネルクイズアタック25」（テレビ朝日系）では優勝経験もあるという。「優勝旅行の地中海クルーズは、長男と一緒に行ってきました」と笑顔で話す。

●院長からのメッセージ

物忘れが気になったら、まずはお気軽にご相談ください。気になっているうちに受診しないと病気が進行して、治療が難しくなることもありますので、早期の受診が大切です。また、ご家族の中に認知症などの疑いがある方がおられても、ご本人が受診を拒否するケースもありますので、そのような場合もぜひご相談ください。スタッフと一緒に、良い診療方法を考えさせていただきます。

脳疾患は完治が難しいものもあります。もしそうだとしても、できるだけ調子を良くして、生活の質（QOL）を高められるように、そして、経過を最大限良くしていけるように、私たちと一緒にがんばりましょう。

脳神経外科・内科・外科・リハビリ科

広島市東区

脳疾患から体の不調までトータルで相談可能

ふくだクリニック

上手 康嗣 院長

特色

・脳卒中の原因となる生活習慣病予防に注力
・高速3次元CTを用いた高精度な画像診断
・風邪や腰痛など専門外の疾患にも柔軟に対応

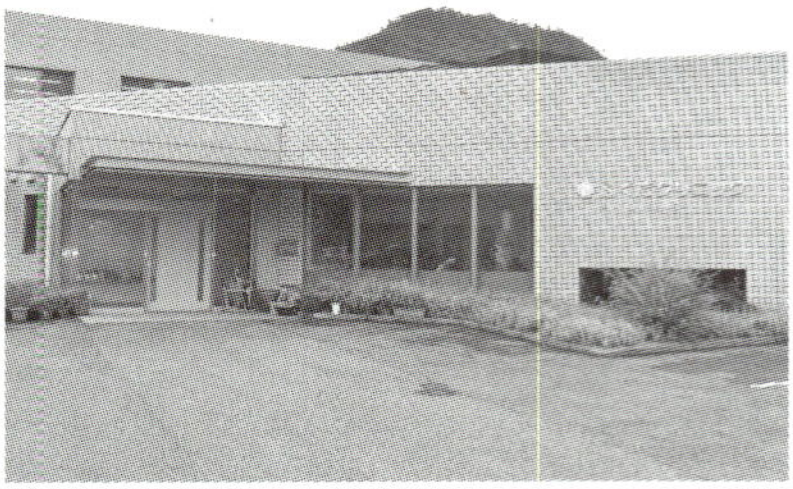

住　所　広島市東区福田 5-1175-1
T E L　082-883-0600
H　P　あり
駐車場　7台

診療時間	月	火	水	木	金	土	日
9：00 ～ 13：00	○	○	○	休診	○	○	休診
15：00 ～ 18：00	○	○	○	休診	○	○	休診

＊祝日は休診　＊臨時休診はHP・配信メール・院内掲示などで通知

クリニックの概要

●診療科目と領域

専門領域は脳神経外科だが、風邪や腰痛、けが、骨折などで来院する患者も多く、専門科以外の領域にも柔軟に対応している。上手院長は、脳神経外科医として脳卒中の原因となる生活習慣病（高血圧、糖尿病など）の予防に注力しており、血液検査や健康診断を積極的に勧めている。また、迅速に高精度な画像診断が可能な、高性能ヘリカルスキャン（3次元）CTを設置しており、頭部に限らず全身疾患の早期発見・治療に役立てている。

●診療ポリシー

院長が診療において特に心がけていることは、分かりやすい説明をすること。患者に興味を持って聞いてもらえるよう、難しい専門用語は使わず、たとえ話や図を用いるなど表現方法を工夫しているという。「患者さんも、疑問が残ったままだと不安になると思います。納得して治療を受けていただきたいと思っています」。院長の説明の分かりやすさは、スタッフのお墨付きだという。

診療科目	診療・検査内容
脳神経外科	脳卒中（脳梗塞、脳出血、くも膜下出血）の予防や診断、頭部外傷の治療など
リハビリテーション科	脳卒中後や膝関節症などに対する運動療法、腰痛や膝痛などに対する物理療法
内科・外科	糖尿病・高コレステロール血症・高血圧などの生活習慣病の検査、健康診断、インフルエンザや肺炎などの予防接種など

診療の特色・内容

●早期発見・治療で地域住民の健康を守る

「病院やクリニックは、病気になってから行くところ」という認識を持っている人も多いのではないだろうか。しかし、発症してからでは手遅れになってしまう病気も少なくない。そのため同院では、CTによる頭部の疾患などの精査のほかに、生活習慣病予防のための健康診断、インフルエンザの予防接種などを積極的に行い、病気の早期発見・治療に努めている。「特に、脳疾患の場合は完治が難しく、何らかの障害が残ります。そうならないように、原因の芽を摘んでいく診療をしていきたいと考えています」

CT検査の利点は、脳などの臓器の状態が可視化できる(目に見える)ことだ。例えば、認知症ではアルツハイマー型認知症に目が行きがちだが、問診や知能テストだけでは手術で治療可能な疾患（慢性硬膜《こうまく》下血腫《かけっしゅ》、良性腫瘍《しゅよう》など）が見逃されて、手遅れになっている場合もあるという。「アルツハイマー型認知症と診断されて、長い間お薬を処方されていた患者さんが、CT検査を行ったところ慢性硬膜下血腫だったということもあります。このようなことがないよう

クリニックデータ

沿革	2003 年開院
実績	ヘリカルスキャン CT 検査／ 928 件、インフルエンザ予防接種／ 1275 件（以上、2017 年度） （※ CT は予約なしで検査可能）
連携病院	県立広島病院、JR 広島病院など （※その他、地域の複数の介護施設への訪問診療や往診も実施）

に、頭部の画像検査は必ず行うようにしています」

●専門医の門番役を担う

院長は脳神経外科の専門医だが、実際に来院する患者は「胸が苦しい」「お腹《なか》が痛い」「足がしびれる」「喉《のど》が渇《かわ》く」など、専門外の訴えも多いという。そのため、地域では「何でも診てもらえるお医者さん」というイメージを持たれているそうだ。「特に脳卒中の予防に力を入れていますが、やはり内科的な疾患も大きく関わっていますので、専門外ですが胸部や腹部の疾患もできるだけ診療しています」

また、頭部外傷で来院した患者の中に他の箇所の骨折が見つかるという場合もあるため、「頭だけでなく、全身を診ていく必要がある」という、院長の自覚や決意も大きい。現在は医師一人で対応しているが、地域医療を充実させるため、将来的にはそれぞれの専門科の医師を増やしたいと考えているという。

「当院ではさまざまな疾患に対応していますが、もちろん、私にも分からないことはたくさんあります。そのときは、正直に〝分かりません〟と言いますし、その場合はすぐに適切な病院をご紹介しています。そういった点では、専門医のゲートキーパー（門番）の役割を果たせているのかなと思っています」

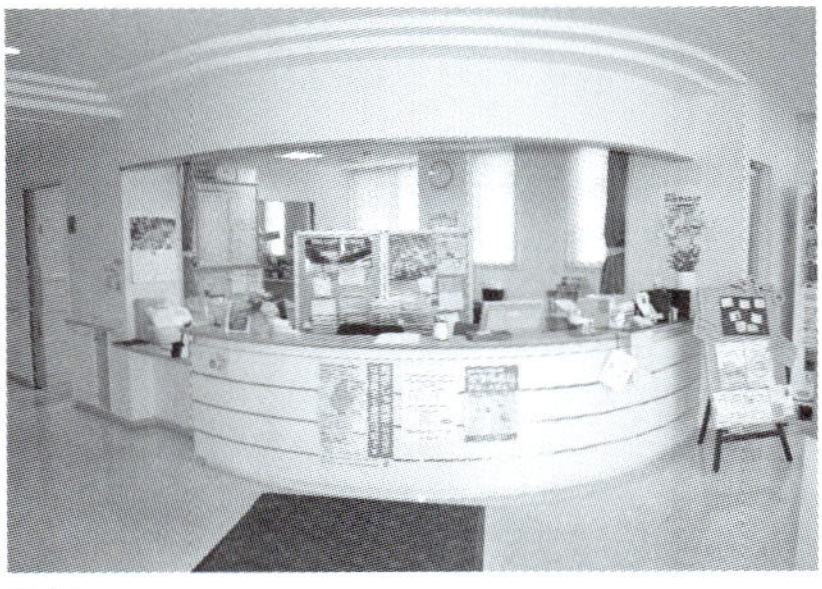

受付

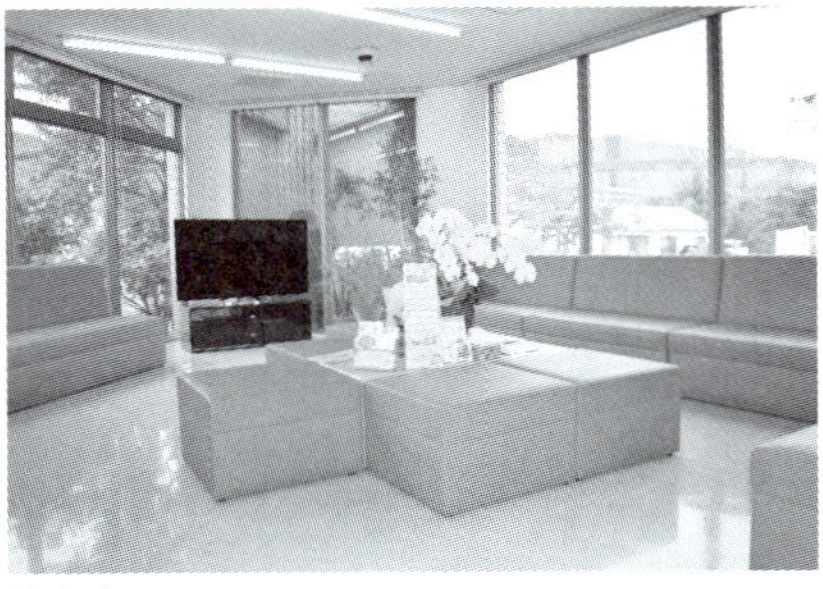

待合室

●生活習慣病は自覚症状が出ないうちに治療を！

脳卒中の危険因子となる糖尿病・高コレステロール血症・高血圧などの生活習慣病は、自覚症状が少ないため、真剣に治療を受けない人が多いのが現状だという。生活習慣病を放置すると、脳卒中を引き起こす動脈硬化になりやすい。動脈硬化は、加齢に伴って徐々に進行していくため、高齢になるほど罹患《りかん》リスクは高くなる。しかし、個人差が大きいことに注意が必要で、生活習慣などの要因により進行が早まると考えられている。

近年は、比較的若い人でも脳梗塞《のうこうそく》や心筋梗塞などに罹患している場合がある。その大きな理由に、生活習慣の乱れがあげられる。「若い人の場合は、喫煙もかなり影響があると思います。予防するためには、禁煙はもちろん、食生活の見直しや適度な運動を行うことも大切です。どんな食事が良いのか、どんな運動がより効果があるのか、私が知っていることは何でもご説明します」

院長が予防に力を入れているのは、脳神経外科医として「脳の病気は発症したら治らない」ということを目の当たりにしてきたからである。「ちょっとした異変でも、重大な脳の疾患が隠れていることがありますので、ご自分の健康を過信せず、まずは一度、検査を受けてみてください」

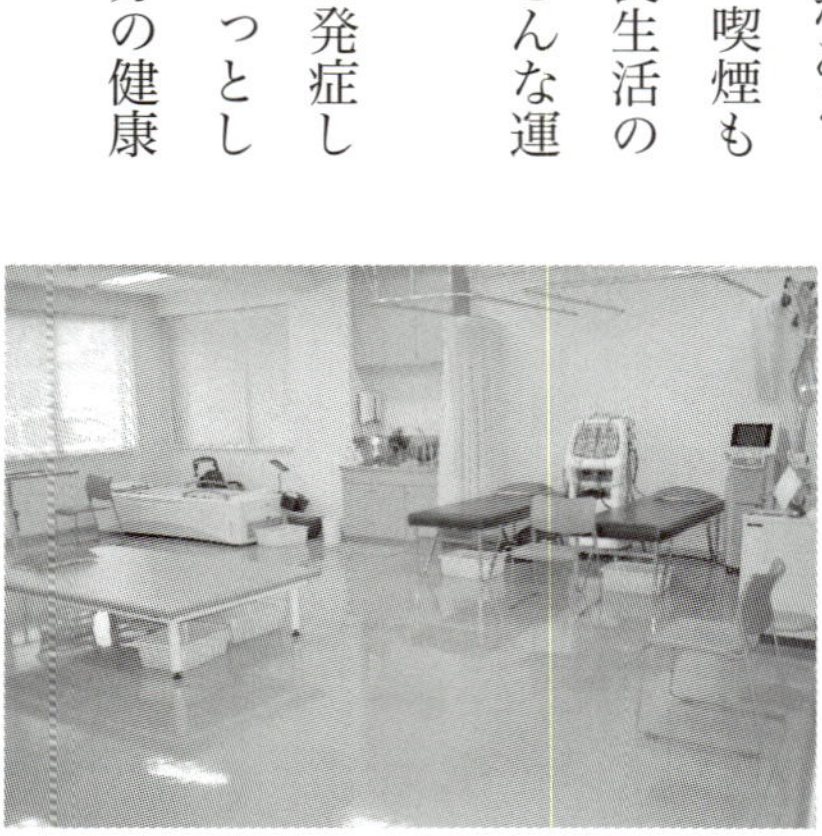

広々とした診療スペース

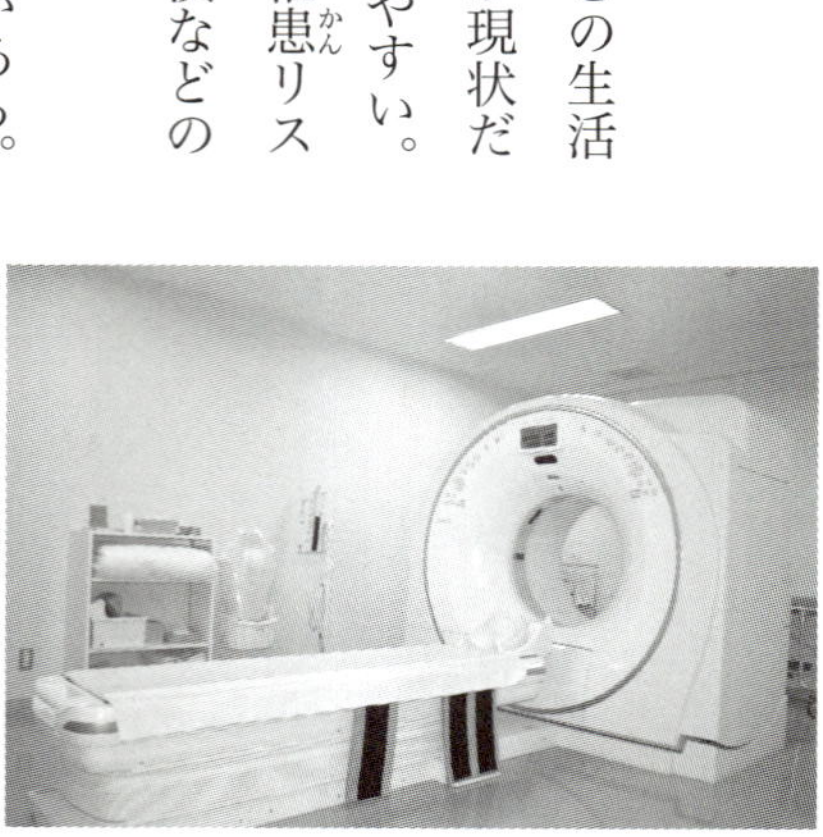

高速 3 次元 CT

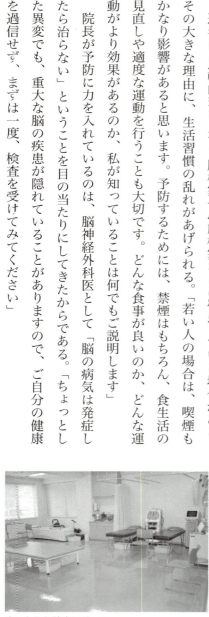

上手 康嗣 院長
（かみて・やすし）

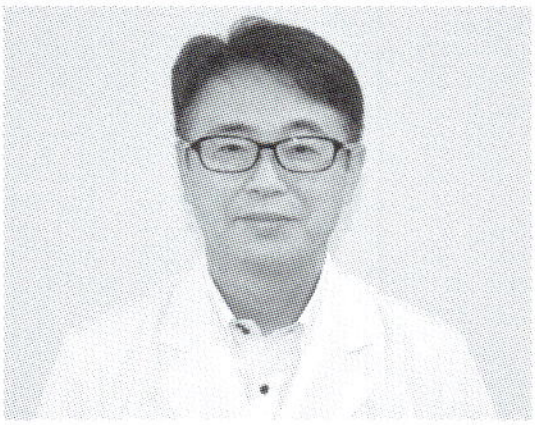

PROFILE

経　　歴	1964年広島市生まれ。1990年広島大学医学部卒業。広島大学附属病院、松江赤十字病院、国立療養所広島病院（現東広島医療センター）等のほか、広島市内の救急病院勤務を経て、2003年ふくだクリニック開院。2005年医療法人化、理事長就任
資　格・ 所属学会	脳神経外科専門医 日本脳神経外科学会
趣　味・ 家　　族	ランニング（趣味というよりダイエットのため!?） 妻と娘（現在、大学２回生で県外に）

●院長の横顔

子どもの頃に弁護士に憧れて、高校２年までは文系クラスで法学部をめざしていた。高校３年生の５月に、数学の先生から急に（半ば強引に笑）理系クラスに編入させられ、医学部をめざすことに。

脳神経外科を選んだ理由は、「目の前の救急患者に対して、病院内外で適切に処置ができる医師になりたい」と考えたからだという。

●院長からのメッセージ

脳卒中は、発症してしまうと手遅れになることも多く、治療後も後遺症が残って発症前の状態に戻すことが非常に困難です。

そのため、脳卒中の原因となる高血圧や糖尿病などの治療を行い、発症を予防することが重要と考えています。普段から定期的に健康診断を受けて、病気の原因を早めに治しましょう。

脳神経外科・脳神経内科・リハビリ科

広島市南区

24時間365日体制の訪問診療に注力

冨原脳神経外科医院

冨原 幹子 副院長

特色

・頭痛やめまいから全身まで診療可能
・診療やCT検査の待ち時間が少ない
・近隣の他科医院や総合病院と緊密に連携

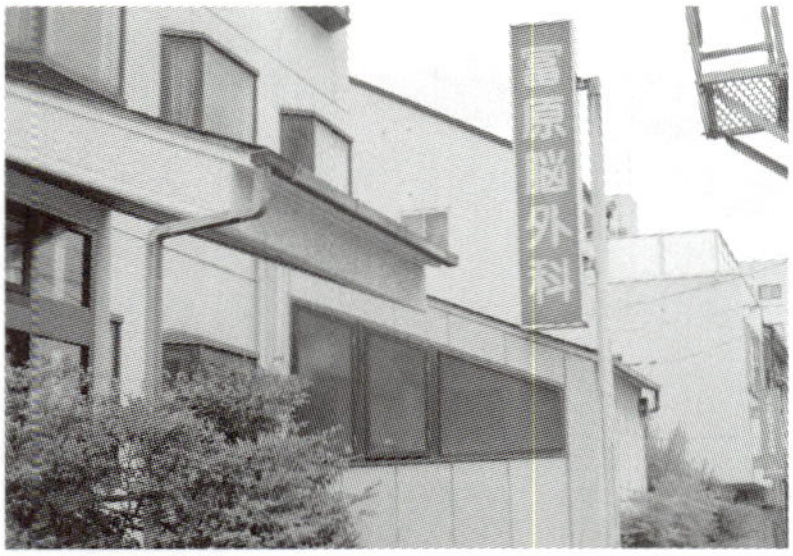

住　所　広島市南区宇品神田 2-12-16
T E L　082-255-2255
H　 P　あり
駐車場　５台

診療受付時間	月	火	水	木	金	土	日
9:00 ～ 12:30	○	○	○	○	○	○	休診
15:00 ～ 17:30	○	○	○	休診	○	休診	休診

＊祝日は休診　＊訪問診療／不定期、応相談可

医院の概要

●診療科目と領域

同院の専門は脳神経外科全般で、頭痛・めまい・認知症などを中心に診療を行っている。中でも、来院患者で特に多い訴えが頭痛とめまいで、CT検査による迅速な原因検索が可能。訪問診療や在宅医療にも力を入れており、約50軒の個人宅に足を運んでいる。

●診療ポリシー

「怖い」「敷居が高そう」などのイメージから、脳神経外科を受診することに抵抗がある人も多いのではないだろうか。冨原副院長は、そんな人たちも安心して来院できるよう、気軽に相談が可能なクリニックをめざしている。スタッフは院長以外は全員女性で、副院長を含めて子育て中のお母さんもおり、赤ちゃん連れでも安心して来院できる環境だ。「頭の病気が疑われたら、誰でも不安だと思います。正しく診断し、きちんと治療することで安心が得られます。“もっと早く受診すれば良かった”と言って帰られる患者さんも多いですよ」

診療科目	診療・検査内容
脳神経外科	診療／頭痛、めまい、認知症、脳出血、脳梗塞、てんかん、神経難病など。予防接種や外傷の縫合などの小手術にも対応 検査／頭部・胸部・腹部 CT 検査、胸部・頭部レントゲン検査、血液検査、心電図、骨塩定量、内臓脂肪測定

診療の特色・内容

●訪問診療で患者と家族を支える

同院は在宅療養支援診療所に指定されており、「患者が自宅にいながら病院と同等な医療や対応が受けられるよう、定期的な訪問診療と24時間の緊急時の対応が可能」な医院である。

対象者は、身体的・健康上の理由で外来通院が困難な人、最期は住み慣れた自宅で家族と過ごしたい人、自宅療養のために特別な医療管理が必要な人など。同院で訪問診療を受けている患者の多くは、脳卒中の後遺症や認知症の罹患《りかん》者で、中には独り暮らしの高齢者もいるという。

訪問のペースは2週間に1回程度。他施設の訪問看護師やケアマネージャーとも緊密に連絡を取りながら、在宅療養をサポートしている。また、脳神経外科・脳神経内科の専門領域に限らず、全身を診る場合も多いため、他科の医療機関とも連携を図っている。「皮膚疾患では褥瘡《じょくそう》（床ずれ）が多いです。初期の場合には私が治療しますが、進行して治癒が難しい場合は皮膚科の先生に紹介しています。その他に泌尿器科の先生とも連携をしています」

医院データ

沿革	1981 年開院
実績	CT 検査／ 1200 件／年、訪問診療／ 100 ～ 120 件／月
連携病院	県立広島病院、広島大学病院、中電病院、広島赤十字・原爆病院、広島市民病院、吉島病院、広島厚生病院など

また、入院中の患者が、退院後すぐに訪問診療を受けることが可能。入院中の病院で患者本人や家族と打ち合わせをした後、ケアマネージャーを中心とした在宅支援チームがミーティングをして全てのプランを作成するため、安心して在宅療養を開始することができる。このような訪問診療の相談は、患者からだけでなく、担当医や入院前からサポートをしていたケアマネージャーなどからも受けることがあるという。このように、さまざまな医療機関や介護施設が協力して患者を支える体制が整備されている。

「訪問診療に力を入れているのは、ご自宅に伺うのが純粋に好きなんです。患者さんの安心した笑顔が見られるのも楽しみですね」

●頭痛やめまいと上手に付き合おう

同院を受診する患者で最も多い訴えは、頭痛とめまい。頭痛は緊張性頭痛が多く、特にパソコンを使うなど、目を酷使する職種の人がなりやすいという。このようなタイプの頭痛は肩凝《こ》りとストレスが原因であるため、治療は内服薬の処方と、筋肉を柔らかくする低周波マッサージなどを行う。

緊張性頭痛を緩和させるには、「頭痛の原因を自身できちんと理解して、生活を変えること」が大事だという。「肩凝りになりやすいお仕事をされている

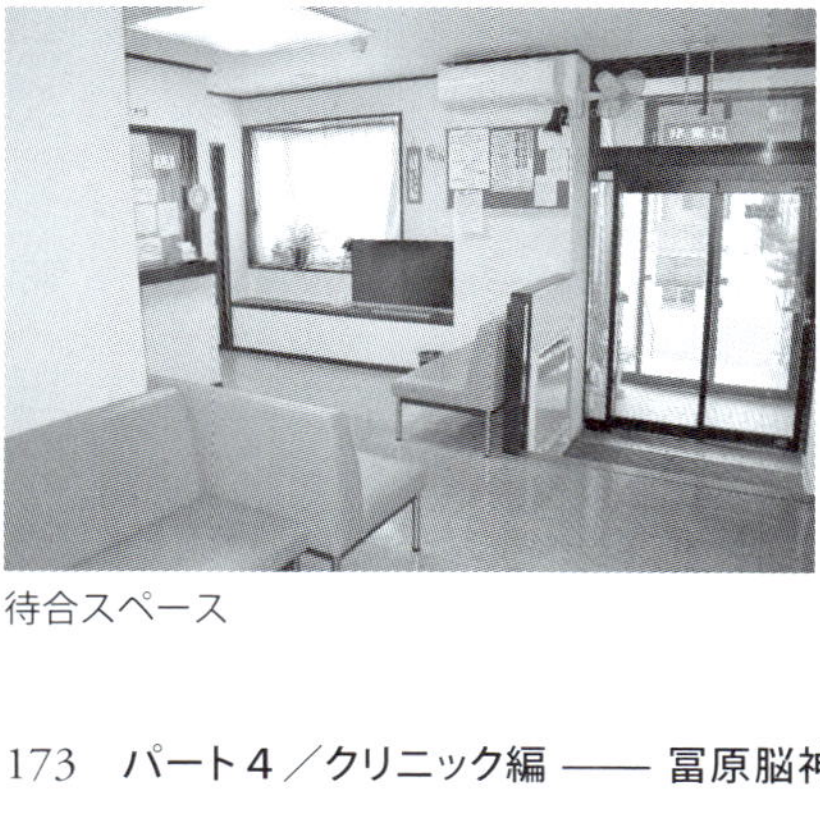

待合スペース

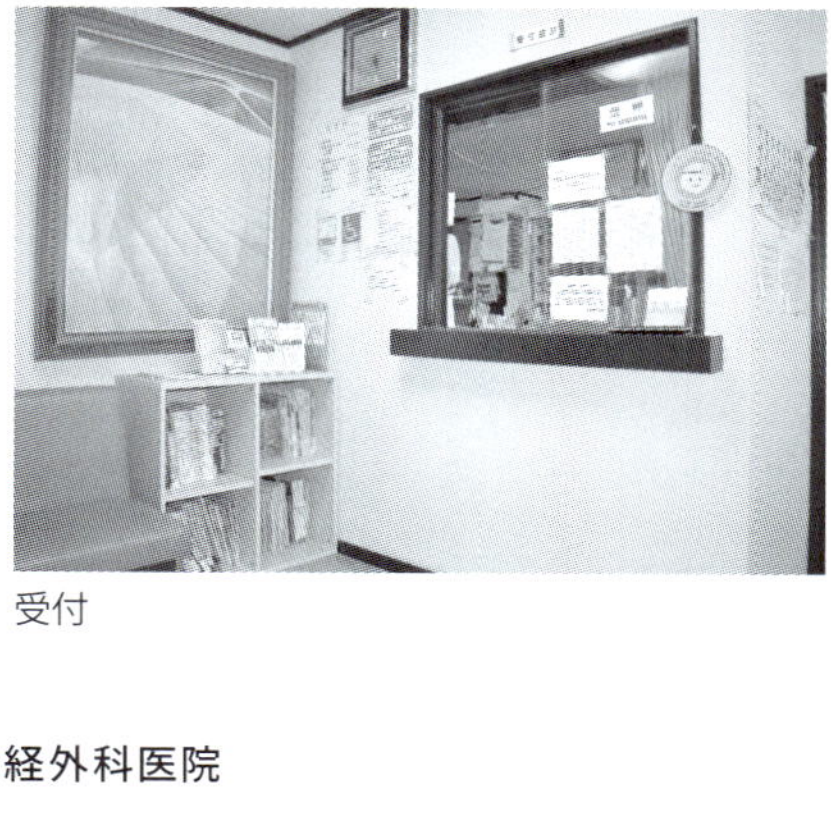

受付

方もいますが、もともと骨格的に肩凝りになりやすい方もいらっしゃいます。根本的な原因を治すことは難しいのですが、体を動かすなど、上手に付き合っていく方法を患者さんご自身で見つけてくださっています」

めまいの患者は、耳鼻科領域である良性発作性頭位めまい症のほかに、自律神経の調節障害（ストレスから）によって起こる起立性低血圧や不安神経症が多いそう。そのため、内科や精神科とも協力して診療している。これらのめまいは、生活スタイルを見直して体調が良くなってくると回復していくという。

●不安があれば、早めに頭部CT検査を

頭部の検査に欠かせないのがCTだが、最大のメリットは短時間で撮影が可能で、すぐに診断がつくところである。

「当院は頭痛の患者さんが多いのですが、CTを撮ると脳出血やくも膜下出血だった、ということもありますので、重大な疾患の早期発見・治療に大いに役立ちます。できるだけ待ち時間を少なくするように努力しておりますが、CTは短時間で結果が出ますので、時間がない方にとって非常に有用です。検査をご希望の方は、予約なしで受けられますよ」

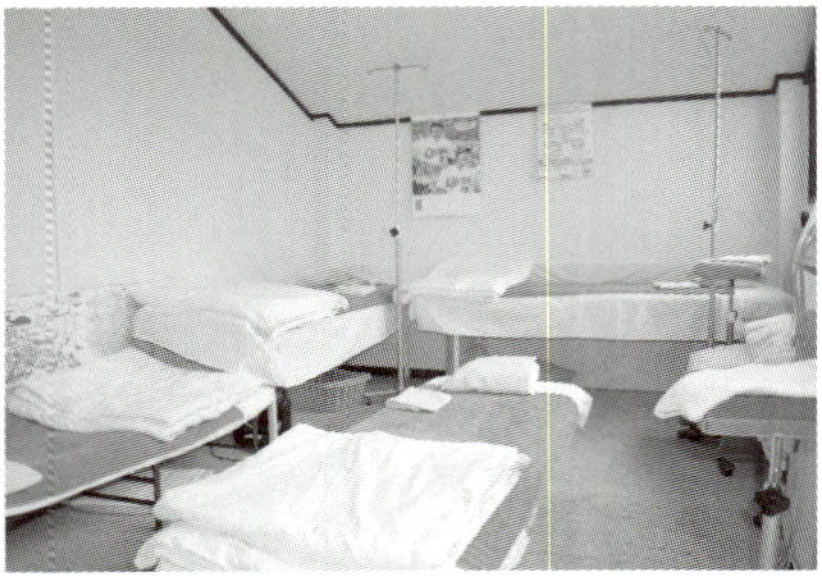

診療スペース

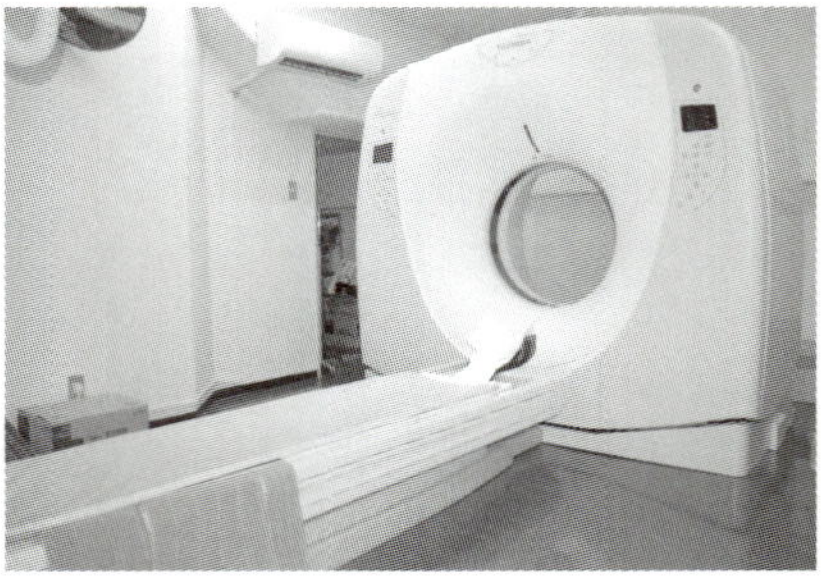

CT

冨原 幹子 副院長
（とみはら・みきこ）

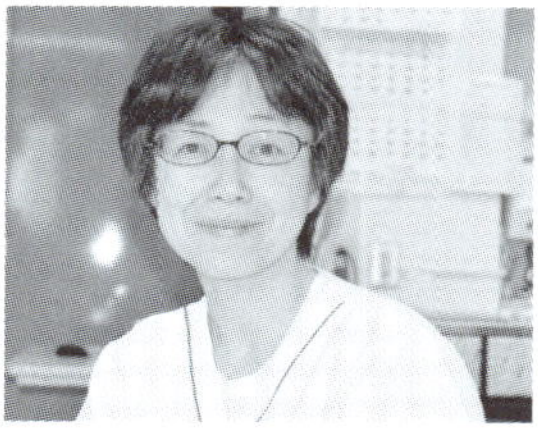

PROFILE

経　　歴	広島市生まれ。1993年山口大学医学部卒業。山口大学医学部付属病院脳神経外科、原病院（福岡）、五日市記念病院脳神経外科、廿日市記念病院回復期リハビリテーション専任医を経て、2006年より現職
所属学会	脳神経外科学会。日本リハビリテーション学会
趣　　味	料理、自転車
モットー	一期一会。笑う門には福来る

●副院長の横顔

脳外科医の父の背中を子どもの頃から見ていたこともあり、自然と医師の道を志す。脳神経外科を選んだのは、父が開院後に忙しく働いていたため、協力したいと考えたから。フットワークの軽さが副院長の最大の魅力。

「訪問診療で対応している患者さんには、緊急のお電話があれば夜間でもすぐに駆けつけます。万が一、私が倒れたら父や妹が対応しますので、ご安心ください」と笑顔で話す。

●副院長からのメッセージ

脳血管障害の後遺症は、身体的・精神的につらい状態が続きます。ですが、残された機能を十二分に生かし、日々の暮らしを工夫して、新たに発症の可能性がある病気を予防することで、幸せな人生を送ることができます。また、つらい思いをされているのは、支えておられるご家族の方も同じです。

ご家族の方にしかできないサポートもたくさんありますが、ご自身の幸せを考えることも大切ですので、悩んだときは何でも相談してください。協力してくださっている医療関係者や介護スタッフと一緒にサポートさせていただきますので、頑張りすぎないよう、細く・長く、ゆっくりいきましょう。

脳神経内科・脳神経外科・内科など

広島市南区

頭痛・認知症から一般内科まで丁寧な診療に定評

ひろしま脳神経内科クリニック

田路 浩正 院長

特色

・頭痛専門医（院長）が小児の頭痛・片頭痛《へんずつう》・肩こり頭痛の悩みを解消
・認知症リハビリテーション、ボトックス治療にも注力
・広島駅前ビックカメラの上階にあり利便性抜群

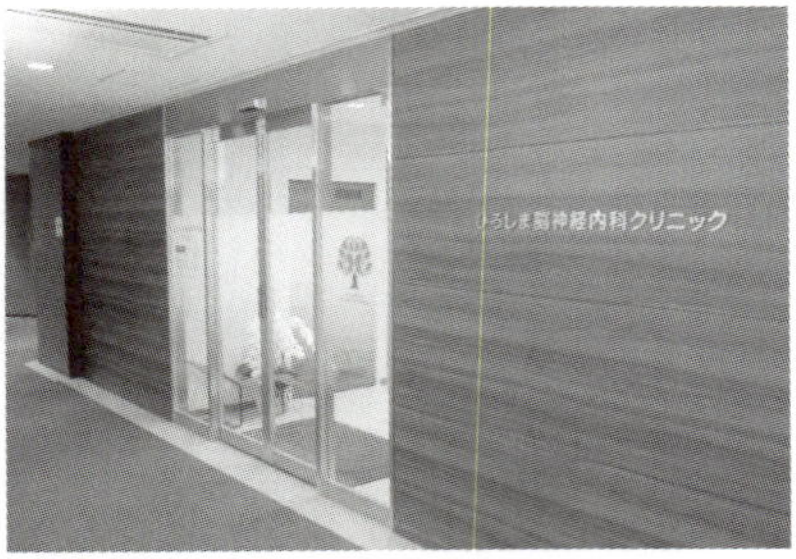

住　所　広島市南区松原町 5-1
　　　　ビッグフロントひろしま 4F
T E L　082-568-0241
H　P　あり
駐車場　猿猴橋側のタイムズ駐車場
　　　　（無料券あり）

診療時間	月	火	水	木	金	土	日
9：00 ～ 12：30	○	○	○	○	○	9:00 ～ 17:00	休診
14：00 ～ 18：30	○	○	○	休診	○		休診

＊祝日は休診　＊土曜は昼休みなし

クリニックの概要

●診療科目と領域

頭痛・めまい・もの忘れなどの脳神経系の疾患のほか、風邪・インフルエンザ・生活習慣病などの一般内科診療、各種健康診断、管理栄養士を招いての栄養指導などを行っている。特に頭痛に関しては、頭痛専門医の田路院長による適切な診療が好評。また、顔面痙攣《けいれん》や脳卒中後の痙攣などに対するボトックス治療（注射による筋肉弛緩）、脳卒中・認知症・パーキンソン病などのリハビリテーションなどにも力を入れている。

●診療ポリシー

脳神経系の疾患は、すぐに診断がつかない複雑なものが多いため、院長は「十分に時間をかけて患者の訴えを傾聴すること」を心がけている。問診の際には患者だけでなく、付き添いの家族の声なども必ずカルテに記載しているという。「ご家族の話される内容は重要です。細かい異変なども本当によく見ておられますので、特に女性の観察眼の鋭さにはいつも感心しています」

診療科目	診療・検査内容
脳神経内科	頭痛、めまい、しびれ、ふるえ、もの忘れ、認知症、パーキンソン病、顔面痙攣、てんかんなど。CT、超音波、心電図検査など
脳神経外科	脳卒中（脳出血・脳梗塞・くも膜下出血など）、頭部外傷など。CT、超音波、心電図検査など
内科	風邪、花粉症、インフルエンザ、生活習慣病（高血圧・脂質異常症・糖尿病・高尿酸血症）など、各種健康診断。血液、尿検査など
リハビリテーション科	脳卒中、頭部外傷後の高次脳機能障害など

診療の特色・内容

●頭痛と認知症の診療に尽力

脳神経内科専門のクリニックは、広島地域では数が非常に少ない。そのため、軽度の症状でも大きな総合病院に患者が集中しているのが現状である。そんな中、「地域に根差した気軽に相談できるクリニック」をめざして同地に開院。

専門領域は頭痛・もの忘れ・しびれなど脳神経系の疾患であるが、認知症やパーキンソン病などのリハビリテーションや、風邪・インフルエンザ・生活習慣病などの一般内科にも対応しており、まさに「身近なかかりつけ医」として地域の人々に親しまれている。

来院患者で特に多い疾患の一つが頭痛。小児から大人まで年齢層は幅広く、中でも肩こり頭痛（緊張型頭痛）と片頭痛《へんずつう》が大半を占める。

また、認知症の診療にも力を入れており、早期に診断して治療を開始することで、軽度の状態を長く維持することを目標としている。院長は、患者に対していつも敬意を持って接することを心がけており、患者はもちろん、その家族も前向きに自分らしく人生を送ることができるようサポートしている。

クリニックデータ

沿革	2017 年開院
実績	外来患者数／約 4800 人、超音波／約 350 件、CT ／約 1100 件、ボトックス治療／約 300 人（以上、年間）
連携病院	JR 広島病院、マツダ病院、県立広島病院、広島市民病院など

●肩こり頭痛の患者に筋膜リリースや鍼治療が好評

同院で数多く診療を行っているのが、肩こり頭痛と片頭痛。片頭痛は年代は関係なく女性の割合が多く、また、市販薬の飲み過ぎや処方薬による薬物乱用頭痛で来院する人もいるという。「薬は量や組み合わせ方がとても大事です。ご自身が服用回数を守るのはもちろん、医師の指導の仕方も重要です」

頭痛診療（特に肩こり頭痛）の治療で院長が力を入れているのが、エコーガイド下で行う筋膜リリース（下写真右）。僧帽筋《そうぼうきん》・肩甲挙筋《けんこうきょきん》・頭板状筋《とうばんじょうきん》の肥厚した筋膜に生理食塩水を注入することで、頭痛が劇的に改善するという。また、鍼《はり》治療は肩こり頭痛だけでなく、片頭痛の予防効果もある。患者一人ひとりの症状に合わせて内服薬と併用しながら難治性の頭痛を改善している。「鍼治療は日本頭痛学会でも有効性を示す論文が発表されています。使い捨ての細い鍼を使用し、痛みや合併症もほとんどないため多くの患者さんに喜ばれています」

ボトックス治療は（下写真左）、顔面痙攣や脳卒中後の痙縮《けいしゅく》、痙性斜頸《けいせいしゃけい》（頸部ジストニア）、多汗症に有効で、資格を持った医師のみが施術でき、院長は数多くの治療経験を持つ。この治療法の適応疾患は増加しており、手術をしなくても済むようになってきている。

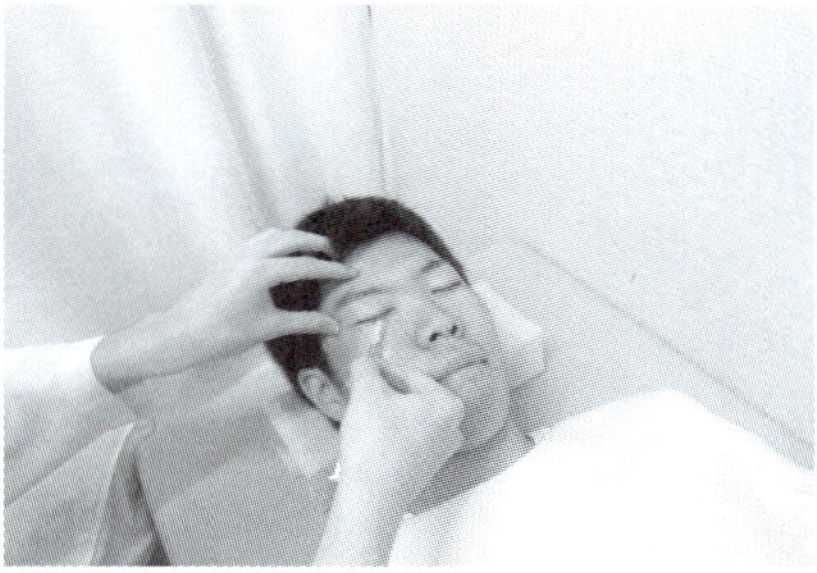
ボトックス治療の様子

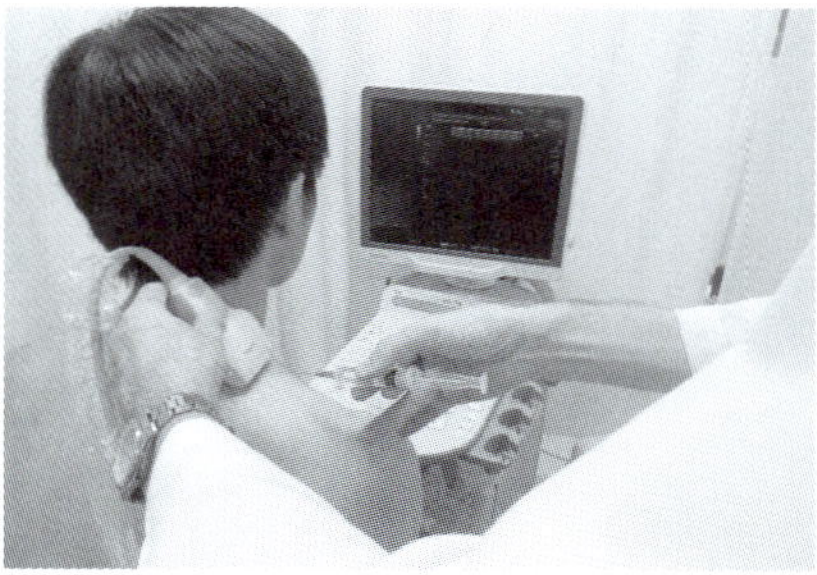
筋膜リリースの様子

●「もしかして認知症!?」心配な人は早期受診を

認知症やパーキンソン病の治療では、内服薬だけではなくリハビリテーションにも力を入れており、機能回復をめざした歩行練習などを行っている。指導については、看護師と協力しながら院長自らが対応。パーキンソン病に見られる腰曲がりなどの異常姿勢の改善には、リドカイン療法（注射）を導入している。患者によっては、姿勢を正す矯正器具を使用する場合もある。

認知症患者の症状には、同じ質問を繰り返したり、怒りっぽくなったり、会話をしなくなったりなど、さまざまなものが挙げられる。これらの症状に共通しているのは、不安感から来るもの。患者に接する上で最も大切なのは、不安感を取り除き、安心感を与えてあげることだという。

また、単なるもの忘れと大きく違う点は、「できごとを丸ごと忘れてしまう」ということ。誰とどこに出かけたか、いつ行ったのか、を忘れるのは認知症ではないが、行ったこと自体を忘れてしまうのは認知症の疑いがあるそうだ。

「進行抑制で大切なのは早期発見です。早期に治療を開始すれば、軽度の状態を長く維持することができます。〝最近もの忘れが気になる〟など、少しでも心配な症状があれば病院を受診してください」

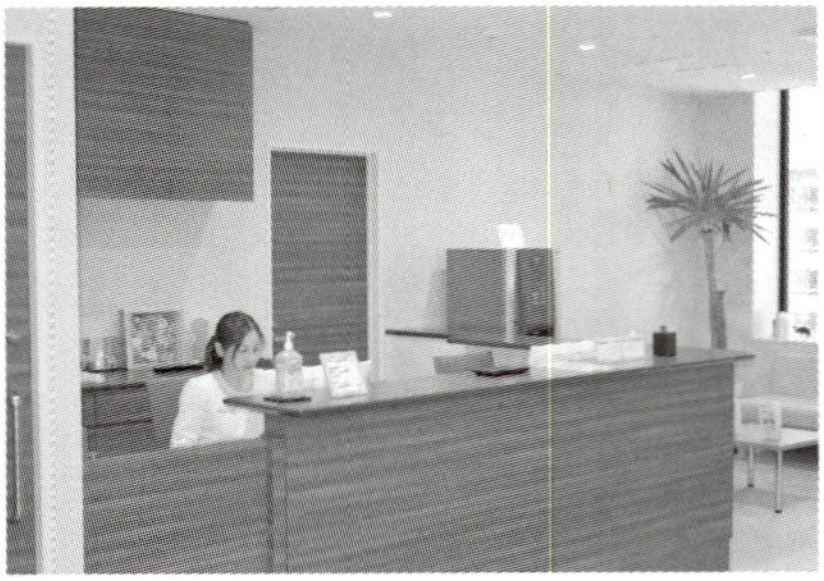

受付の様子

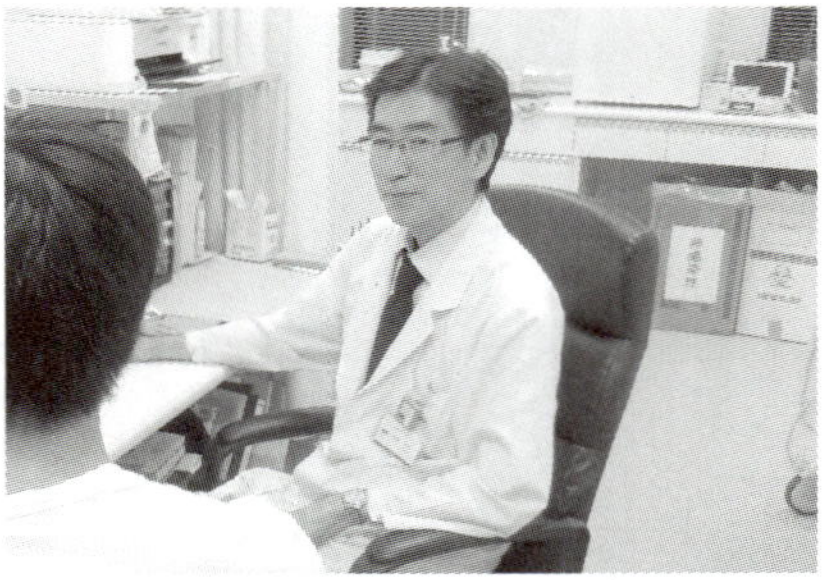

「安心感を与えられるように診療をしています」

田路 浩正 院長

（とうじ・ひろまさ）

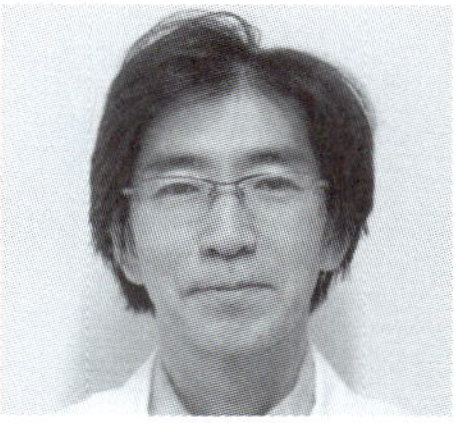

PROFILE

経　　歴	1967年広島市生まれ。修道高等学校卒業。1994年鳥取大学医学部卒業。広島大学病院医員、中国労災病院脳卒中科医長、広島市民病院脳神経内科部長、広島西医療センター脳神経内科部長、翠清会梶川病院副院長、千秋会井野口病院副院長を経て、2017年より現職
資格・所属学会	医学博士。頭痛専門医。認知症専門医。脳卒中専門医。脳神経内科専門医
趣　　味	観葉植物
モットー	「いかりは敵とおもへ」（徳川家康の遺訓）

●院長の横顔

高校時代、父親が脳梗塞で入院したことがきっかけで医師という職業に興味を持ち、医学部をめざす。

脳神経内科を選んだのは、頭痛・めまい・しびれ・もの忘れなど、非常に幅広い症状を診療する科であるにも関わらず専門医の数が少ないため、専門外の医師が対応している現状を解消したかったからだという。

●院長からのメッセージ

総合病院の勤務医時代は、頭痛や認知症の患者さんに対して、薬を処方して診察が終わってしまい、自分の思い通りの治療ができませんでした。

当院では、患者さん一人ひとりの症状に合わせて、薬以外の治療法や予防法を考えていきます。最新の治療法を積極的に取り入れて、少しでも患者さんの症状が良くなるように勉強していますので、私たちと一緒に頑張っていきましょう。

循環器内科・外科・リハビリ科など

広島市西区

認知症の診断と治療も可能な総合かかりつけ医

落久保外科循環器内科クリニック

落久保 裕之 院長

特色

・循環器内科をベースに認知症・脳卒中診療に尽力
・患者の生活を中心に診ていく総合かかりつけ医
・多職種連携で高齢者の生活を支える

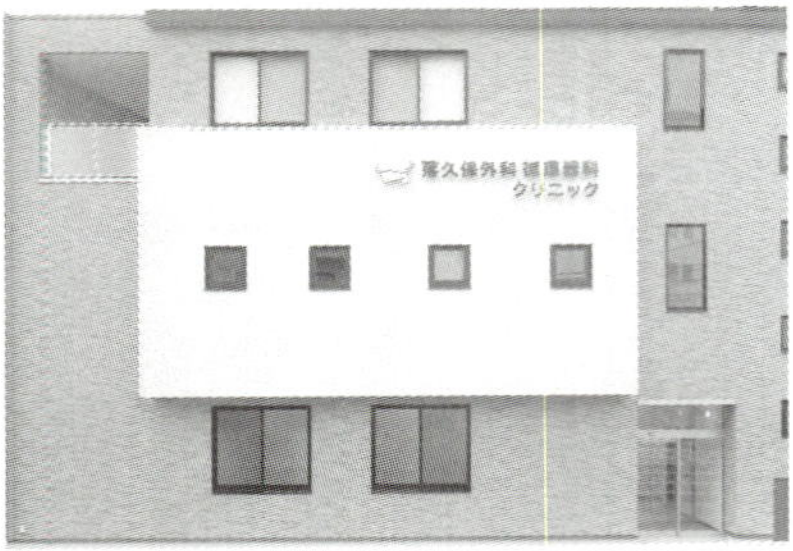

住　所　広島市西区己斐本町 3-2-8
TEL　082-271-4733
HP　あり
駐車場　近隣のコインパーキング（※補助券あり）

診療時間	月	火	水	木	金	土	日
9：00～12：30	○	○	○	※	○	○	休診
14：30～18：00	○	※	○	休診	※	休診	休診

＊祝日は休診　※往診

クリニックの概要

●診療科目と領域

同院は、外科・循環器内科・内科からリハビリテーション科まで守備範囲が広く、病気に関して何でも相談できる総合診療医的なかかりつけ医。近年力を入れているのが認知症の診療で、認知症サポート医の認定を受け、看取りまでの在宅医療に携わっている。

●診療ポリシー

落久保院長は、専門的なことも気軽に相談できるクリニックであることを心がけており、よほど特殊な病気でない限り、求められればどの病気に関しても分かりやすく説明が可能。

院長は循環器科領域が専門のため、重度の心不全患者を在宅で診ることができ、認知症に関しても診断から看取りまでを行う。「自分の力だけではなく、当院のスタッフや連携する病院、近隣の開業医の先生方、看護・介護の現場の方など、地域のさまざまな人と力を合わせて行っています」

診療科目	診療・検査内容
循環器内科・外科・内科・リハビリテーション科	循環器内科を基本に、内科・外科全般の診断・治療に対応。多いのは認知症や脳卒中、慢性心不全、不整脈の患者

診療の特色・内容

●認知症診療で院長が心がけていることとは

院長は、認知症初期集中支援チーム（広島市西区医師会）のチーム医の一人で、看護師で妻の裕子さんは、社会福祉士や認知症看護認定看護師も取得している。認知症への取り組みは、院長夫妻にとってライフワークとなっている。

認知症の診断から、中核症状やケア負担の要因となるＢＰＳＤ（行動・心理症状）が現れた患者にも対応しており、在宅の認知症患者の最後の看取りまでを行っている。

認知症の患者は、地域包括センターから紹介されてくるほか、口コミによる来院も多い。待合室では、内科や外科の患者として訪れる近隣住民と、重度の認知症の患者が混じって診療を待つ光景がごく普通に見られる。

認知症の診断では、ＭＲＩの撮影は連携する荒木脳神経外科病院に依頼している。院長自身がインターネットでＭＲＩの撮影予約を取り、患者は検査の日(早ければ当日）に同病院へ。画像診断は院長自身が行っており、経過とともに認知症診断は変わっていくため、さまざまな心理学的なテストも実施している。精神

クリニックデータ

沿革	1960 年に先代・父が落久保外科医院開院（西区己斐）。2008 年 4 月落久保外科循環器科クリニックとして継承。2014 年法人化（医療法人裕心会）
実績	外来患者(認知症）／約 100 人、訪問診療／ 70 ～ 80 人(以上、月)
連携病院	広島記念病院、福島生協病院、荒木脳神経外科病院、広島市民病院、県立広島病院、土谷総合病院など

科の鑑別に関しては、認知症疾患医療センターである草津病院と連携している。

治療は薬物療法に加え、家族やスタッフを含めたケア方法が重要になる。認知症は、脳の萎縮《いしゅく》の状態や程度に応じて、次に現れる症状が予測できる。進行性の病気のため完治はできないが、予後予測を家族に説明し、事前に心構えを持ってもらえれば、家族の患者への対応も違ってくる。

かかりつけ医としてほかの病気も一緒に診ながら、治療に不可欠な人間関係を築くためにも、最初は2週間に一度、落ち着いてきたら月に一度のペースで来院を依頼。認知症の薬のローテーションを行いながら、家族も一緒になってあきらめずに予防に努め、病気の進行を受け入れてもらっている。

「ご本人の訴えとご家族の思いを聞き取り理解することが、私たちかかりつけ医の役割です。認知症は進行を止めることはできなくても、ご家族が理解し、その対応が違ってくると、ご本人の興奮が少なくなり、結果的に在宅で長く療養できます」。また、認知症状の悪化により通院が難しくなっても、引き続き訪問診療で最期まで診療を行うよう努めている。

●脳卒中患者に多職種連携で対応

院長は、広島脳卒中地域連携の会（広島大学病院、県立広島病院、広島市民

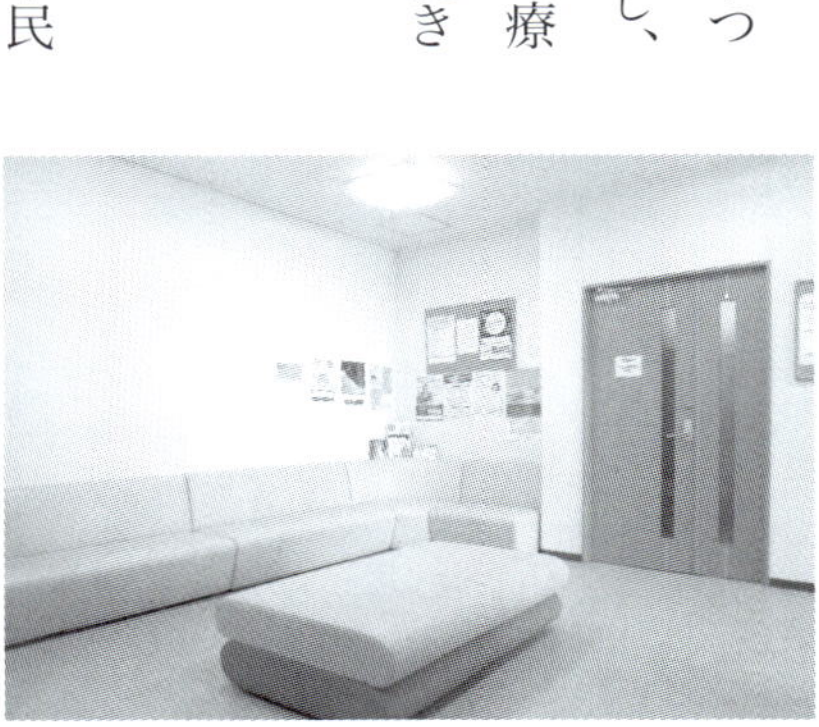

待合室

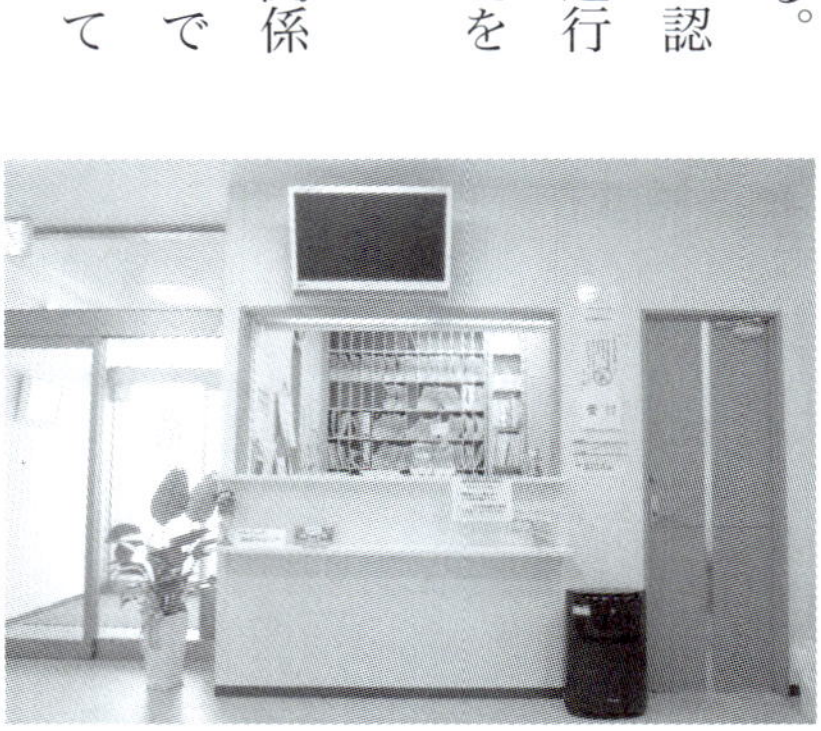

受付

病院、マツダ病院が急性期病院）のコアメンバーでもある。脳卒中の患者への対応は、脳卒中地域連携パスを通じ、総合病院との連携をスムーズに行い、在宅療養患者に対して定期的に訪問診療を行っている。週3回、曜日ごとにエリアを分け、1日に12～13軒の患者宅を回り、治療・薬の処方・療養上の相談・指導などを行って、住み慣れた自宅で安心して生活が送れるように支援している。

同院2階にはリハビリ室を備えており、5人のセラピスト（理学療法士・作業療法士）が、脳卒中患者や整形外科の術後リハビリに対応している。さらに、在宅生活を円滑にするためにセラピストが患者宅を訪れ、心身機能の回復や維持のために、日常生活に直結した訓練を実施する訪問リハビリも行っている。

院長は介護支援専門員（ケアマネジャー）の資格を持ち、広島市や県、国の介護保険制度に関する委員会などに関わり、厚生労働省の介護支援専門員用の教科書（介護支援専門員実務研修テキスト）の執筆を行っている。それらの経験で専門職種の人とのつながりができ、現在は多職種連携によるチームケアが緊密に行われている。

医療・介護の専門職と連携し、生活を重視した医療を展開することで、「落久保クリニックに来て良かった」と患者に思ってもらえることをめざしている。

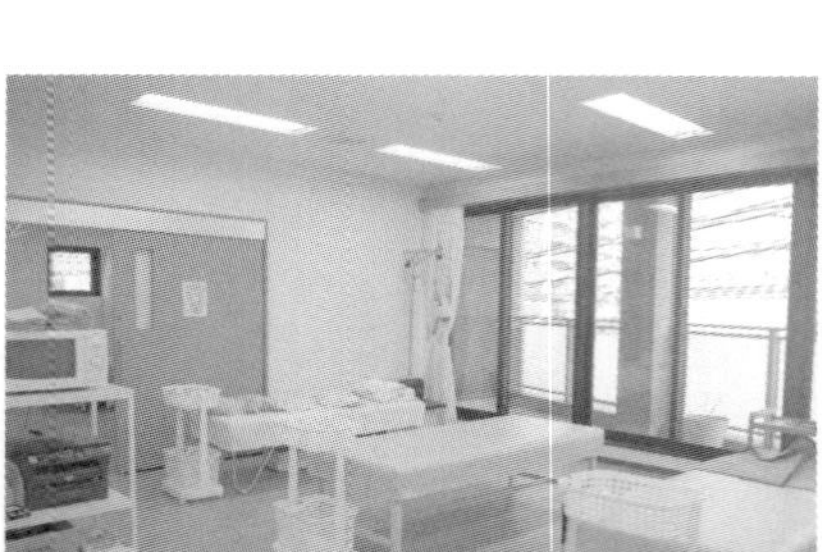

診療スペース

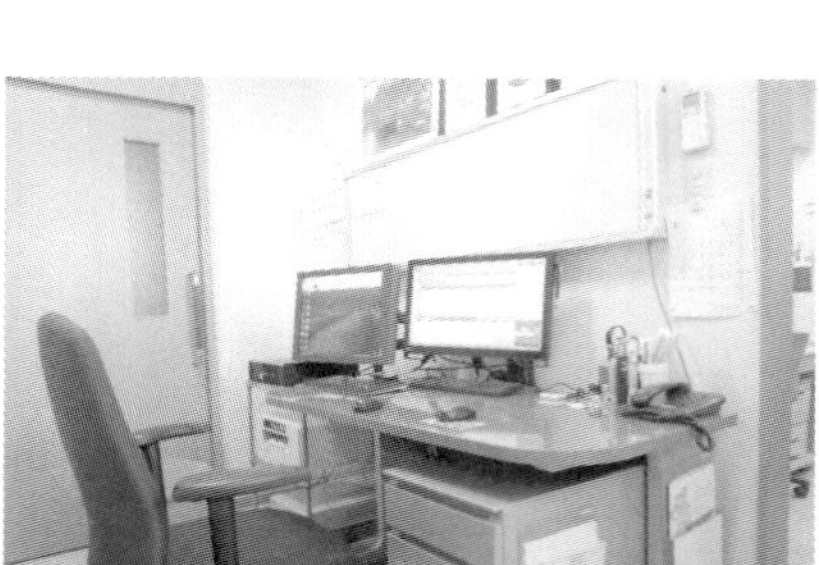

診察室

落久保 裕之 院長
（おちくぼ・ひろゆき）

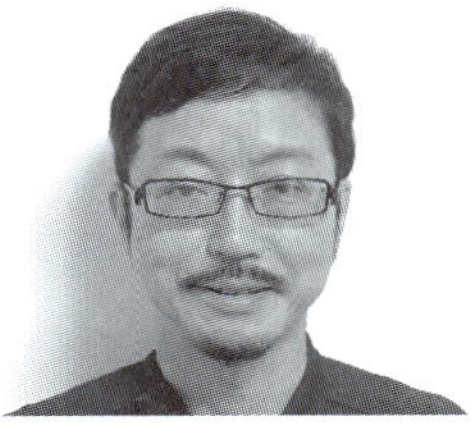

PROFILE

経　　歴	1962年広島市生まれ。1989年久留米大学医学部卒業。広島大学病院、安芸太田病院、広島記念病院、県立広島病院、広島市消防局（救命救急士養成専任教授）、梶川病院を経て、2008年より現職。医学博士。介護支援専門員。広島市医師会常任理事（公的職務）。広島市西区医師会副会長。広島県介護支援専門員協会副会長。広島市域居宅介護支援事業者協議会会長、広島市社会福祉審議会委員などを歴任
資　格・所属学会	日本ケアマネジメント学会。日本老年医学会
趣　味・家　　族	スノーボード（最近、行けなくて困っている） 妻、愛犬1匹（トイプードル）

●院長の横顔

開院する直前、骨髄《こつずい》異《い》形成《けいせい》症候群という血液の病気になり、3年間毎週輸血を受けながら診療。開院3年目の平成23年3月に骨髄移植を受けて50日間入院し、半年間診療を休んだ。このときの経験から「治療を受ける患者側の気持ちが理解でき、病院の医師やスタッフの努力の大きさを改めて痛感した」という。また、「病院は治療をする場であり、日々を過ごすのは家が良い」という思いも強くし、できるだけ入院期間は短く早期に退院し、自宅でも十分な医療ができる体制をつくれるよう努力している。

●院長からのメッセージ

思っている疑問は何でも相談してください。その上で、解決に向けて一緒に悩み、考えていきます。つらい病気のプロセスの中にも必ず喜びはあるので、一緒に喜びを見つけましょう。

当院にはかかりつけ医としてかかっていただき、生活相談にもお答えしながら、急ぐ必要があれば信頼できる病院と専門医をご紹介します。認知症の診療の中で一番支える必要があると私たちが考えるのは、患者さんご本人の思いです。それを大切にした上で、ご家族の選択も重視しながら、ともに歩んでいきたいと思います。

脳神経内科・内科

広島市安佐南区

24時間体制の在宅医療で緊急時も迅速に対応

まつおか内科脳神経内科

松岡 直輝 院長

特色

・神経難病の患者を対象にした在宅医療に注力
・頸動脈《けいどうみゃく》エコー検査で動脈硬化を詳細に評価
・管理栄養士による栄養指導を毎日実施

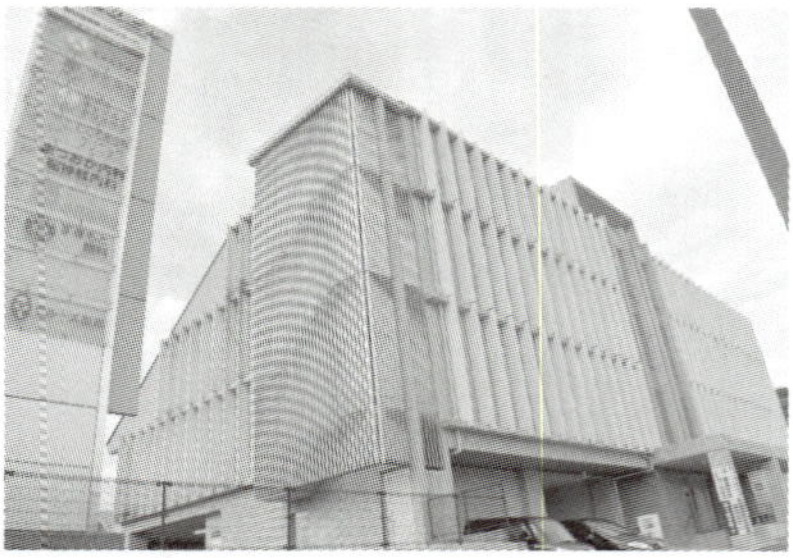

住　所　広島市安佐南区伴南1-5-18-8-203
T E L　082-962-7700
H　P　あり
駐車場　48 台

診療時間	月	火	水	木	金	土	日
9：00 ～ 12：00	○	△	○	○	△	◎	休診
15：30 ～ 18：00	○	▲	▲	○	△	休診	休診

＊祝日は休診　△予約診療制／訪問診療優先のため　▲訪問診療のため院長不在（緊急の場合は電話連絡要）　◎土曜午前は8:30 ～ 13:00　※12:00 ～ 15:30（毎日）は訪問診療

クリニックの概要

●診療科目と領域

広島市内では数少ない、神経難病の専門診療を行っているクリニック。特に訪問診療に力を入れており、パーキンソン病や筋萎縮性側索硬化症《きんいしゅくせいそくさくこうかしょう》などの診療を行っている。そのほかに、風邪・花粉症・生活習慣病などの一般内科診療、健康診断、がん検診、各種予防接種も行っている。生活習慣病の治療に関しては、脳卒中や心筋梗塞《しんきんこうそく》などの合併症を予防するため、患者一人ひとりのライフスタイルに合わせたオーダーメイドの治療を提供している。

●診療ポリシー

医療理念は、患者さんに満足していただくことを第一に考えた、最善の医療・ケアの提供。同院では在宅診療に力を入れているが、その患者の多くが、進行を抑制することが難しい神経難病である。「私たちは、生きていればいつかは、人の手を借りて生活しなくてはいけないときを迎えます。患者さんの尊厳と権利を尊重するために、快適な暮らしのお手伝いをしたいと思います」

診療科目	診療・検査内容
神経内科・脳血管内科	神経難病（パーキンソン病、筋萎縮性側索硬化症など）の診療。脳卒中の一次予防（発症予防）、二次予防（再発予防）のための専門的治療、頸動脈エコーによる動脈硬化の詳細な評価など
一般内科	内科系疾患全般の診療
糖尿病内科	糖尿病を代表とする生活習慣病の治療。糖尿病の合併症（失明、下肢切断、腎不全、脳卒中、心筋梗塞）予防のための検査・治療

診療の特色・内容

●重大疾患患者の訪問診療に注力

同院では、通院困難な患者が快適な療養生活を送れるよう、自宅や施設（グループホームやサービス付き高齢者向け住宅など）へ訪問診療を行っている。

主に診療している疾患は神経難病（パーキンソン病・アルツハイマー型認知症など）で、終末期の患者も多いという。定期訪問は月に1～4回だが、同院は在宅療養支援診療所のため、緊急時に備えて24時間対応している。安佐南区をはじめ、各地区の訪問看護ステーションやケアマネージャーと連携を取りながら診療を行っている。

「〝治療優先の医療〟ではなく、〝生活（ケア）優先の医療〟の考え方で在宅医療を行っています。特に、神経難病の在宅医療では〝緩和ケア〟の概念が重要となります」

緩和ケアとは、治る見込みのないがんや難病の患者・家族に対して、身体面、精神面、社会面、スピリチュアル面での苦痛を和らげることにより、ＱＯＬ（生活の質）を改善するアプローチのことである。しかし、神経内科専門医が少ないこともあり、神経難病の緩和ケアを提供できている病院はまだまだ少ないの

クリニックデータ

沿革	2011年4月1日開院
実績	外来延べ患者数／約12000人、訪問診療／約800件、往診／約100件、頸動脈エコー／約120件（以上、年間）
連携病院	日比野病院、広島市民病院、広島大学病院、県立広島病院、安佐市民病院、広島市立リハビリテーション病院など

が現状である。そのため、松岡院長は「神経内科専門医として、難病で苦しむ患者さんのＱＯＬを少しでも改善させたい」という強い思いがある。

「例えば、大きな病院に通院している神経難病の患者さんが通院できない段階になったとき〝家での生活が困難ならば施設に入りますか？〟という話になります。そのときに、〝自宅で生活したい〟と患者さんが希望する場合、これまでの知識や経験を生かして全力で支援したいと思っています」

●管理栄養士による訪問栄養指導を実施

同院は、糖尿病や高脂血症などの生活習慣病の治療にも力を入れている。これらの治療の基本は食事療法で、常勤の管理栄養士が３人在籍しており、外来患者に対しての栄養指導を毎日行っている。

在宅診療においても、管理栄養士による訪問栄養指導を実施。患者や家族に、「どのような食事を作ったら良いか」をアドバイスするほか、一緒に調理することもある。嚥下《えんげ》障害がある患者に対しては、訪問看護ステーションの言語聴覚士や訪問診療を行う歯科医師とコラボ（協力）した、嚥下リハビリテーションも積極的に導入している。「食べることは、人間が生きていく上でとても大切なことです。少しでも長く、食事を楽しんでいただきたいと思っています」

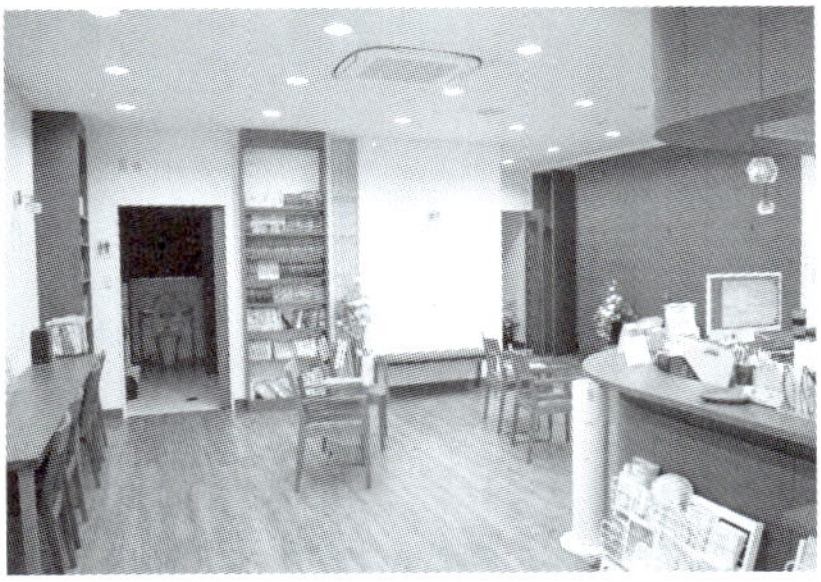
待合スペース

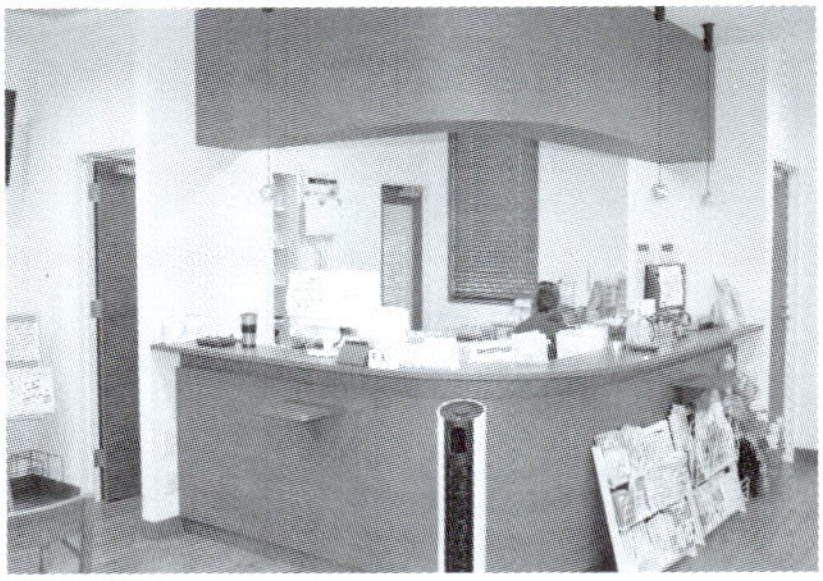
受付

●「頸動脈エコーで健康状態を調べてみませんか？」

院長は脳卒中専門医でもあり、脳梗塞《のうこうそく》や脳出血の予防にも精力的である。脳卒中になる原因は生活習慣病が大きく関わっているため、まずは、頸動脈《けいどうみゃく》エコー（動脈硬化の程度を評価）による検査を受けてみると良いという。その結果によって、食事療法だけでよいか、積極的な内服治療が必要かなどを診断する。

この検査は低侵襲《ていしんしゅう》（体の負担が少ない）な優れた方法だが、検査を行う医師のスキルによって評価が異なることがあるという。院長はこの検査の実績が豊富で、そのスキルの高さに定評がある。今までに検査を受けたことはあるが、詳しい結果をよく知らない人は、同院で確認の検査を受けてみるのも良いだろう。

「生活習慣病にならないようにするためには、ご自身が意識を高く持って食事や運動などに気を付けることが一番大切です。頸動脈エコーは、ご自身の健康状態を知る良いきっかけになると思います」

動脈硬化が進行して頸動脈の狭窄《きょうさく》（血管が狭くなる）をきたすと、脳梗塞を起こしやすくなることが知られている。「エコーにより早期に狭窄病変を見つけることが脳梗塞予防につながります。危険な狭窄を見つければ、精査のため、専門の病院に迅速に紹介しています」

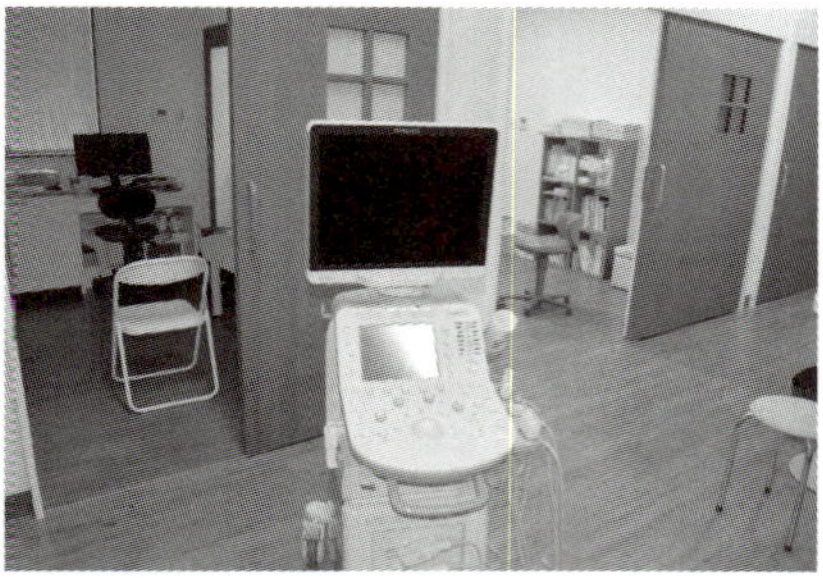

頸動脈エコー

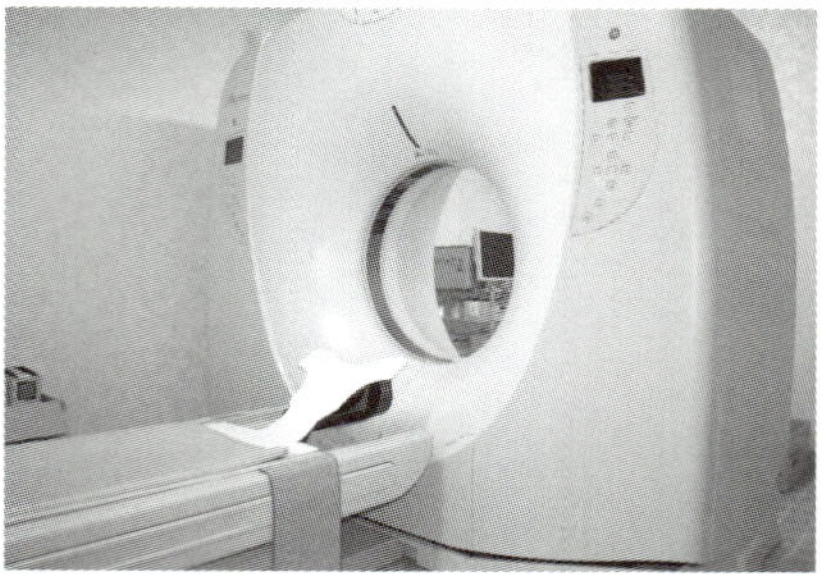

16 列マルチスライス CT

松岡 直輝 院長
（まつおか・なおき）

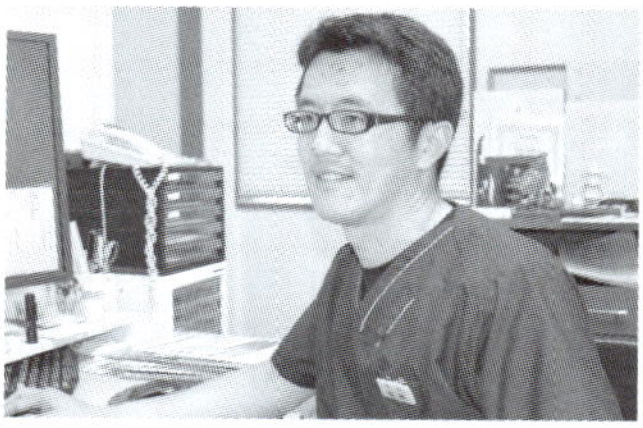

PROFILE

経　　歴	1973年広島市生まれ。1998年広島大学医学部卒業。同年広島大学第三内科入局。国立病院機構呉医療センター内科、広島大学病院脳神経内科（第三内科）、国立病院機構柳井病院神経内科、広島市民病院神経内科などを経て、2011年より現職
資格・所属学会	日本内科学会認定総合内科専門医。日本神経学会認定神経内科専門医・指導医。日本脳卒中学会認定脳卒中専門医。身体障害者福祉法指定医師（肢体不自由）。広島県もの忘れ・認知症相談医（オレンジドクター）
趣　　味	読書、ドライブ
モットー	「いま」を楽しく、真剣に生きる

●院長の横顔

院長は医学部生時代、神経内科学に特別興味を持っていたわけではなかったという。そんな中、所属したバスケットボール部の顧問が神経内科の教授で、日頃からコミュニケーションを取っていく中で次第に惹かれていき、大学卒業後に神経内科医としての道を選択した。

●院長からのメッセージ

生活習慣病が原因で生じる脳卒中や心筋梗塞は、予防が可能な病気であり、早い段階で治療（まずは食事・運動療法）を開始することが重要となります。高血圧、糖尿病、高脂血症などを既にお持ちの方は、ぜひ一度、頸動脈エコーを受けてみてください。

一方、神経難病などの予防・根治治療が困難な病気に対しては、生活の質をできる限り上げていくことが治療のポイントになります。在宅での生活にはさまざまな困難が伴いますが、当院を含めた多職種連携チームが快適に生活できるようお手伝いいたします。

脳神経外科・脳神経内科

広島市安佐北区

地域連携パスを活用した脳卒中・認知症診療に尽力

三上脳神経外科

三上 貴司 院長

特色

・脳神経疾患の診断・治療の経験が豊富
・CT、MRIによる正確な診断と丁寧な説明
・クリニックビル内の他科との緊密な連携

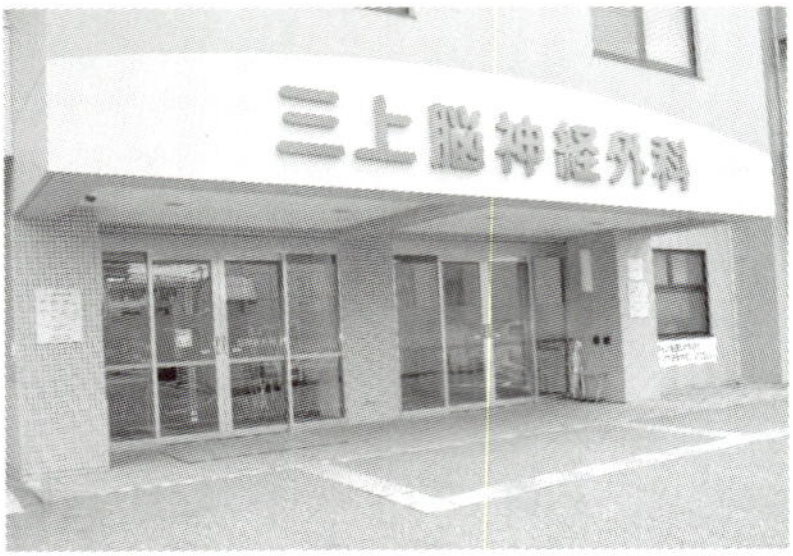

住　所　広島市安佐北区可部 5-14-16
TEL　082-819-2282
HP　あり
駐車場　58 台（クリニックビル共用）

診療時間	月	火	水	木	金	土	日
8：30 ～ 12：30	○	○	○	○	○	○	休診
15：00 ～ 18：00	○	○	○	休診	○	休診	休診

＊祝日は休診

クリニックの概要

●診療科目と領域

三上院長の専門領域は脳卒中・認知症・頭痛で、特に脳卒中や認知症に関しては、地域連携パスを活用して、患者のケアと家族のサポートに尽力している。同院はクリニックビル内にあるため、他科との迅速な連携が可能。院長は、開院前に安佐地区の病院に勤務しており、地域の医師たちとの交流が深く、診療実績も豊富なことから、近隣の各科医院との連携も緊密である。

●診療ポリシー

院長が医師として最も大切にしていることは、患者の顔をしっかり見て話をすること。「診察室には常に、介護支援専門員の資格を持つ看護師と医療クラークが同席しています。彼女たちがいるおかげで患者さんの診療に集中でき、些細な異変も的確に把握することができます」。また、親切で心のこもった医療を提供することを心がけており、脳疾患以外の症状で来院しても細やかに問診を行い、必要であれば他科や他院に紹介している。

診療科目	診療・検査内容
脳神経外科	脳卒中（脳梗塞、脳出血、くも膜下出血など）、脳腫瘍、頭痛、めまい、しびれなど
脳神経内科	認知症、てんかん、パーキンソン病など

診療の特色・内容

●後遺症の改善と再発予防に尽力

同院で診療を行っている脳卒中の患者は、維持期の患者（急性期治療が終わって自宅で療養中）で、主に後遺症の改善と再発予防を目的としている。

「脳卒中を発症すると、麻痺《まひ》や言語障害などの後遺症がどうしても残ってしまいます。患者さんは"良くなりたい"という思いで来られますが、完治は難しいのが現状です。患者さんはもちろん、ご家族も同じようにつらい思いをされています。そういった方々を、何とか支えてあげたいと思っています」

「患者さんが最も不安に思っていることは、再発に関することだと思います。ですから、些細な体の異変にも敏感になることが多いです」。そんな場合は、再発の有無をきちんと診断し、万が一再発していたら、迅速に連携病院に紹介している。

「まずは、患者さんの言われていることをしっかりお聞きしながら診察し、不安を取り除いてあげることが先決です。そして、治療が必要なときは、その内容をきちんと説明することで皆さん安心されています」

クリニックデータ

沿革	2001年4月開院。2003年8月医療法人化
実績	外来患者数／1600～1700人／月、外来患者数／約20000人／年、CT／2300件／年、MRI／2000件／年（以上、2017年度）
連携病院	安佐市民病院、広島市民病院、県立広島病院、広島共立病院、日比野病院など

●認知症患者の不安を取り除く

認知症の中には、正常圧水頭症や慢性硬膜《こうまく》下《か》血腫《けっしゅ》などの手術で治療可能なタイプもあるが、アルツハイマー型認知症やレビー小体型認知症の場合は、発症すると少しずつ進行していくという。そのため、患者を支える家族の苦労や悩みも大きい。「認知症の患者さんを診療するときは、必ずご家族も一緒に来院していただいて、〝症状が悪くなったとき、どのように対応していったら良いか〟など、今後のことを一緒に考えています。患者さんのQOL向上だけでなく、ご家族も一緒に幸せに暮らしていくことが、大切なことだと思います」

認知症は以前からある疾患だが、平均寿命が60歳程度だった時代は、認知症になる前に他の疾患で亡くなる場合が多かったため、高齢社会の現代のように患者数は多くなかった。ある程度、年を重ねると、ちょっとしたもの忘れは誰にでもあるそうだが、「認知症かもしれない」と心配で来院する人も多いという。

「異常がないことをはっきりさせてあげることで、安心してお帰りになります。不安な方は一度、検査を受けてください。認知症だとしても、早期発見すれば、進行を遅らせる治療を早く始められるメリットがあります」

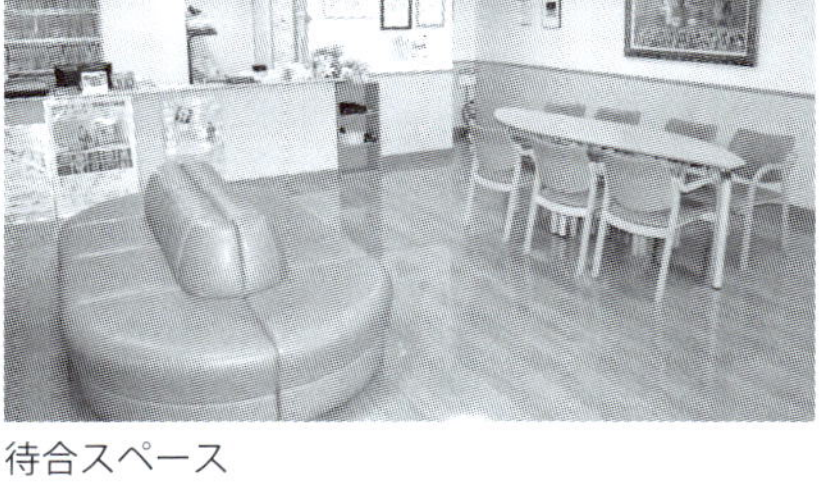

待合スペース

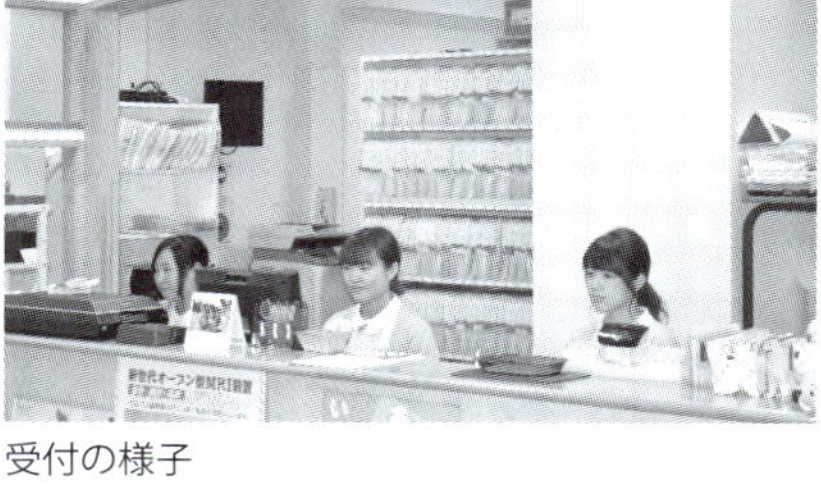

受付の様子

●脳卒中・認知症診療に「地域連携パス」を活用

「地域連携パス」とは、患者の診療やケアに携わる医療機関や施設が連携し、診療情報や生活状況を共有する取り組みのこと。同院でも、急性期・回復期・維持期の医療機関が連携する「脳卒中地域連携パス（安佐医師会）」、医療・介護・福祉など多職種の人が協力して患者と家族を支える「認知症地域連携パス（ひろしまオレンジパスポート）」を活用した診療に力を入れている。

脳卒中地域連携パスでは、維持期のかかりつけ医療機関として20の病院などが登録されている（2018年7月現在）。このパスポートは、急性期・回復期の医療機関からの診療情報が正確に提供されるため、急変時（再発時）にも迅速な対応が可能で、安心して治療を継続することできる。

認知症地域連携パス（ひろしまオレンジパスポート）は、医師や訪問看護師、ケアマネージャーだけでなく、患者や家族が気付きや異変などを記入することができる、いわば"連絡ノート"。これは、より良い認知症ケアを実現するための広島県内共通のツールで、HMネット（ひろしま医療情報ネットワーク）にも掲載されている。安佐地区では「もの忘れ外来」を行っている12の専門医療機関（安佐市民病院と開業医11施設／2018年7月現在）で活用されている。

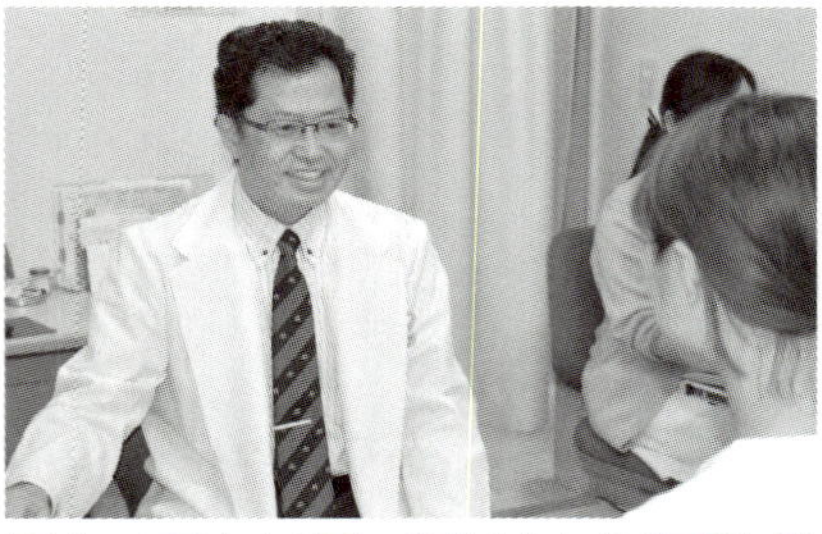
「スタッフのおかげで、患者さんたちを丁寧に診察できて助かっています」

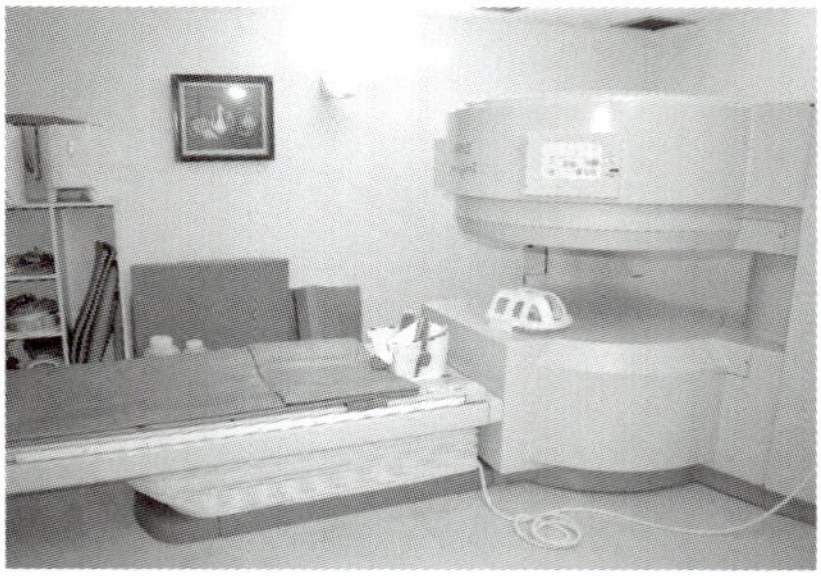
MRI

三上 貴司 院長
（みかみ・たかし）

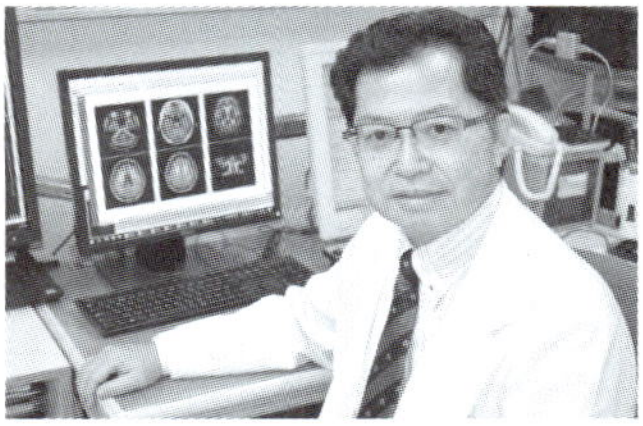

PROFILE

経　　歴	1957年広島市生まれ。修道高等学校卒業。1982年広島大学医学部卒業、同大脳神経外科学教室入局。広島大学病院、県立広島病院、安佐市民病院脳神経外科部長、日比野病院脳神経外科部長を経て、2001年より現職
資格・所属学会	医学博士。脳神経外科専門医。身体障害者福祉法指定医 日本脳神経外科学会。日本リハビリテーション医学会。日本救急医学会。日本脳ドック学会。日本頭痛学会
趣味・家族	カープ観戦（熱狂的なファン）、温泉旅行でのんびり 妻と子ども3人、愛犬1匹
モットー	患者さん第一（出身教室の信条）、石の上にも三年

●院長の横顔

子どもの頃は病弱で、よく熱を出して嘔吐していたため、そのたびに母親が病院に連れて行ってくれた。お世話になっていた医師は、休日や夜間でもやさしく診察してくれ、とても頼りになる存在だったという。そんな姿を見て、「自分も医師になろう」と決意。脳神経外科を選んだ理由は、「脳疾患で後遺症の残った人を救いたい」という思いから。

●院長からのメッセージ

脳卒中の後遺症などの疾患を抱えている患者さんは、不安の多い生活をされていると思います。お一人で悩まずに、当院に何でも気軽に相談してください。一人ひとりに応じた治療・生活についてアドバイスさせていただきます。

ご家族の中で認知症の疑いがある方がおられませんか？ 受診を勧めても、ご本人に自覚（病識）がなかったりすると躊躇されることもありますので、まずは「検診を受けに行きましょう」と話してみてください。

脳神経外科というと「敷居が高い」と感じられる方もおられますが、早期診断・治療は医療の鉄則です。病気を疑ったら、迷わずに早めに受診してください。当院では、スタッフ一同、やさしく丁寧に対応させていただきます。

脳神経内科・精神科・心療内科など

広島市安佐北区

脳・心・体の不調をトータルに診療

森岡神経内科

森岡 壯充 院長（※尾崎副院長と2人体制）

特色

- 認知症やパーキンソン病の治療だけでなく予防や抑制に注力
- 神経疾患・精神疾患ともに診療実績が豊富
- 不眠症や神経症の治療にも定評

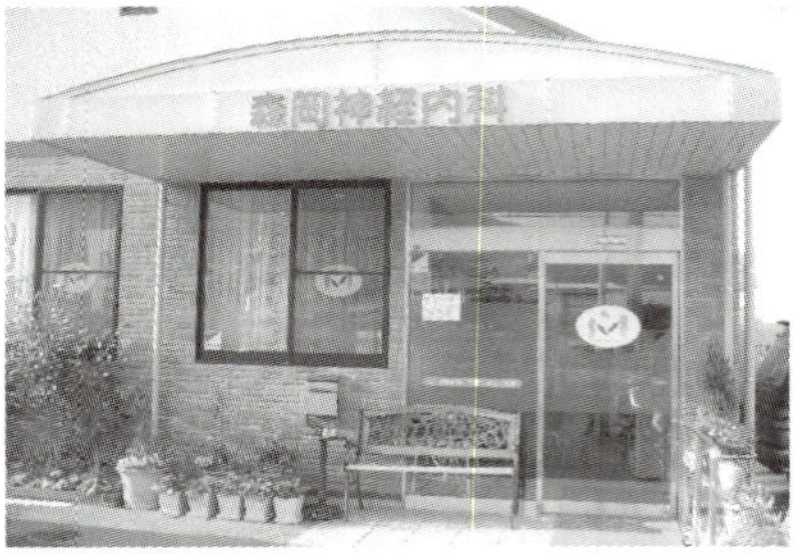

住　所　広島市安佐北区可部南4-9-17
TEL　082-819-0006
HP　あり
駐車場　20台

診療時間	月	火	水	木	金	土	日
8：30～12：00	○	○	○	○	○	○	休診
14：00～18：00	○	○	○	休診	○	休診	休診

＊祝日は休診　＊緊急時は夜間や休診日も対応可（留守番電話に名前・電話番号・相談内容をお残しください）

クリニックの概要

●診療科目と領域

脳神経内科・精神科・心療内科・内科を標榜し、脳に関する悩みは何でも相談可能なクリニック。風邪や生活習慣病などの一般内科の診療も行っており、専門の診療とともに身近なかかりつけ医として地域に親しまれている。神経疾患の中で力を入れているのはパーキンソン病・てんかん・認知症・頭痛。森岡院長はうつ病・不眠症・統合失調症などの診療実績も豊富で、心の不調を訴える患者も多く来院。必要に応じて臨床心理士によるカウンセリングも行っている。

●診療ポリシー

必ず心がけているのが、治療を始める前に患者の不安を取り除くこと。そのため初診時の問診に時間をかけ、治療方針も分かりやすく説明している。長年の経験に加え、常に最新知識を取り入れるように努めている。「患者さんが元気になることが私の一番の喜びですから、より良い医療を追求しています。たとえ治癒や改善が難しくても、患者さんの心を支えていきたいと思っています」

診療科目	診療・検査内容
脳神経内科	パーキンソン病、てんかん、認知症、神経痛、脳卒中後遺症、末梢神経障害、めまい症、頭痛など。頭部 CT、脳波による検査など
精神科	うつ病(気分障害)、神経症(パニック障害、強迫神経症、身体表現性障害、恐怖症など)、睡眠障害、統合失調症、認知症に伴う精神症状・行動異常、アルコール症など
心療内科	自律神経失調症、更年期障害、過食症、拒食症、過敏性腸症候群(神経性下痢症)などのストレス病
内科	胃炎、胃潰瘍、感冒(風邪)、高血圧、高脂血症など

診療の特色・内容

●院長が提言する認知症予防9項目とは

認知症の症状は、中核症状と周辺症状の大きく二つに分けられる。中核症状には一般的には記憶障害や失語症などがあり、それ以外にうつ症状・幻覚・妄想・不安・イライラ・興奮・徘徊《はいかい》といった周辺症状が現れることがある。症状が悪化すると入院が必要となる場合もあるため、院長は「住み慣れた環境でこれからの人生を送っていただけるように」と、予防にも力を入れている。

軽度認知機能障害の場合は認知症への移行を防ぐため、認知症の場合は進行を遅らせるため、まずは生活習慣の改善と、家族が病気を理解して的確に患者に対応してもらえるように指導。前者の患者にはDHA(ドコサヘキサエン酸)・EPA(エイコサペンタエン酸)が含まれた製剤の服用で経過を見る。DHAは脳に害となる炎症を抑えて脳を守る効果が、EPAは脳梗塞《のうこうそく》や心筋梗塞の予防や、コレステロールや中性脂肪を低下させる効果があるといわれている。

以下の9項目は、院長が提言している認知症予防・進行阻止の方法。

①家族と食卓を囲み、魚(特に青魚)と野菜主体の食事をする、②食事は腹

クリニックデータ

沿革	2002年開院
実績	来院患者数/約2300人/月(2018年4～6月平均)
連携病院	安佐市民病院、広島市民病院、広島共立病院、児玉病院、草津病院、安佐病院など

七分目くらいで、よく噛んで食べる、③ポリフェノールを多く含む緑茶やコーヒーを飲む、④食後は果物を食べる、⑤できるだけ毎日30分以上運動する、⑥タバコは吸わない、⑦楽しく頭を使う、⑧社会的な活動をする、⑨頭の働きに良くない薬はできるだけ止め、認知機能に影響する神経や体の病気の対応を行う。

「食事は魚介類・果物・赤ワインなど、地中海食といわれるものが良いですね。赤ワインはポリフェノールたっぷりで、適量は予防になります。コーヒーはパーキンソン病治療にも良いですよ」

●パーキンソン病にはオーダーメイド治療で対応

パーキンソン病は、脳内の神経伝達物質であるドーパミンが不足して引き起こされる疾患で、神経難病の一つ。進行すると脳の他の部位の障害も生じて、幻覚・妄想や認知機能の低下が起こる。また、便秘・立ちくらみ・頻尿《ひんにょう》・失禁などの自律神経症状が現れることも多いため、全身を診ていく必要がある。

治療法は、まずはドーパミン不足を補充する薬物療法と運動療法。「運動療法に関しては、詳細を記載したパンフレットをお渡ししています。患者さんによって症状は異なりますから、いろいろと工夫をしないといけません。いわゆる、オーダーメイド治療ですね」

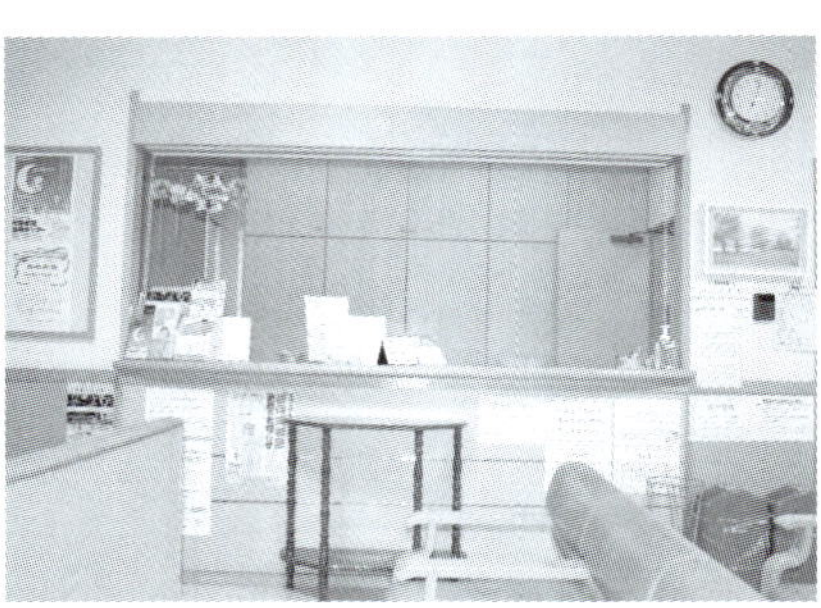
受付

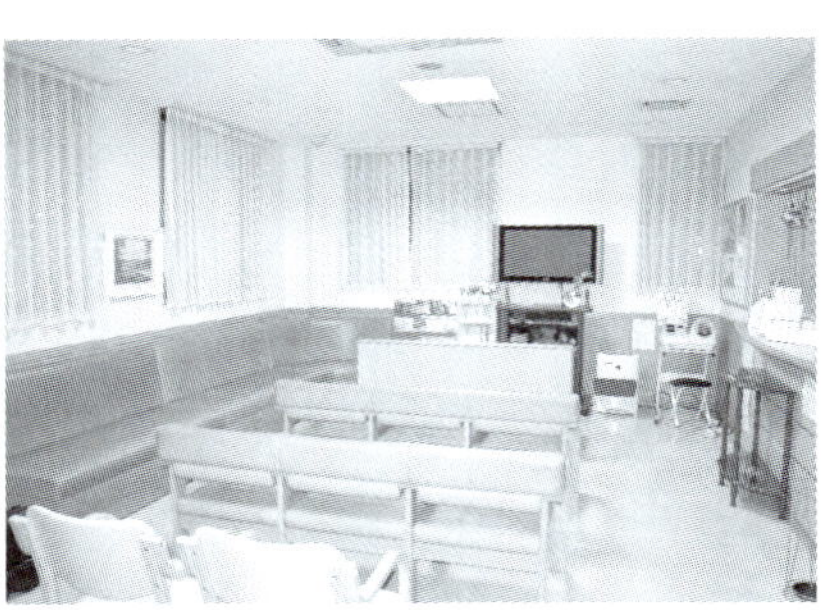
待合スペース

ある程度進行してくると、DBS療法（脳深部刺激療法）を勧めることもある。この治療法は、脳内に電極を入れて脳深部にある過剰に活動している神経核を刺激し、その部位の神経活動を抑制することでパーキンソン病を改善させる方法。手術を希望する患者には実績のある岡山大学やその関連病院を紹介している。

「最近では、胃瘻《いろう》（お腹《なか》を切開した小さな口）から腸の中にチューブを入れて、そこに直接ドーパミンを投与する方法もあります。ほかにも、iPS細胞を使った治療の治験が今から開始されます」

●良い眠りが認知症を防ぐ

院長は不眠治療の経験も豊富で、薬を使わない治療法では、生活療法や睡眠教育とともに特に効果が高いといわれている刺激制限療法を実践している。

不眠は認知症の一つの要素であるとともに、高血圧、糖尿病、肥満、心血管病変（脳卒中・心筋梗塞）になる可能性が高まる。認知症については、睡眠中にアミロイドベータ（脳の中のアルツハイマー病の原因となる物質）が髄液《ずいえき》に排出されているため、良い睡眠を取ることは脳の中にその物質が溜まるのを防ぎ、それによってアルツハイマー病の発症予防が可能である。

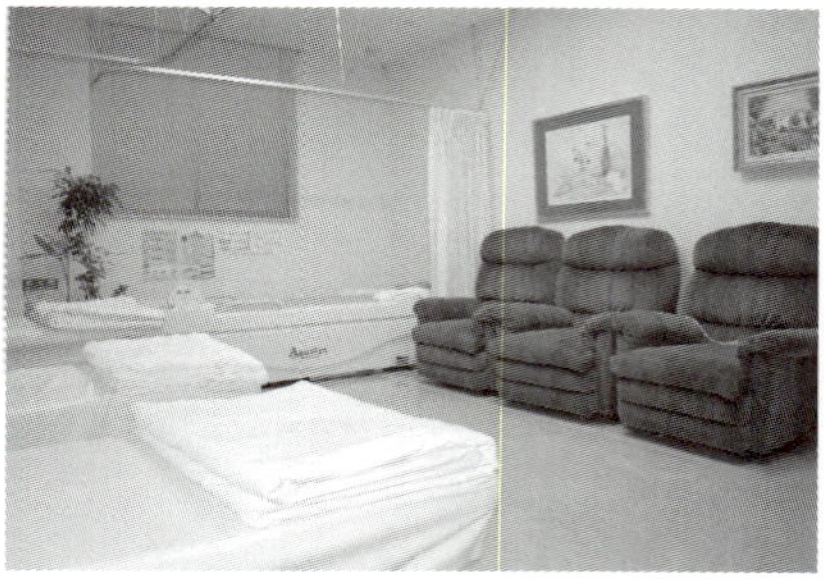
ゆったりとした診療室

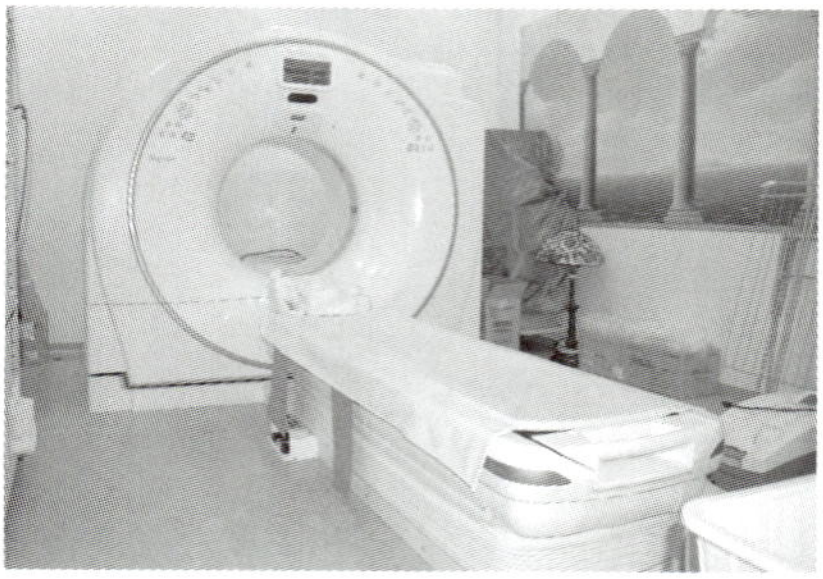
CT

森岡 壮充 院長
（もりおか・しょうじ）

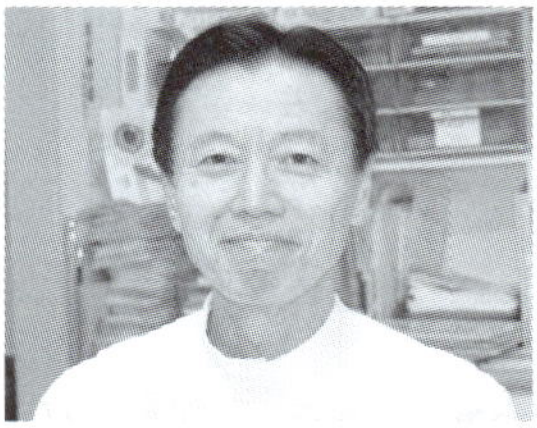

PROFILE

経　　歴	1955年広島市生まれ。修道中・高等学校卒業。1980年東京医科大学卒業。広島大学病院、広島市民病院、安佐市民病院神経科主任部長を経て、2002年より現職。専門分野は神経変性疾患（パーキンソン病・認知症等）、気分障害。 広島県精神神経科診療所協会会長。広島県精神神経学会理事。広島県精神保健福祉協会常任理事。広島県地域対策協議会精神疾患専門委員。広島市うつ病・自殺対策推進連絡調整会議委員ほか多数
資　格・ 所属学会	医学博士。日本精神神経学会専門医・指導医・研修施設。日本心身医学会専門医・指導医・研修施設。日本神経学会員。精神科指定医
趣　味・ 家　　族	テニス、マラソン、スポーツ観戦（特にサンフレッチェとカープ） 妻、義母、娘2人
モットー	座右の銘は「不言実行」

●院長の横顔

自営業をしていた父親は「お父さんは医者になりたかったけれど、戦争やいろいろな事情で夢が叶わなかった」と、日頃から話されていたという。また、小学６年生のときに近所のクリニックの先生から具体的な仕事内容について話を聞き、「医師という職業はやりがいがある」と感じ、盛業だったが家業は継がずに医師の道に進む決心をする。標榜している科を選択したのは、元々脳に興味があり、また、臨床実習で進行麻痺の患者・家族の姿を見て「どうにか良くなってもらいたい」と強く思ったことも大きかった。

●院長からのメッセージ

当院では、パーキンソン病・認知症・てんかんなどを多く診ています。いずれも神経疾患ですが、うつ病・幻覚・妄想・徘徊・不眠などさまざまな精神症状が現れることが多いため、精神疾患の一面もあります。精神疾患は体にもさまざまな症状が出ますので、当院では全身をしっかり診ていくように心がけています。

脳神経外科

東広島市西条本町

対話を重視した丁寧なカウンセリングに注力

たにぐち脳神経外科クリニック

谷口 栄治 院長

特色

・生活習慣病のコントロールに注力
・往診や訪問診療にも精力的に取り組む
・睡眠時無呼吸症候群の治療に対応

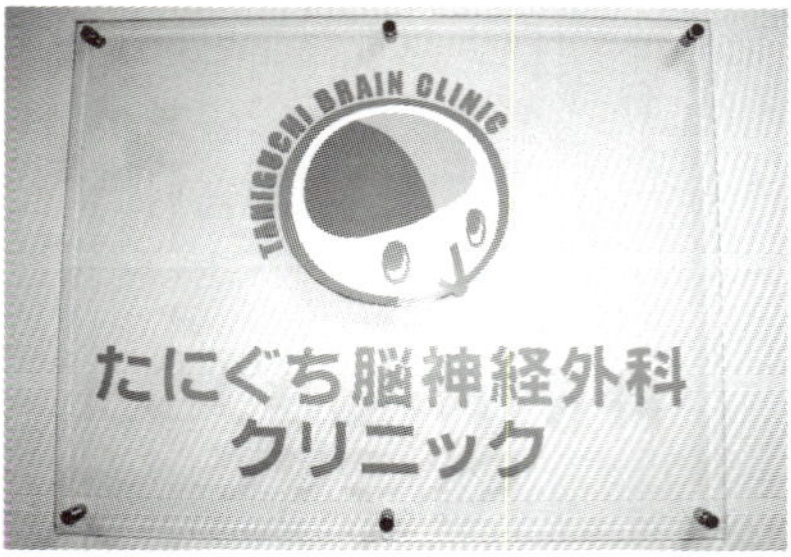

住　所　東広島市西条本町 12-2 木阪クリニックビル 2F（東横イン横）
ＴＥＬ　082-421-7888
ＨＰ　あり
駐車場　東横イン駐車場（無料）
※市営駐車場もご利用ください

診療時間	月	火	水	木	金	土	日
9：00 〜 12：30	○	○	○	○	○	○	休診
14：30 〜 18：00	○	○	○	休診	○	休診	休診

＊祝日は休診　＊受付開始・終了時間は直接お電話でのご確認をお勧めします

クリニックの概要

●診療科目と領域

同院は脳神経外科全般が専門で、頭痛・めまい・脳梗塞《のうこうそく》・頭部外傷などの来院患者が多い。特に注力しているのが脳卒中の要因となる生活習慣病の治療で、CTや頸動脈《けいどうみゃく》エコーなどの検査を行い、疾患の早期発見に努めている。

谷口院長は、東広島医療センターほか20年以上の臨床経験を持ち、質の高い診療に定評がある。在宅医療や睡眠時無呼吸症候群の治療にも力を入れており、「脳のホームドクター」として地域医療に貢献している。

●診療ポリシー

最も心がけていることは、一人ひとりと向き合った丁寧なカウンセリング。

「勤務医時代は、まさに1分診療といわれるような状態で、患者さんとじっくりお話しする時間を取ることができませんでした。そんな中、時間をかけて説明することが重要と考え、開院を決意しました」。また、脳卒中は脳だけが原因で起こる病気ではないため、全身を診てから治療するようにしている。

診療科目	診療・検査内容
脳神経外科	脳血管障害（脳梗塞・脳出血など）、脳腫瘍、頭部外傷、頭痛、めまい、認知症、動脈硬化など

診療の特色・内容

●脳卒中にならないために生活習慣病の予防を

脳梗塞や脳出血は一度発症してしまうと、一命は取り留めたとしても、寝たきりや麻痺《まひ》などの症状が残ってしまうこともある重大な疾患。院長は勤務医時代、そのような患者を多く診てきたこともあり「発症する前に食い止めなければならない」と考えて、それが開院の大きなきっかけの一つでもあるという。

脳卒中の原因となるのは、血管の老化現象ともいわれる動脈硬化。血管が硬くなったり、血栓《けっせん》ができて詰まったりする疾患で、年齢を重ねるごとにリスクも高まるという。また、動脈硬化を引き起こす原因には高血圧・高脂血症・糖尿病といった、いわゆる生活習慣病も大きく関わっている。そのため、同院では頸動脈エコーや脈波図を使って、動脈硬化の程度を把握する検査を行っている。生活習慣病の治療が必要と診断した患者には、薬の処方や生活指導などを行い、脳卒中の予防に努めている。

脳卒中の発症リスクを減らすには、生活習慣病にならないことが大切で、そのためには日頃から予防への意識を高く持つことが重要である。「特に強く言

クリニックデータ

沿革	2009 年開院
実績	CT／約 1200 件、頸動脈エコー／約 120 件（以上、2017 年度）
連携病院	東広島医療センター、井野口病院、西条中央病院、本永病院、木阪病院、八本松病院など

いたいのは、元気な人でも定期的に健康診断を受けておくべきということです。自分は大丈夫と過信しないで、病気になる前にお近くのクリニックを受診していただきたいですね。特に、血圧やコレステロール、糖が高い人は、ぜひ一度、相談してみてください」

●在宅医療で患者と家族をサポート

同院は訪問診療にも力を入れており、患者の自宅や介護施設へ足を運んでいる。曜日などは特に決まってはいないが、主に昼休みに往診しているという。ICUの勤務経験が豊富な看護師も同行し、脳神経外科分野だけでなく、さまざまな疾患に対応している。

院長はもの忘れ・認知症相談医（オレンジドクター）でもあり、患者だけではなく、その家族も含めたトータルケアにも尽力している。「認知症の患者さんの中には、要支援・要介護の方もおられます。ご家族の方には、治療のことだけではなく、介護に関することなども相談に乗らせていただいています」

●睡眠時無呼吸症候群の軽視は禁物

現在は診療科目が細分化されてきており、呼吸器科専門のクリニックもある

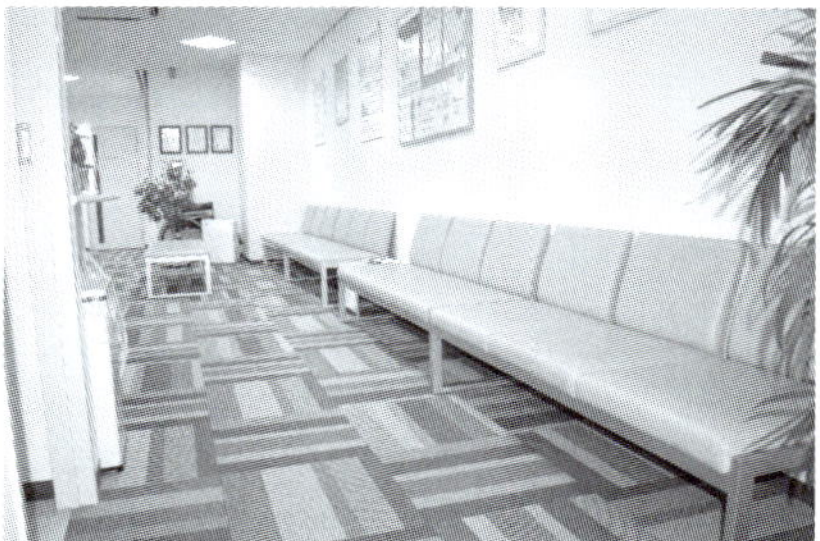
待合室

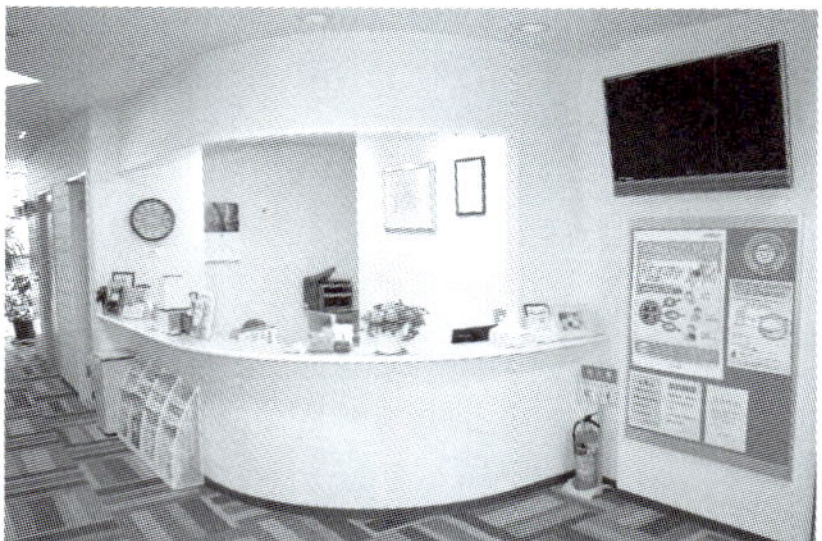
受付

中、院長は脳神経外科専門医でありながら、睡眠時無呼吸症候群の治療にも力を入れている。なぜ、この疾患を診るようになったのか。それは、高血圧症・心筋梗塞・糖尿病などの合併症を引き起こす恐れがあるからである。その中でも特に重篤なのが、脳卒中である。

「血圧を下げる薬を処方している患者さんの中に、朝の血圧が下がらない人がいたのですが、よく調べてみると睡眠時無呼吸症候群だった、という場合がけっこうあるのです」

睡眠時無呼吸症候群は、呼吸が止まることで、血液中に取り入れられる酸素量が大幅に減少する。その酸素不足を補うために心拍数が跳ね上がり、併せて血圧も急上昇するというわけだ。心臓や脳、血管などに大きな負担がかかる状態が、一晩に何度も繰り返されるということは、脳卒中の最大の危険因子となる高血圧症になっても不思議ではない。

「広島地域にも呼吸器専門のクリニックが増えてきていますが、以前は多くはありませんでした。それは、あまり深刻な病気と思われていなかったからでしょう。睡眠時無呼吸症候群は軽視できない病気です。朝起きたときの血圧が高い人は、一度受診されることをお勧めします」

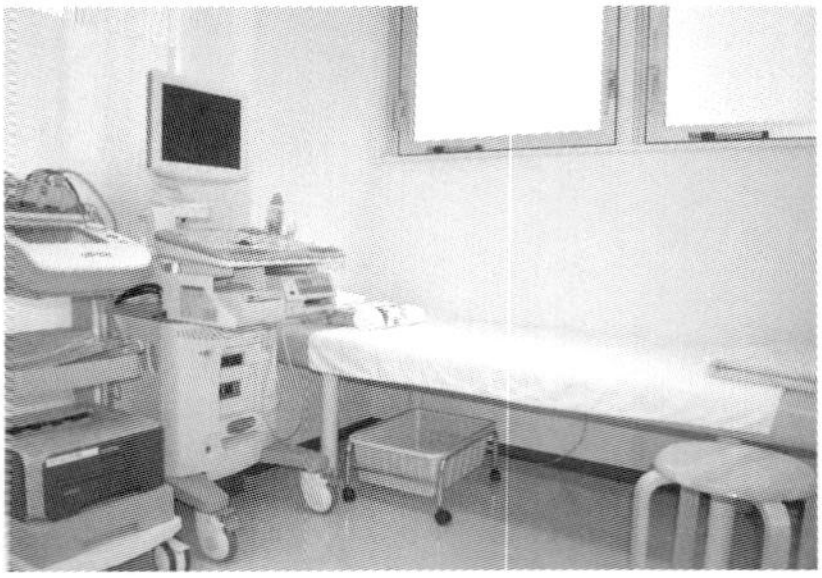
診療スペース

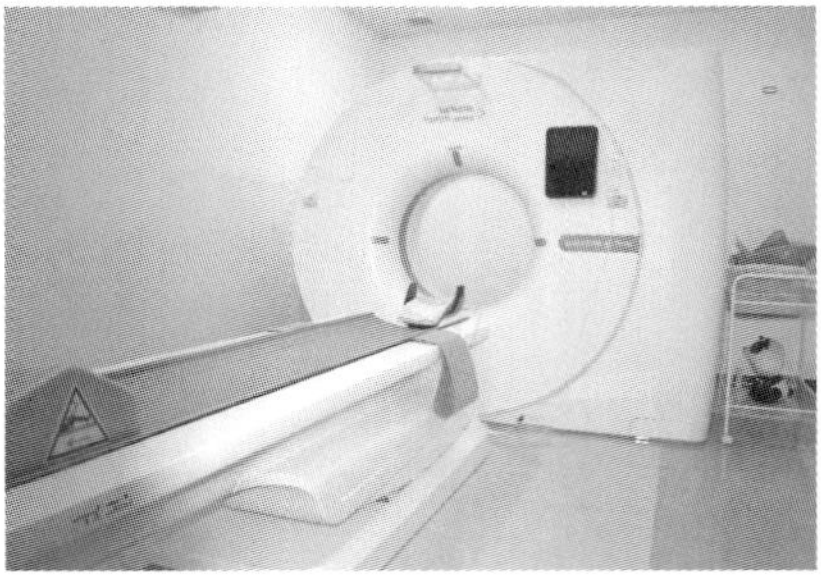
CT

谷口 栄治 院長
（たにぐち・えいじ）

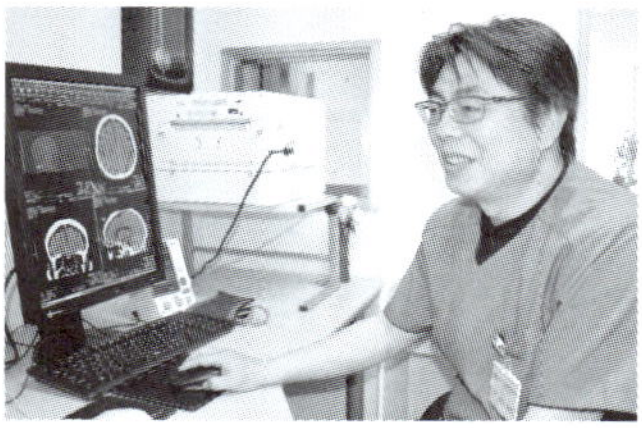

PROFILE

経　　歴	1964年広島市生まれ。1982年修道高等学校卒業。1989年広島大学医学部卒業、広島大学医学部脳神経外科教室入局。国立呉病院（現呉医療センター）、広島大学医学部脳神経外科助手、呉医療センター、世羅中央病院脳神経外科部長、東広島医療センターを経て、2009年より現職
資　格・所属学会	医学博士。日本脳神経外科学会専門医。もの忘れ・認知症相談医（オレンジドクター）。がんよろず相談医 日本脳神経外科学会。日本脳神経外科学会コングレス。日本脳腫瘍病理学会。日本脳卒中学会。日本頭痛学会。日本認知症予防学会
趣　味・家　族	スポーツ観戦、読書 妻と２人の娘
モットー	至誠天に通ず（真心をもって事に当たれば良い結果がもたらされる／孟子の言葉）

●院長の横顔

父親が警察官だったことから、「自分も社会貢献できる仕事をしたい」と思い医師を志す。脳神経外科を選んだのは、一番複雑で奥が深い分野だと思ったから。「脳って、本当に不思議ですよね。脳神経外科医の私でも分からないことだらけです。でも、そこが興味深いところなんです」と笑顔で話す。

●院長からのメッセージ

当院には、認知症の疑いで来院する人も多いのですが、患者さんご自身が病気だと感じていない場合、最初は受診をためらうケースもあります。「脳神経外科」という標榜に抵抗感があったり、なんとなく敷居が高いと感じられる人もいらっしゃるようです。

ですが、心配ありません。当院はクリニックビル内にありますので外から入口は見えませんし、内装もやさしい色調を取り入れたリラックスできる空間です。「いつでも患者さんが相談しやすいように」という姿勢で診療しています。本当に些細なことでも、お体のことで気になることがあったら、かかりつけ医を受診してください。

脳神経外科・リハビリテーション科

東広島市黒瀬町

MRIによる早期発見・治療とリハビリに尽力

野村脳神経外科クリニック

野村 雅之 院長

特色

・MRIによる画像診断に力を入れる
・医療保険によるリハビリに積極的
・開業医（耳鼻咽喉科・循環器内科など）と緊密な連携

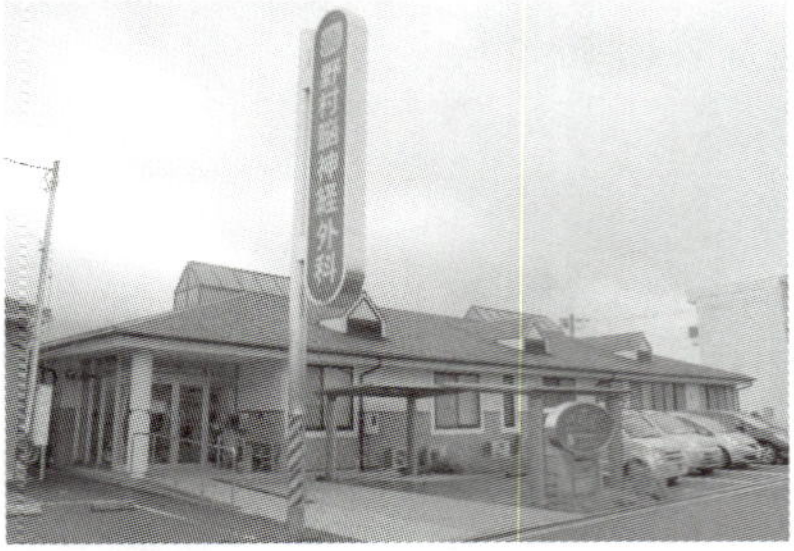

住　所　東広島市黒瀬町兼広137
TEL　0823-83-1811
HP　なし
駐車場　8台

診療時間	月	火	水	木	金	土	日
9:00～12:00	○	○	○	○	○	○	休診
14:00～18:00	○	○	○	休診	○	○	休診

＊祝日は休診

クリニックの概要

●診療科目と領域

同院は頭痛やめまいの受診患者が多く、最近では認知症を心配して来院する人も増えてきたという。また、年齢層は脳血管障害が増えてくる50歳代が多い。まず、脳の病気の早期診断を行い、それによって入院あるいは手術が必要な場合、患者の希望と症状に合わせて適切な医療機関を紹介している。

●診療ポリシー

総合病院のような手術が可能な施設ではないが、県立広島病院などで22年にわたって脳神経外科専門医として勤務してきた経験を生かし、小さなクリニックならではのアットホームで、地域に密着した心の通じ合う医療を心がけている。

医師1人、看護師5人、放射線技師1人、理学療法士1人、医療事務3人の体制で、長年勤務しているスタッフも多い。スタッフ間だけでなく患者との信頼関係も厚いため、同院の最大の強みにもなっている。

診療科目	診療・検査内容
脳神経外科	診療／血管病変、脳梗塞、脳出血、くも膜下出血など 検査／血液検査、MRI、CT 検査、睡眠ポリグラフ（睡眠時無呼吸スクリーニング）、24 時間心電血圧記録検査など
リハビリテーション科	理学療法、温熱治療、電気治療など

診療の特色・内容

●ＭＲＩ検査で命に関わる病変を発見

ＭＲＩでは無症候性脳梗塞《のうこうそく》などの病変が見つかることがあるが、中でもラクナ梗塞は、脳の細い血管が詰まって起こる直径1・5センチ未満の小さな脳梗塞をいう。比較的太い部分の動脈硬化で詰まった場合には脳梗塞の症状が出るが、ラクナ梗塞は先の細い部分が詰まるため単独では症状が現れないことが多い。

しかし、症状がないからといって安心は禁物である。無症候性脳梗塞を起こした患者は、命に関わる重篤な脳梗塞や脳出血を招く危険が高まり、数が増えることで、血管性認知症や血管性パーキンソン症候群（体がこわばり、歩行・動作がぎこちなくなる）になることもある。

ラクナ梗塞の危険因子は高血圧、糖尿病、脂質異常症、慢性腎臓病、過度の飲酒、運動不足、喫煙、過労、ストレス、家族歴など通常の脳梗塞と変わりないが、中でも、最大の危険因子は高血圧だという。治療は、まずは血圧のコントロールが重要になる。注意が必要なことは、診察室内や健康診断などでは血圧は正常範囲でも、それ以外の時間帯（特に夜間・早朝）で高血圧である仮面

クリニックデータ

沿革	2000 年開院
実績	MRI 検査／ 2500 件／年
連携病院	呉労災病院、呉医療センター、東広島医療センター、県立広島病院、広島大学病院など

高血圧の存在。これは、睡眠時無呼吸症候群が原因となっていることもあるため、24時間心電血圧記録検査や睡眠ポリグラフ検査などを適宜行っている。

「ラクナ梗塞の病変が見つかると、将来、脳出血・脳梗塞・認知症・パーキンソン症状などが現れる可能性や、血圧管理の重要性を丁寧に説明しています。その上で、ご家族も含めてどのような治療が必要か指導を行っています」

●未破裂脳動脈瘤などを早期発見・治療

未破裂脳動脈瘤《りゅう》とは、脳動脈にできた瘤（コブ）が破裂しないままの状態をいう。この脳動脈瘤が破裂すると、くも膜（脳を包んでいる膜）の内側に出血が起きるが、これをくも膜下出血と呼ぶ。くも膜下出血が起こると、約半数の人が生命に関わってきて、社会復帰が可能な人は3人に1人程度。助かった場合でも、重い後遺症が残ることがある。医療が進歩した現在でも、大変恐ろしい病気といえる。

急性期の疾患では脳梗塞が圧倒的に多いが、脳出血やくも膜下出血については開院当時と比べるとかなり少なくなったという。脳動脈瘤は、MRIによって簡単に発見できるようになった。血管内治療など、低侵襲《ていしんしゅう》（患者の負担が少ない）な治療法の発達によって、破裂する前の早期発見・治療が広く普及したためではないかという。同院では、これら無症候性の脳動脈瘤や前述のラクナ

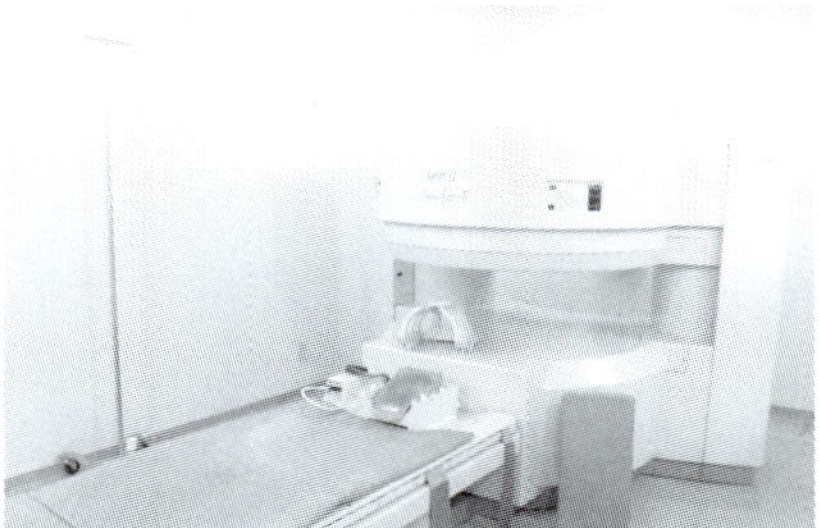

MRI

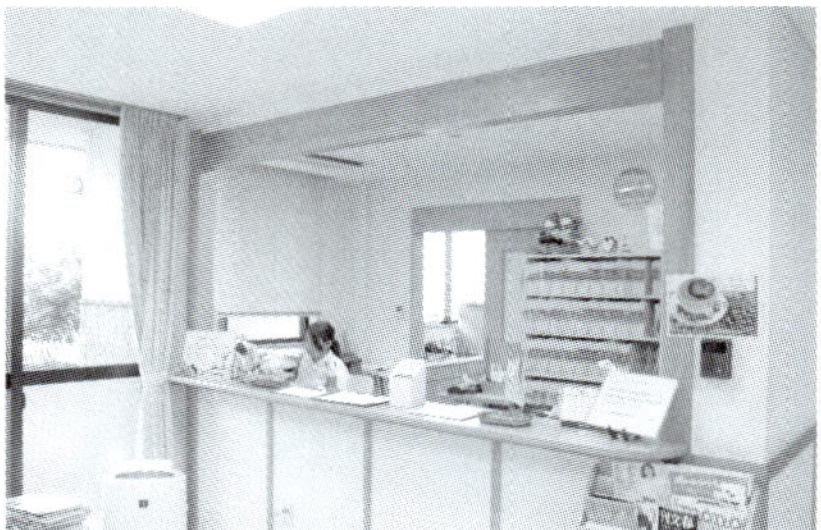

受付

梗塞の診断を積極的に行っている。

●医療保険でのリハビリに尽力

同院では、脳疾患や脳出血などの後遺症の患者のリハビリテーション（以下、リハビリ）や、基礎疾患としての高血圧、高脂血症、糖尿病などの治療や管理を積極的に行っている。

リハビリは、身体的な機能回復や維持の訓練という面だけでなく、いかに負ってしまったハンデを克服して、社会復帰や家庭復帰への援助・支援をしていくかが大切である。脳の病気のためにハンディキャップを負ってしまった患者には、心と体のリハビリが非常に重要になる。これは、手術と同様かそれ以上であるともいえる。「リハビリの重要性を認識し、医療保険でのリハビリを行っています。制約も多いですが、マンツーマンでのリハビリを希望される患者さんのためにも、今後も力を入れていきたいですね」

耳鼻咽喉科、眼科、整形外科、循環器内科などとの接点が多いのが脳神経外科の特徴でもある。「幸いなことに、信頼できる近隣の開業医や総合病院の先生方に恵まれて大変助かっています」。呉や広方面、広島市内の総合病院との連携も緊密にしながら、緊急時の対応なども迅速に行っている。

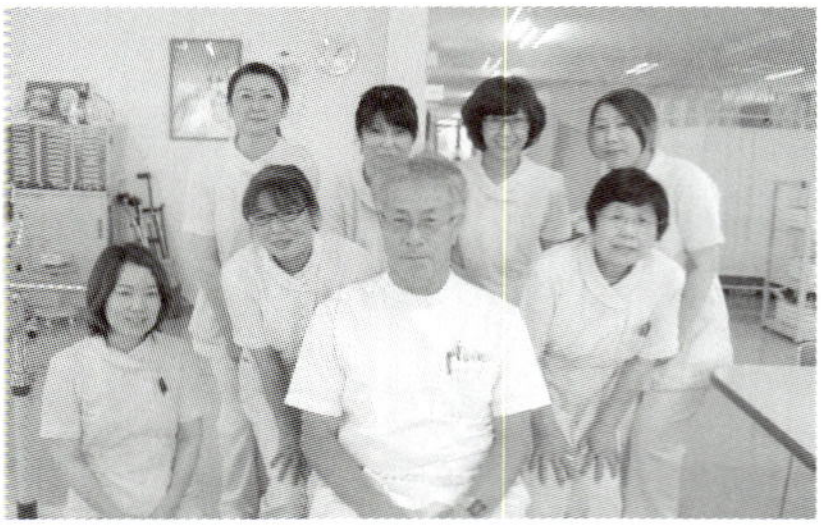

「長年培ったチームワークで、患者さんに寄り添った医療を提供いたします」

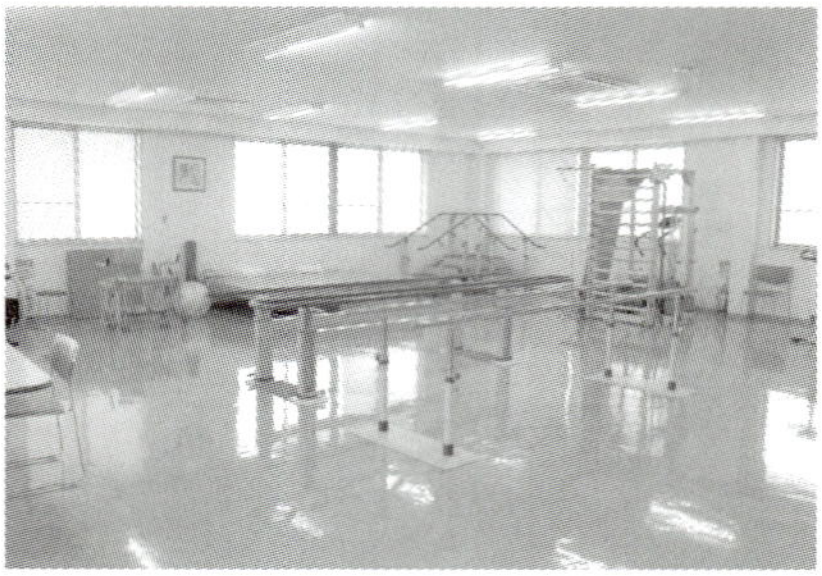

リハビリスペース

野村 雅之 院長
（のむら・まさゆき）

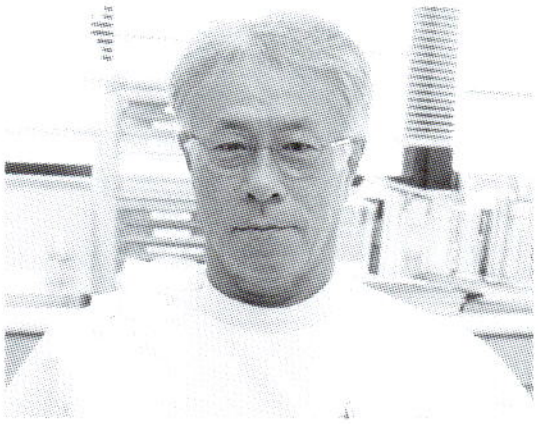

PROFILE

経　歴	1952年大分県別府市生まれ。1978年広島大学医学部卒業。広島大学病院脳神経外科、中国労災病院、県立広島病院脳神経外科、太田川病院、吉田総合病院脳神経外科部長などを経て、2000年６月より現職
資　格	脳神経外科専門医
趣　味	山歩き、水泳（38歳から体力維持のために始める）、フィギュア収集（飛行機や自動車がお気に入り。院長室に数多く飾っている）
モットー	「一、至誠に悖《もと》るなかりしか　一、言行に恥ずるなかりしか　一、気力に欠くるなかりしか　一、努力に憾《うら》みなかりしか　一、不精に亘《わた》るなかりしか」（海上自衛隊幹部候補生学校に伝わる有名な「五省の訓」が好きです）

●院長の横顔

実家はパン屋だったが、幼い頃から「医師になってほしい」と親に期待されていたこともあり、いつのまにか医師をめざしていた。医師の叔父が若くして結核のため亡くなったことも、医師を志す遠因に。

当初から外科志望だったが、大学時代に三次中央病院で実習を行い、外科に対する思いがより強くなった。しかし、医学専門課程に進むまでは「外科と整形外科の違いさえもよく分からなかった」ことも事実で、最終的には「脳神経外科は格好いい」と感じたことが、この道を選択した最大の動機。

●院長からのメッセージ

脳梗塞や脳出血、くも膜下出血などは、いずれも治療を開始するまで一刻を争う病気です。少しでもおかしいと感じたら、速やかに病院を受診することをお勧めします。また、慢性疾患では通院治療が必要ですが、実際には体の状態や通院手段の制約などから、どこにでも通院できるわけではありません。そんな中で、少しでもお役に立てればと考えています。

早期治療すれば治る病気も、進行した状態で見つかると治らない場合があります。不安な方は、早めにかかりつけ医を受診することをお勧めします。

脳神経内科・内科・老年内科

三次市十日市東

生活習慣病から脳疾患までトータルに診療

三次神経内科クリニック花の里

伊藤 聖 院長

特色

・高齢者を中心に県北地域の内科診療を支える
・広島県認知症疾患医療センターに指定
・もの忘れ、脳ドックなどの専門外来を設置

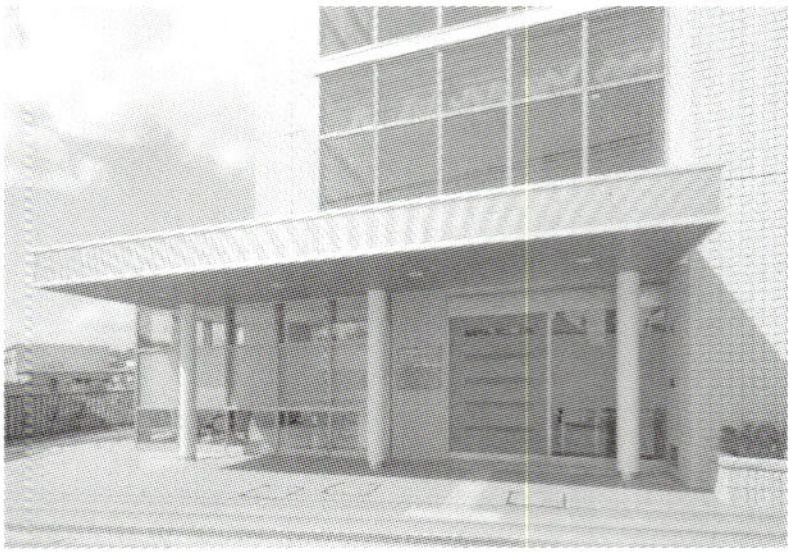

住　所　三次市十日市東 4-3-10
TEL　0824-63-0330
HP　あり
駐車場　25 台

診療時間	月	火	水	木	金	土	日
9：00 ～ 12：00	○	○	○	○	○	※	休診
14：00 ～ 17：00	○	○	○	○	休診	※	休診

＊祝日は休診　＊水曜は織田医師　※土曜は予約診療制

クリニックの概要

●診療科目と領域

伊藤院長は内科全般に精通する専門医。同院を訪れる患者の多くは県北地域に在住の高齢者で、高血圧・高脂血症などの生活習慣病に関わる疾患も多い。同院は、広島県認知症疾患医療センターに指定されており、専門医2人による診断・検査などにより鑑別診断を行い、治療方針や介護についてのアドバイスも提供。もの忘れの段階からでも、診察や適切なアドバイスが受けられる。必要に応じて市立三次中央病院などの総合病院への紹介も迅速に対応している。また、脳ドックは無症状でも脳の病気の早期発見につながる有効な検査のため、検診などで訪れる市民に実施している。

●診療ポリシー

院長が診療において特に心がけていることは、専門領域の内科全般の病気を抱える患者の立場に立って、できるだけ快適な生活を過ごせるように寄り添うこと。患者の家族にも体に気を付けてほしいと細やかな心配りが行き届く。

診療科目	診療・検査内容
脳神経内科	診療／脳血管障害（脳梗塞、脳出血）、変性疾患（認知症・アルツハイマー病・パーキンソン病・筋萎縮性側索硬化症など）、末梢神経疾患（糖尿病性神経障害など）、筋疾患、脱髄疾患（多発性硬化症） 検査／血液検査、心電図、CT、MRI、超音波診断など
内科・老年内科	診療／糖尿病、高脂血症、高血圧などの生活習慣病の検査、成人病予防のための健康診断、インフルエンザや肺炎の予防接種など

診療の特色・内容

●指定病院として県北地域の認知症診療を担う

医療法人微風会の関連施設の普賢ビルには、三次神経内科クリニック花の里（1F）、ショートステイ花の里（2F、19室・個室）、サービス付き高齢者住宅迦葉《かしょう》（3〜5F）が入居する。

同じ医療法人が運営するビハーラ花の里病院は、市の中心からやや離れているが、利便性の良い市中に立地する同院では、伊藤院長と織田神経内科部長（ビハーラ花の里病院）の2人が中心となって、神経疾患・内科疾患の診療を行っている。常勤・非常勤医など併せて計18人のスタッフがおり、患者に寄り添った診療を心がけている。また、同ビル内にあるショートステイや高齢者住宅の健康管理や健康相談も、同院の医師や看護師が担っている。

患者は県北地域（三次市・庄原市）に在住の高齢者が多く、高血圧・高脂血症などの生活習慣病の疾患が多い。また、もの忘れ外来・脳ドック・パーキンソン病専門外来もあり、脳神経内科の専門医による診療は地域住民にとって心強い存在である。

クリニックデータ

沿革	2009年4月開院。2013年2月広島県認知症疾患医療センターに指定
実績	外来患者総数／12300人（うち認知症関連2798件） CT／251件、MRI／1774件、エコー／88件 理学療法／2807人、作業療法／1332人、言語聴覚療法／139人 認知症専門医相談件数／138件（電話）、353件（面接） （※以上、2017年度）
連携病院	市立三次中央病院など

同院は三次・庄原地区での広島県認知症疾患医療センターに指定され（２０１３年）、認知症の早期発見、適切な診断や治療、支援体制の確立の活動拠点として位置付けられている。

現在、認知症を取り巻く課題として「認知症になっても医療機関に受診しない人が少なくない」「認知症を地域で支援する体制が不十分」「認知症に対する理解の欠如」などがあげられ、また簡単なスクリーニング検査を受けても誤診断により発見が遅れた事例も少なくないという。これらの事情を背景に、広島県では各医療圏域に認知症疾患医療センターなどの設置を推進している。

県北地域では高齢化が進んでおり、三次・庄原地区では約５０００人の認知症患者がいるという推定データもある。認知症を取り巻くさまざまな課題に対応するために指定を受け、伊藤院長・織田部長を中心にスタッフと協力して相談や外来診療にあたっている。

●もの忘れ外来で認知症の早期予防に尽力

同院は、もの忘れの段階から相談できる体制が特徴。受診予約後にＭＲＩ、問診、心理検査、画像検査、血液尿検査、心電図などの各種検査を行い、診断次第では他の医療機関と迅速に連携するなどの体制も整っている。相談担当者

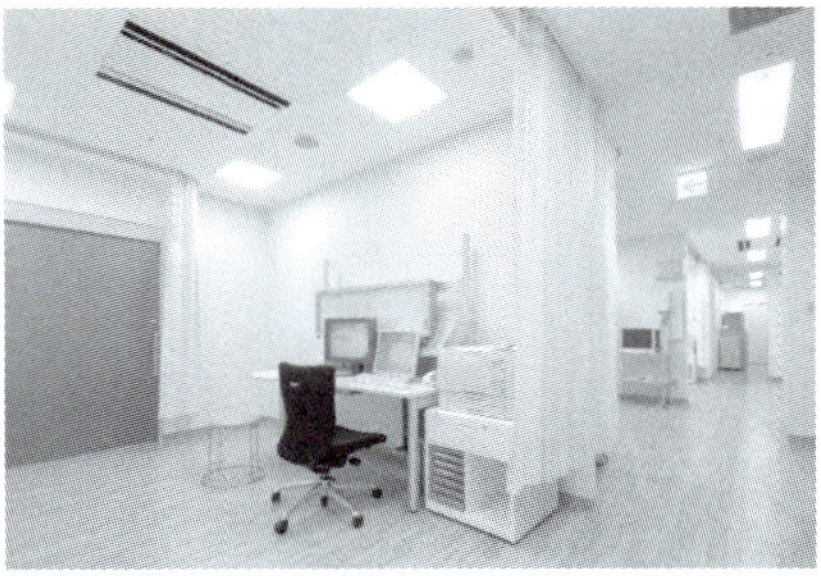
診察室

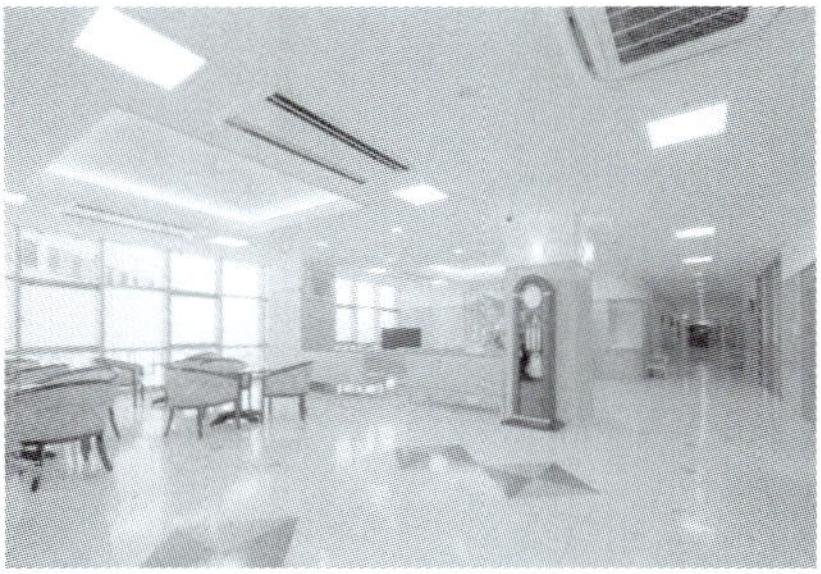
待合スペース

には精神保健福祉士や臨床心理士も加わり、介護保険・在宅支援の相談、カウンセリングを含めた非薬物療法など、患者と家族の双方を支援している。

脳の病気の早期発見につながる脳ドックもあり、日本脳ドック学会のガイドラインに沿った検査を実施している。脳梗塞《のうこうそく》・脳出血・脳動脈瘤《りゅう》・動脈狭窄《きょうさく》・脳腫瘍《のうしゅよう》などの発見や脳卒中の予防対策として、住民の健康を守る大切な役目を果たしており、市の検診などで受診する人が多いという。

●地域のリハビリを支える

同院には、訪問リハビリテーション花の里が併設されており、理学療法士・作業療法士・言語聴覚士たちが、患者の普段の生活状況を踏まえたリハビリを実践し、訪問リハビリも行っている。患者の快適な生活の一助が目的である訪問リハビリでは、クリニック外での活動が多くなっている。

脳卒中の後遺症による機能障害の一つである痙縮《けいしゅく》*がある患者には、リハビリと同時にボツリヌス療法（注射）を行うこともある。同院ではこの治療を通院で行うことが可能で、これによりリハビリも行いやすくなるという。

「丁寧な診断や検査、リハビリ、介護などはもとより、研修や情報発信を行っていくことで地域連携に貢献し、地域住民に安心を提供したいと考えています」

＊痙縮／手足の突っ張り

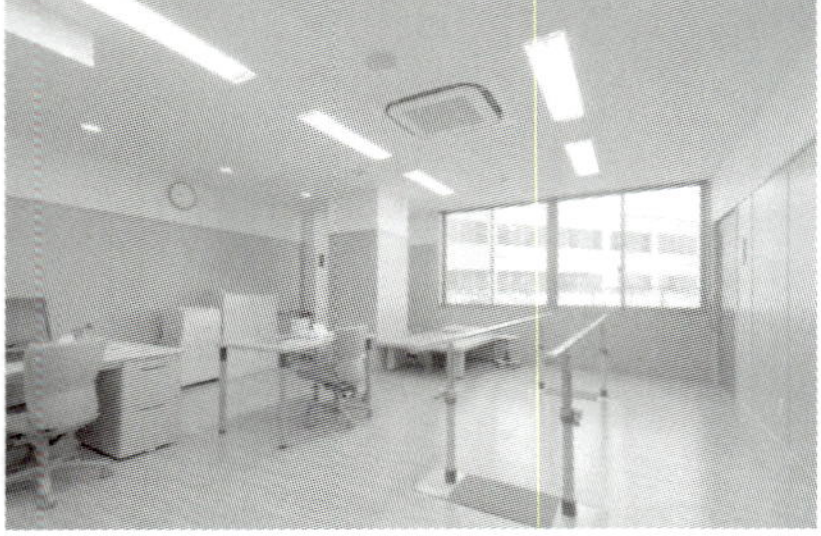

リハビリテーション室

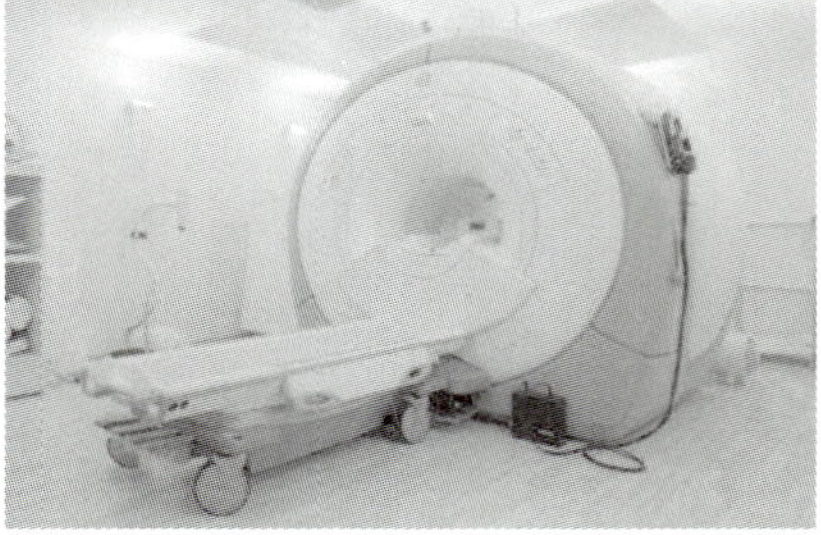

MRI

伊藤 聖 院長
（いとう・ひじり）

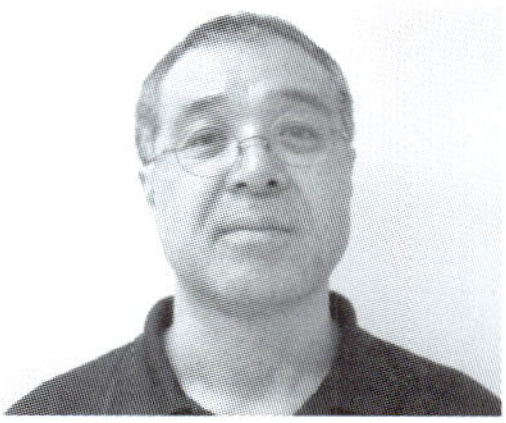

PROFILE

経　　歴	1963年三次市生まれ。1982年三次高等学校卒業。1990年長崎大学医学部卒業後、長崎大学附属病院第一内科学、春回会長崎北病院神経内科、長崎大学大学院医学研究科（医学博士）、カナダ留学などを経て、1998年ビハーラ花の里病院着任。2009年より現職
資　格・所属学会	日本内科学会総合内科専門医。日本神経学会専門医・指導医。日本老年医学会老年病専門医・指導医。日本老年精神医学会専門医・指導医。日本認知症学会専門医・指導医

●院長の横顔

医師をめざした理由について、「なんとなくですかね」と笑顔で自然体で話す。学生時代に「内科医は人の体の全体を診れる科なので、興味を持って専攻しました」という。カナダへの留学も人に勧められて募集に応じたというが、2年間、神経生物学の教鞭を取った。「日本との違いはあまり感じなかったですが、有意義な経験でした」

現在は、高齢者の患者が多く訪れる同院の院長と、ビハーラ花の里病院での診療で豊富な経験を生かす毎日である。

●院長からのメッセージ

高齢になると、さまざまな症状が出てきますが、病気のことばかりに関わるのではなく、ご自身の生活を楽しむ方向に目を向けてほしいですね。ご家族も、公的支援など使えるものは上手に使って、自分の体も大切にいたわっていただきたいです。

また、定期的に健康診断を受けるなどして、自分の体の状態を把握しておくことも大切だと考えます。不調を感じたら、早めに受診をしてください。

■装幀／スタジオ ギブ
■本文ＤＴＰ／濵先貴之（Ｍ－ＡＲＴＳ）
■図版／岡本善弘（アルフぉンス）
■帯のイラスト／おうみかずひろ
■本文イラスト／久保咲央里（デザインオフィス仔ざる貯金）
■取材・執筆・撮影／野村恵利子　橘髙京子　高畦八重子　井川 樹
　中谷奈奈　河合利一郎
■企画・販売促進／岡崎 茂　池田真一郎
■編集／石浜圭太

＊本書の編集にあたり、病院や診療所の医師および関係者の皆さまから多大なるご協力をいただきました。お礼を申し上げます。
＊広島県の「かかりつけ医シリーズ」を引き続き発行していく予定ですので、ご意見、ご要望がありましたら、編集部あてにハガキおよび南々社ホームページにお寄せください。

迷ったときの かかりつけ医＆病院 広島
――かかりつけ医シリーズ・特別版 ❻脳の病気編

2018年11月15日　初版　第1刷

編　著／医療評価ガイド編集部
発行者／西元俊典
発行所／有限会社 南々社
〒732-0048 広島市東区山根町27-2
TEL.082-261-8243　FAX.082-261-8647
振替 01330-0-62498

印刷製本所／株式会社 シナノ パブリッシング プレス
＊定価はカバーに表示してあります。

ISBN978-4-86489-082-3